Inklusion im Handlungsfeld Pflege

Kristina Wessel

Inklusion im Handlungsfeld Pflege

Die Umsetzung der UN-Behindertenrechtskonvention in der Krankenhauspflege

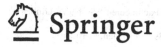 Springer

Kristina Wessel
Köln, Deutschland

ISBN 978-3-658-34020-9   ISBN 978-3-658-34021-6   (eBook)
https://doi.org/10.1007/978-3-658-34021-6

Die Deutsche Nationalbibliothek verzeichnet diese Publikation in der Deutschen Nationalbibliografie; detaillierte bibliografische Daten sind im Internet über http://dnb.d-nb.de abrufbar.

Planung/Lektorat: Renate Scheddin
Springer ist ein Imprint der eingetragenen Gesellschaft Springer Fachmedien Wiesbaden GmbH und ist ein Teil von Springer Nature.
Die Anschrift der Gesellschaft ist: Abraham-Lincoln-Str. 46, 65189 Wiesbaden, Germany

Inhaltsverzeichnis

Abkürzungsverzeichnis

Abs.	Absatz
AGG	Allgemeines Gleichbehandlungsgesetz
al.	allii – alliae (andere)
Art.	Artikel
BEM	Betriebliches Eingliederungsmanagement
BGG	Behindertengleichstellungsgesetz
bpb	Bundeszentrale für politische Bildung
BTHG	Bundesteilhabegesetz
CarEMi	Care for Elderly Migrants (Pflege für ältere Migranten*innen)
DBfK	Deutscher Berufsverband für Pflegeberufe
DBSV	Deutscher Blinden- und Sehbehindertenverband
Destatis	Statistische Bundesamt
DGUV	Deutsche Gesetzliche Unfallversicherung e. V.
DiM	Diversity Management
DNQP	Deutsche Netzwerk für Qualitätsentwicklung in der Pflege
DRG	Diagnosis Related Groups
EIGE	European Institute for Gender Equality (Europäische Institut für Gleichstellungsfragen)
EKiR	Evangelische Kirche im Rheinland
etc.	et cetera (und die übrigen [Dinge])
e. V.	eingetragener Verein
f.	folgende
fowid	Forschungsgruppe für Weltanschauungen in Deutschland
gem.	gemäß
GKV	Gesetzliche Krankenversicherung
GM	German Modifikation

GuKG	Gesundheits- und Krankenpflegegesetz
ICD	International Statistical Classification of Diseases and Related Health Conditions (Internationale statistische Klassifikation der Krankheiten und verwandter Gesundheitszustände)
ICF	International Classification of Functioning, Disability and Health (Internationale Klassifikation der Funktionsfähigkeit, Behinderung und Gesundheit)
ICN	International Council of Nurses (Weltbund der Krankenschwestern und Krankenpfleger)
IGeL	Individuelle Gesundheitsleistungen
IGG	Inklusionsgrundsätzegesetz
ISL	Interessensvertretung Selbstbestimmt Leben in Deutschland
KHEntgG	Krankenhausentgeltgesetz
LADS	Antidiskriminierungsstelle des Landes Baden-Württemberg
lbp-BW	Landeszentrale für politische Bildung Baden-Württemberg
LIVIVO	Internetbasiertes Suchportal für die Lebenswissenschaften (Medizin, Gesundheit, Ernährungs-, Umwelt- und Agrarwissenschaften)
LSBTI (Q)	Lesben, Schwule, Bisexuelle, Transgender und Intersexuelle (Queer)
MJG	Montag Stiftung Jugend und Gesellschaft
NDR	Norddeutscher Rundfunk
NRW	Nordrhein-Westfalen
OECD	Organization for Economic Cooperation and Development (Organisation für wirtschaftliche Zusammenarbeit und Entwicklung)
o. J.	ohne Jahresangabe
PpSG	Pflegepersonal-Stärkungsgesetz
PpUGV	Pflegepersonaluntergrenzen-Verordnung
SGB	Sozialgesetzbuch
SHV	Selbsthilfeverband
SOP	Standard Operating Procedures (Standardvorgehensweise)
u. a.	und andere, und anderes, unter anderem, unter anderen
UN	United Nations (Vereinte Nationen)
UN-BRK	UN-Behindertenrechtskonvention
USA	United States of America (Vereinigte Staaten von Amerika)
VersMedV	Versorgungsmedizin-Verordnung
vgl.	vergleiche
WHO	World Health Organization (Weltgesundheitsorganisation)
z. B.	zum Beispiel

Abbildungsverzeichnis

Einleitung

Die UN-Behindertenrechtskonvention ist seit dem 26. März 2009 in Kraft. Inklusion ist Pflicht, dies gilt auch für die Pflege im Krankenhaus.

Allerdings wurde in den letzten beiden Jahrzehnten die historische Entwicklung in der Krankenpflege eher durch die geschichtlichen Strukturlinien *„Strukturwandel unter Zielperspektive der Professionalisierung"* und *„Pflegeplanung als Bedingung zukunftsorientierter Pflege"* bestimmt (vgl. Pahnke-Kochinke 2001, S. 290, 299–310). Die Kriterien für eine Professionalisierung und der „richtige" Weg dorthin werden in den folgenden Jahren die Diskussion innerhalb der Pflege bestimmen. Es entsteht der Eindruck, dass die Professionalisierung in der Pflege von Personen auch als Argument genutzt wird, um emotionales, soziales und ethisches Engagement am Krankenbett für „unprofessionell" und „überholt" zu erklären (vgl. Söder 2020, S. 4; Lubatsch 2012, 4 f.).

Die Gefahr besteht, dass die individuelle am Patienten und an seinen Bedürfnissen orientierte Pflege zu kurz kommt. Das widerspricht der UN-Behindertenrechtskonvention. Die Konvention hat jeden einzelnen Menschen mit seinen individuellen Einstellungen und Bedürfnissen im Blick. Inklusion ist der Leitgedanke (vgl. UN-BRK 2009: Inklusion).

Die Arbeit „Inklusion im Handlungsfeld Pflege" soll einen Beitrag dazu leisten, dass auch in Zeiten der Professionalisierung und Standardisierung eine an der einzelnen Person orientierte Pflege Berücksichtigung finden kann. Hinzu kommt, dass aufgrund der Unterzeichnung der UN-Behindertenrechtskonvention Inklusion in allen gesellschaftlichen Bereichen umgesetzt werden muss, auch im Bereich der Pflege.

Die Leitidee der Inklusion wurde im Bereich der Krankenpflege bisher nicht explizit thematisiert.

K. Wessel, *Inklusion im Handlungsfeld Pflege*, https://doi.org/10.1007/978-3-658-34021-6_1

Die Bearbeitung der Thematik „Inklusion im Handlungsfeld Pflege" soll einer „problematischen Engführung" bei der Gestaltung von Pflegesettings im Sinne von „Förderung von Empowerment" entgegenwirken (vgl. Nau 2005, S. 152–158). „Denn es geht darum, dass professionelle Pflege mehr und anderes ist als Unterstützung bei körperorientierten Selbstversorgungsdefiziten, also mehr als „hands-on-nursing" ist und beispielsweise auch unterschiedlichste kommunikative und edukative Aufgaben beinhaltet" (Schaeffer 2011, S. 33 f.). Mit der Erstellung eines „Leitfadens Inklusion im Krankenhaus" (siehe Abschnitt 11.4) wird ein Medium bereitgestellt, um bereits vorhandene inklusive Kompetenzen im Krankenhaus offenzulegen und um Inklusion im Handlungsfeld Pflege weiter zu entwickeln. Die Forschungsfragen ergeben sich theoriegeleitet aus den Kapiteln 3 bis 5.

In den Kapiteln 6 bis 11 hat die Autorin die Forschungsfragen beantwortet.

Die Arbeit an der Themenstellung wurde von folgenden Forschungsfragen geleitet:

1. Welche Anforderungen, Herausforderungen, Hemmnisse und Managementprinzipien sind zu berücksichtigen, um im Handlungsfeld Pflege die Leitidee der Inklusion umzusetzen?
2. Welche Maßnahmen und Verhaltensweisen tragen mit dazu bei, dass im Handlungsfeld Pflege der konstruktive Umgang mit Vielfalt gefördert und den Patientinnen und Patienten eine bedürfnisgerechte, uneingeschränkte Teilhabe ermöglicht wird?
3. Welche Merkmale und Fragen sind geeignet, um Inklusion im Handlungsfeld Pflege zu implementieren und weiterzuentwickeln?

Methodisches Vorgehen 2

Zunächst wurde ein erster Überblick über die relevante Fachliteratur zum Thema „Inklusion im Handlungsfeld Pflege" gewonnen. Des Weiteren wurde geprüft, ob zur Thematik Studien aufgelegt wurden. Da sich aus dieser Recherche keine direkten Bezüge zur Thematik ergaben, wurde im Rahmen einer erweiterten Literaturrecherche mit Begriffen gearbeitet, die bezogen auf die Thematik von Bedeutung sind. Unter folgenden Begriffen wurde recherchiert: Inklusion, UN-Behindertenrechtskonvention, Teilhabe, Vielfalt, Diversität, Diversity, Pflege. Die angebotene Literatur war allgemein. Es ergaben sich keine direkten wechselseitigen Bezüge zwischen Inklusion und Pflege im Krankenhaus. Die gefundene eher allgemeine Literatur konnte allerdings teilweise für den Theorieteil der Arbeit verwendet werden (Kapitel 3 bis 5).

In einer zweiten Literaturrecherrunde lag der Fokus auf den Begriffen „Pflege, Krankenhaus, Individualisierung, Bedürfnisse, Vielfalt, Diversitätsmerkmale". Da die zweite Runde in der Literaturrecherche in Bezug auf die Master-Thesis nicht den erwünschten Erfolg brachte, wurden Verbände, Institutionen und Vereine angeschrieben, die die Interessen verschiedener Patientengruppen im Hinblick auf Kerndimensionen vertreten. Das Schreiben enthielt u. a. den folgenden Passus: *„Welche Bedürfnisse und Wünsche an die Pflege im Krankenhaus haben die Personen, die durch ihre Organisation vertreten werden? Hilfreich sind für mich insoweit Erfahrungen, Erhebungen, Konzepte und Anregungen".*[1] Dieses Schreiben war für die weitere Arbeit bedeutungsvoll. Einige Organisationen

---

[1] Das Schreiben ist in Anlage 2 im elektronischen Zusatzmaterial einsehbar.

Elektronisches Zusatzmaterial Die elektronische Version dieses Kapitels enthält Zusatzmaterial, das berechtigten Benutzern zur Verfügung steht https://doi.org/10.1007/978-3-658-34021-6_2.

3
K. Wessel, *Inklusion im Handlungsfeld Pflege*,
https://doi.org/10.1007/978-3-658-34021-6_2

gaben Literaturhinweise und Hinweise zu Internetveröffentlichungen, die stärker
auf die Pflege im Krankenhaus abstellten. Einzelne Verbände etc. nahmen auch
in Form individueller Erläuterungen Stellung. Diese Hinweise und Erläuterungen
wurden genutzt. Interessant waren in diesem Zusammenhang auch Hinweise auf
Herausforderungen und Hemmnisse, die bei der Implementicrung der Inklusion
im Handlungsfeld Pflege bewältigt werden müssen.

Die Verbändebefragung wurde methodisch in Anlehnung an das qualitative
Forschungskonzept von Uwe Flick konzipiert und ausgewertet (vgl. Flick 2009,
S. 72–78; 143–155). In der Anlage 3[2] wird die methodische Vorgehensweise
der Verbändebefragung erläutert. Der Verbändekontakt hatte noch einen weiteren bedeutungsvollen Aspekt. Die Hinweise der Verbände etc. waren eine Art
„Qualitätslabel", da davon ausgegangen werden kann, dass die in den Veröffentlichungen enthaltenen Informationen, den Vorstellungen der jeweiligen Verbände
etc. entsprachen und so in gewisser Weise abgesichert waren.

Nach den eher theoretischen Grundlagen zu den Themensegmenten „Inklusion,
Pflege" im Kapitel 3 bis 5, rückte nun das Handlungsfeld Pflege mit Bezug auf
das Krankenhaus in den Fokus.

Die Literaturrecherchen hierzu machten deutlich, dass es zurzeit keine Lite-
ratur gibt, die das Thema „Inklusion im Handlungsfeld Pflege" mit Bezug auf
das Krankenhaus in den Blick nimmt. Ausführungen zum Thema Inklusion in der
Pflege beziehen sich in erster Linie auf den Bereich der Altenpflege. Aus diesem
Grunde wurde bei der Erarbeitung der Master-Thesis der folgende methodische
Weg gewählt:

1. Schritt: Beschaffung von Literatur und Nutzung von Internetveröffentlichun-
              gen zu den oben aufgeführten Suchbegriffen.
2. Schritt: Sichtung der Literatur etc. im Hinblick auf Informationen, die für
              diese Arbeit von Bedeutung sind.
3. Schritt: In Form einer Mind-Map wurden die Literaturstellen den themenbezo-
              genen Zentralbegriffen „Inklusion, UN-Behindertenrechtskonvention,
              Teilhabe, Vielfalt, Diversität, Diversity, Pflege, Krankenhaus, Indivi-
              dualisierung, Bedürfnisse, Diversitätsmerkmale" zugeordnet.
4. Schritt: Schnittpunkte zwischen den Intentionen der Leitidee Inklusion sowie
              den damit vernetzten Merkmalen und der Pflege führten dann zu
              entsprechenden Ausführungen. Hierbei wurde der Fokus auf die
              Krankenhauspflege gelegt (Kapitel 6 bis 11).

---

[2]Die Erläuterung der methodischen Vorgehensweise erfolgt in Anlage 3 im elektronischen
Zusatzmaterial.

5. Schritt: Die Arbeit schließt mit der Erstellung eines Leitfadens „Inklusion
im Handlungsfeld Pflege". Hierbei wird auf eine Vorlage aus dem
kommunalen Bereich zurückgegriffen. Der Leitfaden wird an die
Situation im Krankenhaus und in der Pflege angepasst. Hierbei werden die Erkenntnisse aus der Bearbeitung der Thematik „Inklusion
im Handlungsfeld Pflege" berücksichtigt. Ferner wird die langjäh-
rige Erfahrung der Autorin als Pflegekraft in einem Krankenhaus
genutzt. Der Leitfaden soll in der Pflege- und Krankenhauspraxis
einerseits helfen, den „inklusiven Stand" zu ermitteln, andererseits
soll er helfen, Inklusion im Handlungsfeld Pflege nachhaltig zu
implementieren und weiterzuentwickeln.

Behindertenrechtskonvention und Inklusion

3

Der Begriff „Inklusion" hat in den letzten Jahren nach Auflegung der UN-Behindertenrechtskonvention Eingang in den deutschen Sprachgebrauch gefunden. „Inklusion" ist ein aus dem Englischen kommender völkerrechtlicher Begriff, der ins Deutsche übernommen wurde und in der Öffentlichkeit den Begriff „Integration" weitgehend ersetzte. Heute ist allerdings bereits absehbar, dass die unter dem Label „Inklusion" vorgetragenen Ansprüche und Perspektiven über das hinausgehen, was traditionell unter „Integration" verstanden wurde:

> *„Es geht (bei der Inklusion) nicht nur darum, innerhalb bestehender Strukturen Raum zu schaffen auch für Behinderte, sondern gesellschaftliche Strukturen so zu gestalten und zu verändern, dass sie der realen Vielfalt menschlicher Lebenslagen -gerade auch von Menschen mit Behinderungen- von vornherein besser gerecht werden. In jedem Fall ist zu erwarten, dass sich in den kommenden Jahren das menschenrechtliche Verständnis von 'Inklusion', insbesondere im Zusammenhang mit der UN-Behindertenrechtskonvention, noch stark entwickeln wird" (Aichele 2008, S. 12).*

Die Behindertenrechtskonvention kam aufgrund einer Initiative Mexikos aus dem Jahre 2001 zustande. Sie wurde am 13. Dezember 2006 als Übereinkommen über die Rechte von Menschen mit Behinderungen von der Generalversammlung der Vereinten Nationen verabschiedet (vgl. Schulze 2011, S. 3). Deutschland hat die Konvention am 30. März 2007 unterzeichnet. Am 21. Dezember 2008 hat der Bundestag mit Zustimmung des Bundesrates das Gesetz beschlossen. Am 31. Dezember wurde es im Bundesgesetzblatt veröffentlicht und damit rechtskräftig. Die Behindertenrechtskonvention trat am 26. März 2009 in Deutschland in Kraft (vgl. UN-BRK 2009: In-Kraft-treten; Bundesanzeiger 2008, S. 1419). Für die Umsetzung der Konvention ist in Deutschland das Ministerium für Arbeit und Soziales zuständig. Jedes Bundesland muss die Konvention in Landesrecht

© Der/die Autor(en), exklusiv lizenziert durch Springer Fachmedien Wiesbaden GmbH, ein Teil von Springer Nature 2021
K. Wessel, *Inklusion im Handlungsfeld Pflege*,
https://doi.org/10.1007/978-3-658-34021-6_3

umsetzen und gemeinsam mit dem Bund an der Verwirklichung der Konvention arbeiten (vgl. UN-BRK 2009: Progressive).

„Die UN-Behindertenrechtskonvention ist das erste universelle Rechtsinstrument, das bestehende Menschenrechte, bezogen auf die Lebenssituation behinderter Menschen, konkretisiert. Es würdigt Behinderung als Teil der Vielfalt menschlichen Lebens und überwindet damit das noch in vielen Ländern vorherrschende defizitorientierte Verständnis" (UN-BRK 2009: Die Behindertenrechtskonvention).

Mittlerweile hat sich die Erkenntnis durchgesetzt, dass die gleichberechtigte Partizipation von Menschen mit Behinderungen als menschenrechtliche Querschnittsaufgabe alle gesellschaftlichen Politikfelder auf allen Ebenen betrifft. Der Begriff „Inklusion" ist in Aktionsplänen, Maßnahmenkatalogen und Selbstbeschreibungen öffentlicher wie privater Einrichtungen allgegenwärtig (vgl. Aichele 2019, S. 7).

Die UN-Konvention wird hinsichtlich ihrer Verbindlichkeit für Pflegebedürftige allerdings noch unterschätzt, obwohl sie eine verbindliche Rechtsgrundlage für die Pflege darstellt. Als völkerrechtliche Vereinbarung hat die UN-BRK gem. Art 25 Grundgesetz den Rang eines Bundesgesetzes (vgl. Pflege-SHV 2010, S. 1).

Die Behindertenrechtskonvention ist das erste internationale Dokument, das Behindertenpolitik konsequent aus einer Menschenrechtsperspektive betrachtet. In der Vergangenheit waren die Dokumente der Vereinten Nationen zu Behindertenthemen vor allem von dem Gedanken der öffentlichen Fürsorge geprägt. Die UN-Behindertenrechtskonvention verlangt aber einen fundamentalen Wechsel in der Perspektive. Mit ihr wird Behinderung nicht mehr ausschließlich unter einem medizinischen oder sozialen Blickwinkel betrachtet. Vielmehr wurde mit der Konvention Behinderung als Menschenrechtsthema anerkannt. Das menschenrechtliche Modell von Behinderung führt zu einem Paradigmenwechsel:

- vom Konzept der Integration behinderter Menschen zum Konzept der Inklusion,
- von der Wohlfahrt und Fürsorge zur Selbstbestimmung,
- Menschen mit Behinderungen werden von Objekten der Fürsorge zu Rechtssubjekten, die über ihr Leben selbst bestimmen (vgl. Lipp 2010, S. 1 f.).

Die UN-Behindertenrechtskonvention erhebt die Rechte von Menschen mit Behinderungen zur Grundlage und zum Maßstab politischen Handelns in allen Politikfeldern. Dazu gehört auch der Bereich der Gesundheitspolitik.

Auch in diesem Bereich geht es um einen Wechsel von einer Politik der Fürsorge zu einer Politik der Rechte (vgl. Hennicke 2011, S. 16).

„Die Konvention würdigt Behinderungen als Teil der Vielfalt menschlichen Lebens. Damit überwindet die UN-BRK das noch in vielen Ländern vorherrschende Prinzip der Fürsorge und stellt klar, dass an dessen Stelle eine Politik der Gleichberechtigung und Gleichbehandlung treten muss. Die Konvention und ihr Fakultativprotokoll sind für die Bundesrepublik Deutschland bereits seit dem 26. März 2009 verbindlich (Bundesministerium für Arbeit und Soziales 2017, S. 18)"

Inklusion will nicht – z. B. durch unterstützende Maßnahmen und Einzelfallhilfen – die Menschen den Bedingungen in den verschiedenen Lebensbereichen anpassen, sondern die Bedingungen in den verschiedenen Lebensbereichen sollen an die Bedürfnisse der Menschen angepasst werden. Als Reaktion auf die (auch zunehmende) Verschiedenartigkeit des Menschen müssen die Sichtweisen und Strukturen so verändert werden, dass jedes Individuum die notwendige Hilfe und Unterstützung erfährt, die es aufgrund der individuellen Voraussetzungen zur Teilhabe am gesellschaftlichen Leben benötigt. Die Veränderungen der Sichtweisen und Strukturen sind die bestimmenden Merkmale einer gelungenen Inklusion (vgl. DGUV 2020, S. 2–11; Schache 2012, S. 1 f.).

„Inklusion" ist ein „Containerbegriff". Das bedeutet in den Begriff „passt viel rein" und jeder stellt sich konkret etwas anderes darunter vor. Eine unklare Definition begünstigt unterschiedliche Interpretationen, wie die Umsetzung in der Praxis aussieht (vgl. Jeschke 2010, S. 51). Dies birgt die Gefahr in sich, dass es im alltäglichen Sprachgebrauch über die Umsetzung der Leitidee „Inklusion" zu unterschiedlichen Sichtweisen kommt. Bei einem eher „engen" Begriffsverständnis liegt der Fokus auf den Menschen mit Behinderung. Bei einem eher „weiten" Begriffsverständnis liegt der Fokus auf der Heterogenität und Vielfalt in unserer Gesellschaft (vgl. Schaumburg et al. 2019, S. 4 f.).

Als Begriffsbasis für die Arbeit wird das folgende weite Inklusionsverständnis zugrunde gelegt:

Inklusion ist ein Menschenrecht. Inklusion bedeutet, dass kein Mensch ausgeschlossen, ausgegrenzt oder an den Rand gedrängt werden darf. Als Menschenrecht ist Inklusion unmittelbar verknüpft mit den Ansprüchen auf Freiheit, Gleichheit und Solidarität. Als Menschenrecht schützt Inklusion vor jeder Form von Diskriminierung, zum Beispiel aufgrund einer Beeinträchtigung, der Hautfarbe, der Geschlechtsidentität oder der sexuellen

Orientierung. Inklusion schließt den gleichberechtigten Zugang aller Menschen zu allen gesellschaftlichen Bereichen ein („Inklusive Gesellschaft"). Alle Hindernisse und Einschränkungen, die der individuellen Entfaltung des Menschen entgegenstehen, sind abzubauen (vgl. UN-BRK 2009: Inklusion; Benkert 2016, S. 1–5; Braunert 2017, S. 1–6).

Inklusion im Spannungsfeld von Behinderung, Vielfalt und Teilhabe

Das Leitbild der Inklusion fordert, dass die gesellschaftlichen Verhältnisse und die Verhaltensweisen, die exkludierend wirken, überwunden werden müssen. Es geht nicht darum, dass sich die oder der Einzelne anpassen muss, um teilhaben und selbst gestalten zu können. Es geht vielmehr darum, dass Vielfalt selbstverständlich wird. Es geht um eine tolerante Gesellschaft in der alle mit ihren jeweiligen Fähigkeiten, Einstellungen und individuellen Bedürfnissen wertvoll sind (vgl. Beauftragte 2017, S. 2).

Im Rahmen der zwischenmenschlichen Kommunikation kann durch entsprechendes Verhalten und mit Empathie einer Ausgrenzung vorgebeugt werden. Wenn aber in gesellschaftlichen Bereichen, z. B. in den Systemen der sozialen Sicherung und der Vermittlung von Bildung und Gesundheit, Möglichkeiten der Ausgrenzung und ihrer Verkettungen institutionalisiert sind, dann überfordert dies das individuelle Gegensteuern. In solchen Fällen ist eine Politik der Inklusion gefragt, die die ausgrenzenden institutionellen Strukturen in Frage stellt und Rahmenbedingungen schafft, um diese zu überwinden (vgl. Kronauer 2019, S. 55–57). Die Reife einer Gesellschaft zeigt sich darin, inwieweit sie das Recht des Stärkeren hinter sich gelassen hat. Der Umgang mit den schwächsten Mitgliedern der Gesellschaft, mit den Kindern, den Alten, den Behinderten, den Kranken ist ein Gradmesser für Humanität. Ein wichtiger Schritt bei der Überwindung des Rechts des Stärkeren ist die Inklusion, die selbstverständliche gesellschaftliche Zugehörigkeit auch von Menschen, die nicht der sogenannten Norm entsprechen.

Mit der Leitidee der Inklusion ist der Boden vorbereitet für einen sozialen Paradigmenwechsel. Der Maßstab für die gesellschaftliche Vielfalt oder Diversität ist nicht mehr eine (von wem auch immer gesetzte) Norm, z. B. körperliche Unversehrtheit oder Selbständigkeit bei den täglichen Verrichtungen, oder ein bestimmter sprachlich-kultureller Hintergrund oder die soziale Herkunft. Vielmehr wird jeder Mensch in seiner Individualität und mit seinen besonderen Fähigkeiten, aber auch Einschränkungen grundsätzlich akzeptiert und als Erweiterung der Gesellschaft wahrgenommen. Diese Erweiterung der Gesellschaft schafft Vielfalt/Diversity (vgl. Beutler 2014, S. 1–3).

Der deutsche Begriff „Vielfalt" entspricht dem englischen Begriff „Diversity". Der konstruktive Umgang mit Vielfalt oder Diversity stellt ab auf die Anerkennung und Wertschätzung aller Menschen und Lebensformen. Dieses gesellschaftliche Konzept wirbt für einen wertschätzenden, respektvollen Umgang mit Verschiedenheit und Individualität. Diversity/Vielfalt zielt ab auf den Abbau von Diskriminierung und die Förderung von Chancengleichheit. Diversity/Vielfalt bezieht sich auf die sichtbaren und unsichtbaren Merkmale des Menschen. Zu diesen Merkmalen gehören unter anderem die Nationalität/Ethnizität, psychische und physische Beeinträchtigung, Alter, sexuelle Orientierung, Geschlecht, Religion/Weltanschauung (vgl. lbp-BW 2019, S. 1–12).

In den letzten Jahrzehnten fand in Deutschland ein gravierender gesellschaftlicher Wandel statt. Dieser Wandel bewirkt, dass die Bevölkerungszahl insgesamt abnimmt bei einem gleichzeitigen höheren Anteil älterer Menschen an der Gesamtbevölkerung.

Hinzu kommt eine zunehmende Heterogenisierung der Bevölkerung. Einwanderer und Einwanderinnen und neue Zuwanderungen beeinflussen den demografischen Wandel ebenfalls. Deutschland ist zum Einwanderungsland geworden. Inzwischen hat jede*r fünfte Bewohner*in in Deutschland einen Migrationshintergrund. Und auch in Zukunft werden Menschen aus ökonomischen oder humanitären Gründen nach Deutschland einwandern. Der Umgang mit dieser Vielfalt in allen gesellschaftlichen Bereichen stellt eine zentrale zukünftige Herausforderung dar (vgl. Friedrich-Ebert-Stiftung 2015, S. 5–7).

Inklusion ist heute, 10 Jahre nach dem Inkrafttreten der UN-BRK, eine Leitidee, denn bis zur rechtlichen und tatsächlichen Gleichstellung behinderter Menschen in allen Lebensbereichen ist es noch ein weiter Weg. Das Recht auf Inklusion basiert auf der universellen Menschenwürde. Die Menschenwürde und die Menschenrechte bieten Schutz vor Diskriminierung (vgl. Artikel 5 der UN-BRK). Dieser Schutz vor Diskriminierung ermöglicht Inklusion. Damit alle Menschen (behinderte und nicht behinderte) ihr Leben frei, gleich und selbstbestimmt gestalten können, müssen Schritt für Schritt alle Barrieren abgebaut werden, die diesem Ziel im Wege stehen. Das sind bauliche Barrieren, das sind aber auch Barrieren in den Köpfen der Menschen, die nicht bereit sind, andere teilhaben zu lassen (vgl. UN-BRK 2009: Inklusion).

Neben den „exogenen" Barrieren gibt es auch „endogene" Barrieren. Die endogenen Barrieren sind Barrieren, die mit der Person verbunden sind, die teilhaben möchte, aber die Teilhabe nicht einfordert. Die Bereitschaft Teilhabe bzw. Inklusionsbereitschaft einzufordern, wird beeinflusst von den sozioökonomischen Rahmenbedingungen (gesellschaftliche, politische, rechtliche) und den individuellen Anreizstrukturen (z. B. Motivation, bisherige Erfahrungen bei der Artikulation von Bedürfnissen, Antragswege) (vgl. Voges et al. 2003, S. 50–55).

Behinderung eines Menschen entsteht aus der trennenden, aussondernden und abwertenden gesellschaftlichen Reaktion (Diskriminierung) der Menschen/der Gesellschaft aufgrund der dauerhaften körperlichen, geistigen und/oder seelische Einschränkung einer bestimmten Person. Dieser einschränkende Aspekt von Behinderungen schlägt sich auch heute noch in diversen Gesetzen nieder. So wird im § 3 Inklusionsgrundsätzegesetz NRW (Stand 31.01.2020) Behinderung wie folgt definiert:

> *„Menschen mit Behinderungen im Sinne dieses Gesetzes sind Menschen, die langfristige körperliche, seelische, geistige oder Sinnesbeeinträchtigungen haben, welche sie in Wechselwirkung mit verschiedenen Barrieren an der vollen, wirksamen und gleichberechtigten Teilhabe an der Gesellschaft hindern können. Als langfristig gilt in der Regel ein Zeitraum, der mit hoher Wahrscheinlichkeit länger als sechs Monate andauert."*

Diese Definition von Behinderung entspricht weitgehend der Definition im § 2 SGB IX.

> *„Menschen mit Behinderungen sind Menschen, die körperliche, seelische, geistige oder Sinnesbeeinträchtigungen haben, die sie in Wechselwirkung mit einstellungs- und umweltbedingten Barrieren an der gleichberechtigten Teilhabe an der Gesellschaft mit hoher Wahrscheinlichkeit länger als sechs Monate hindern können. Eine Beeinträchtigung nach Satz 1 liegt vor, wenn der Körper- und Gesundheitszustand von dem für das Lebensalter typischen Zustand abweicht."* (§ 2 Abs. 1, Satz 1, 2 SGB IX – Stand 28.11.2018)

Die im § 2 SGB IX formulierte defizitorientierte Begriffsbestimmung von Behinderung dient quasi als „Leistungsfilter". Nur derjenige, der im Sinne von § 2 SGB IX behindert ist, kann entsprechende Leistungen nach dem Sozialgesetzbuch in Anspruch nehmen.

Dieser „Leistungsfilter" ist im § 1 SGB IX wie folgt formuliert:

> *„Menschen mit Behinderungen oder von Behinderung bedrohte Menschen erhalten Leistungen nach diesem Buch und den für die Rehabilitationsträger geltenden*

*Leistungsgesetzen, um ihre Selbstbestimmung und ihre volle, wirksame und gleich-
berechtigte Teilhabe am Leben in der Gesellschaft zu fördern, Benachteiligungen zu
vermeiden oder ihnen entgegenzuwirken. Dabei wird den besonderen Bedürfnissen
von Frauen und Kindern mit Behinderungen und von Behinderung bedrohter Frauen
und Kinder sowie Menschen mit seelischen Behinderungen oder von einer solchen
Behinderung bedrohter Menschen Rechnung getragen (§ 1 SGB IX).*"

Im Gegensatz zur UN-Behindertenrechtskonvention ist diese Definition von „Behinderung" statisch und an bestimmte Bedingungen geknüpft. Sie setzt eine
beschriebene „Beeinträchtigung" voraus. Sie ist defizitorientiert. In der Präambel der UN-Behindertenkonvention wird hervorgehoben, dass "das Verständnis
von Behinderung sich ständig weiterentwickelt und dass Behinderung aus der
Wechselwirkung zwischen Menschen mit Beeinträchtigungen und einstellungs-
und umweltbedingten Barrieren entsteht".

*„(…) in der Erkenntnis, dass das Verständnis von Behinderung sich ständig weiter-
entwickelt und dass Behinderung aus der Wechselwirkung zwischen Menschen mit
Beeinträchtigungen und einstellungs- und umweltbedingten Barrieren entsteht, die sie
an der vollen, wirksamen und gleichberechtigten Teilhabe an der Gesellschaft hindern
(…),"* (UN-BRK 2009: Präambel).

Diese mit dem Begriff „Behinderung" verbundene Dynamik hat sich bereits in der
Vergangenheit gezeigt (vgl. Lingelbach 2018, S. 1–8). Die historische Entwicklung des Begriffes „Behinderung" beschreibt Hans-Walter Schmuhl in seinem
Buch „Exklusion und Inklusion durch Sprache – Zur Geschichte des Begriffs
Behinderung." (Schmuhl 2010). Die Geschichte des Wortes „Behinderung" kann
durch die Etappen „Verhindert – Behindert – Gehindert" beschrieben werden. In
dem von Jacob und Wilhelm Grimm 1854 aufgelegten Deutschen Wörterbuch
wurde „Behinderung" im Sinne von „aus privaten Gründen verhindert sein" verstanden. Es wurde damals noch nicht zur Umschreibung von gesundheitlichen
Schädigungen oder körperlichen Beeinträchtigungen benutzt (vgl. Schmuhl 2010,
S. 11). Der Begriff „Behinderter" für Menschen mit körperlichen Schädigungen
und Beeinträchtigungen setzte sich während der Zeit des Nationalsozialismus
durch. Der Begriff war das Resultat einer bewussten Sprachlenkung und hatte
zum Ziel Menschen mit (körperlichen) Behinderungen als zusätzliches Arbeits-
kräftepotential zu mobilisieren (vgl. Schmuhl 2010, S. 76 f.). Die letzten Sätze
im Buch von Hans-Walter Schmuhl aus dem Jahre 2010 lauten:

*„Die Metamorphose des Begriffs 'Behinderung' ist ein Prozess, der im Laufe der Zeit
nicht etwa verebbt, sondern-gerade umgekehrt- in den letzten beiden Jahrzehnten auf*

immer breiterer Front immer schneller an Fahrt gewinnt. Es ist ein in vollem Gang befindlicher Prozess mit offenem Ausgang" (Schmuhl 2010, S. 90 f.).

Schmuhl hat Recht behalten. Nach Inkrafttreten der UN-Behindertenrechtskonvention im Jahre 2008 wurde verstärkt die soziale Dimension von „Behinderung" diskutiert. Andreas Lob-Hüdepohl, Mitglied des Deutschen Ethikrates, erläutert unter dem Begriff „soziale Inszenierung" die soziale Dimension von Behinderung mit Bezug auf Artikel 1 der UN-Behindertenrechtskonvention.

„Zu den Menschen mit Behinderungen zählen Menschen, die langfristige körperliche, seelische, geistige oder Sinnesbeeinträchtigungen haben, welche sie in Wechselwirkung mit verschiedenen Barrieren an der vollen, wirksamen und gleichberechtigten Teilhabe an der Gesellschaft hindern können" (UN-BRK, Art. 1).

Diese soziale Dimension des Begriffs „Behinderung" konstituiert sich in den folgenden Aspekten:

- Die Lebenslage eines Menschen ist das Produkt von sehr komplexen Interaktionen zwischen ihm und seiner sozialen Umwelt. Die regieführenden Drehbücher sind bei diesen Interaktionsprozessen insbesondere die soziokulturellen Deutungsmuster, die sich im Lebenslauf entwickelt haben und die Biografie der Interakteure bestimmen.
- Die Behinderung eines Menschen (gemäß WHO bzw. ICF) ergibt sich durch das Zusammenwirken von *impairment (Schädigung), disability (Beeinträchtigung)* und *handicap (Behinderung).*
- *Behinderung wird* als interaktionaler Prozess verstanden. Dieser Prozess wird bestimmt durch eine standardisierte Wahrnehmung (mit den Wahrnehmungsmustern „normal" – „nicht normal") und durch gesellschaftliche Anforderung. Die sozialen Reaktionen wirken verstärkend oder hemmend („behindernd") auf Entwicklungs- und Bildungsprozesse ein.
- Die soziale Umwelt mit ihren „Blickkontakten" und „Wahrnehmungsmustern" nehmen auch Einfluss auf das Ereignis „Behinderung" (vgl. Lob-Hüdepohl 2010, S. 6–8.).

Im politischen und wissenschaftlichen Raum wurde bereits seit Beginn der achtziger Jahre der damals medizinisch fundierte Begriff von „Behinderung" kritisch reflektiert. Impuls für diese Reflektion war die neue Begriffsbestimmung Behinderung, die von der Weltgesundheitsorganisation veröffentlicht wurde (WHO 1980).

Drei zentrale Begriffe werden von der WHO unterschieden: impairment, disability und handicap (vgl. WHO 1980, S. 47, 143, 183).

In einer Version des Bundesministeriums für Arbeit und Sozialordnung von 1983, die sich um eine möglichst wortgetreue Wiedergabe der englischen Formulierungen bemüht, werden die Begriffe *„Schädigung"*, *„Beeinträchtigung"* und *„Behinderung"* wie folgt beschrieben:

> *„Schädigung: Jeder Verlust oder jede Anomalie einer psychologischen, physiologischen oder anatomischen Struktur oder Funktion.*
>
> *Beeinträchtigung: Jede (auf eine Schädigung zurückgehende) Einschränkung der Fähigkeit oder die Unfähigkeit, eine Tätigkeit so und im Rahmen dessen auszuüben, was für einen Menschen als normal gilt.*
>
> *Behinderung: Eine auf eine Schädigung oder Beeinträchtigung zurückgehende Benachteiligung, die einen bestimmten Menschen teilweise oder ganz daran hindert, eine Rolle auszufüllen, die für ihn nach Alter und Geschlecht und sozio-kulturellen Faktoren normal wäre"* (Lindmeier 1993, S. 196 f.).

In allen drei Beschreibungen besteht noch ein Bezug auf das, was „normal" ist (vgl. Waldschmidt 1998, S. 14 f). Die Abhängigkeit des Begriffes „normal" von den Umweltbedingungen stellt der Integrationspädagoge Alfred Sanders heraus, der sich mit seiner Beschreibung von Behinderung bereits auf einem „inklusiven Weg" befindet. Sanders schreibt

> *„Behinderung als die Erschwerung oder Unmöglichkeit, eine 'normale' Rolle auszufüllen, fällt auf die soziale Umwelt zurück, da sie die Rollen bestimmt. Ideal ist eine Umwelt, in der es so viele Rollenerwartungen gibt, dass auch ein Mensch mit Schädigung und Leistungsminderung gesellschaftlich akzeptierte Rollen ausfüllen kann. Dieser Mensch wäre trotz Schädigung und Leistungsminderung im Sinne der WHO-Begriffe frei von Behinderung"* (Sanders 1994, S. 104).

In diesem Sinne ist „Behinderung" nicht mehr behindert sein, sondern behindert werden. Dieses „werden" eröffnet dann auch die Möglichkeit eine randständige, exkludierende Existenz zu überwinden. Derjenige, der eine volle gesellschaftliche Teilhabe erreicht, ist auch dann, wenn bei ihm eine Schädigung oder Beeinträchtigung vorliegt, nicht mehr behindert. Unter diesem Blickwinkel scheint sogar die Auflösung des negativen Pols „nicht normal oder anormal" vorstellbar (vgl. Waldschmidt 1998, S. 15).

Diese Sicht von „Behinderung" macht deutlich, dass die Zuordnung, wer ist behindert bzw. wer ist nicht behindert, nicht im Sinne eines „Kataloges" bestimmt werden kann. So hat sich die Auffassung von Behinderung im Laufe der Zeit verändert. Zunehmend wurde die Relation zur sozialen Umwelt als Kriterium für Behinderung herangezogen. Hinzu kommt, dass durch den technischen Fortschritt und durch den Einsatz intelligenter Hilfsmittel Barrieren, die bisher die Teilhabe erschwerten bzw. verhinderten ohne weiteres überwunden werden können.

In der öffentlichen Debatte, der politischen Diskussion und in der wissenschaftlichen Forschung werden in den letzten Jahren die Begriffe „Menschen mit Behinderungen" oder „Menschen mit Beeinträchtigungen" benutzt. Beide Begriffe werden zwar häufig noch synonym gebraucht, sie betonen allerdings unterschiedliche Aspekte. Der Begriff „Beeinträchtigungen" bezieht sich auf konkrete Einschränkungen bei Aktivitäten in den verschiedenen gesellschaftlichen Bereichen, mit denen die betroffenen Menschen konfrontiert sind. Der Begriff „Behinderung" stellt stärker ab auf die soziale Dimension. Die betreffende Person wird durch einstellungs- und umweltbezogene Barrieren „behindert". Im Zweiten Teilhabeberichtes über die Lebenslagen von Menschen mit Beeinträchtigungen wird im Zusammenhang mit dem Begriff „Behinderung" auch auf das „erweiterte" Behinderungsverständnis der UN-BRK verwiesen (vgl. Bundesministerium für Arbeit und Soziales 2016, S. 14–16, 542). Hier wird nun offensichtlich der angesprochene historische Dreischritt „Verhindert-Behindert-Gehindert" vorläufig abgeschlossen. Behinderung wird nun verstanden im Sinne von „ein Mensch wird an der vollen und wirksamen Teilhabe *gehindert.*"

Im Laufe der letzten Jahre hat sich mehr und mehr eine an der Leitidee der Inklusion orientierte Definition von Behinderung durchgesetzt. Dieses Verständnis zielt darauf ab, dass „behinderte Menschen" nicht auf ihre „Defizite" reduziert werden. Vielmehr sind es die Rahmenbedingungen in unserer Gesellschaft, die Menschen ausschließen. Wichtig erscheint in diesem Zusammenhang auch noch einmal auf die Erwartung einzugehen, die durch die UN-BRK formuliert wird. Nicht das „Normale" bestimmt das Verhältnis gegenüber den Menschen, sondern auch das „Nicht Normale (Anormale)" ist normal. Aber, es gibt auch bei dem Bemühen durch entsprechende Leistungen an Behinderte Normalität herzustellen eine versteckte Defizitorientierung, quasi eine Defizitorientierung durch die Hintertür, die auch wieder deutlich macht „Der*die ist nicht normal. Sie*er braucht Unterstützung".

Normalisierung als heimliche Defizitorientierung entsteht durch die Kompensation funktionaler Leistungsausfälle, damit die beeinträchtigte Person erfolgreich die Anforderungen des alltäglichen und „normalen" Lebens bewältigen kann. Hierbei geht es um das Abschleifen von Verschiedenheit durch technische Unterstützung der betreffenden Person, damit sie ohne Sonderbehandlung, wie eine „normale" Person behandelt werden kann. Diese „Angleichung" bedeutet: Zerstörung von Vielfalt (vgl. Lob-Hüdepohl 2010, S. 8).

Im Zusammenhang mit der Umsetzung der UN-BRK werden oft in einem Atemzug die Begriffe „Inklusion" und „Teilhabe" verwendet. Das Verhältnis der beiden Begriffe zueinander kann wie folgt beschrieben werden. Die Realisierung der Leitidee „Inklusion", so wie dies in der UN-BRK beschrieben wird, bezieht sich auf Institutionen, Organisationen/Lebensbereiche und auf die in diesen Bercichen agierenden Entscheidungsträger. Diese sollen dafür sorgen, dass Barrieren abgebaut werden, um allen Menschen eine uneingeschränkte Teilhabe zu ermöglichen, die einen ungehinderten Zugang zu diesen Bereichen wünschen. Der Begriff „Teilhabe" bezieht sich auf die Menschen, die Individuen, die ihre individuellen Bedürfnisse, Ziele und Vorstellungen realisieren möchten, aber durch Barrieren daran gehindert werden. Das Recht auf Teilhabe zielt dabei nicht auf gleiche Lebensformen, sondern auf die Möglichkeit ausgehend von den individuellen Fähigkeiten und Bedürfnissen eine selbstbestimmte Lebensform zu verwirklichen (vgl. Franken 2014, S. 13, 19).

Die UN-Behindertenrechtskonvention hat als „Inklusionsmotor" dazu beigetragen, dass im Laufe der letzten Jahrzehnte das medizinische Modell von Behinderung zunächst durch das soziale Modell abgelöst wurde und heute das rechtsbasierende menschenrechtliche Modell von Behinderung die öffentliche Auseinandersetzung mit dem Thema „Inklusion" bestimmt. Hierbei steht der Antidiskriminierungsaspekt im Vordergrund (vgl. Degener 2009, S. 200 f.). Unter Diskriminierung wird eine Handlung verstanden, die zum Ziel oder zur Folge hat, dass Menschenrechte und Grundfreiheiten aufgrund von Behinderungen beeinträchtigt oder vereitelt werden (vgl. Aichele 2008, S. 5 f.).

Als Begriffsbasis wird dieser Arbeit das folgende Verständnis von Behinderung zugrunde gelegt (vgl. Aichele 20008, S. 5):

> Behinderung, entsteht immer dann, wenn ein Individuum in unserer Gesellschaft auf Barrieren stößt, die die Entfaltung der eigenen Persönlichkeit und die Berücksichtigung individueller Bedürfnisse und Einstellungen einschränkt bzw. verhindert. Zu den Menschen mit Behinderungen zählen diejenigen, die auf Grund einer Beeinträchtigung und in Wechselwirkung mit einstellungs- oder umweltbedingten Hindernissen an der vollen und wirksamen Teilhabe an der Gesellschaft gleichberechtigt mit anderen gehindert werden. Hierbei soll die Tatsache berücksichtigt werden, dass etwa durch die fortschreitende technische und gesellschaftliche Entwicklungen Barrieren wegfallen, neue dazu kommen oder Barrieren in veränderter Weise überwunden werden müssen.

Mit diesem Verständnis von „Behinderung" hat die Medizin ihre Monopolstellung als Leitdiskurs verloren und ihre Definitionsmacht zumindest teilweise an die Sozialwissenschaft und an eine durch die Menschenrechte geprägte rechtswissenschaftliche Sicht abgegeben (vgl. Degener 2009, S. 200 f.; Waldschmidt 1998, S. 15).

Die Pflicht zur Schaffung inklusiver Lebensverhältnisse wird im § 5 des Inklusionsgrundsätzegesetzes NRW formuliert.

> *§ 5 Allgemeine Grundsätze für die Träger öffentlicher Belange (Auszug)*
>
> *(1) Die Herstellung inklusiver Lebensverhältnisse ist eine gesamtgesellschaftliche Aufgabe. Alle Träger öffentlicher Belange wirken als Teil der Gesellschaft an der Gestaltung inklusiver Lebensverhältnisse im Sinne von § 1 Absatz 2 mit und beteiligen sich aktiv an der Bewusstseinsbildung im Sinne von Artikel 8 der UN-Behindertenrechtskonvention.*
>
> *(2) Sie tragen den spezifischen Bedürfnissen von Menschen mit Behinderungen Rechnung. Dabei sind die in Artikel 3 der UN-Behindertenrechtskonvention verankerten Grundsätze von ihnen zu beachten.*
>
> *(3) Die Träger arbeiten bei der schrittweisen Verwirklichung der Ziele dieses Gesetzes zusammen und unterstützen sich gegenseitig.*
>
> *(4) Sie wirken darauf hin, dass Einrichtungen, Vereinigungen und juristische Personen des Privatrechts, an denen die Träger öffentlicher Belange unmittelbar oder mittelbar beteiligt sind, die Ziele dieses Gesetzes verfolgen. Soweit die Träger öffentlicher Belange Aufgaben durch Dritte durchführen lassen, haben sie sicherzustellen, dass die Auftragnehmer die Ziele dieses Gesetzes beachten.*
>
> *(5) Bei der Gewährung von Zuwendungen und sonstigen Leistungen durch die Träger öffentlicher Belange sind die Ziele dieses Gesetzes in geeigneten Bereichen ebenfalls zu beachten.*
>
> *(6) Die Landesregierung ist verpflichtet, die in Nordrhein-Westfalen lebenden Menschen auf die gesamtgesellschaftliche Aufgabe der Herstellung inklusiver Lebensverhältnisse aufmerksam zu machen und sie für die Ziele der Inklusion zu sensibilisieren (Maßnahmen der Bewusstseinsbildung). Insbesondere erfasst die Landesregierung Beispiele gelungener inklusiver Praxis und macht sie bekannt (Inklusionskataster).*

Alle Lebensbereiche sind zu inkludieren, selbstverständlich auch der Bereich Gesundheit. Wenn sich das „Inklusionsgebot des § 5" auch nur auf die „Träger öffentlichen Belange" bezieht, so können doch die „inklusiven Aktivitäten" der öffentlichen Unternehmen Vorbildcharakter für private Unternehmen haben.

Ein Indiz dafür, dass ein Unternehmen „Inklusion" und „Vielfalt" als Unternehmensziel hat, kann die Unterzeichnung der „Charta für Vielfalt" sein. Ca. 3.400 private und öffentliche Unternehmen haben eine entsprechende Verpflichtung für Vielfalt im Unternehmen unterzeichnet (vgl. Charta für Vielfalt 2020, S. 1).

Eine praxis- und handlungsorientierte Definition von Inklusion (Auszug) findet man im Kommunalen Index für Inklusion – ein Arbeitsbuch:

„Inklusion bedeutet allgemein das Einbeziehen von Teilen in und zu einem Ganzen. Zunehmend verstehen wir diesen Begriff auch als ein Konzept des menschlichen Zusammenlebens: Inklusion bedeutet hier, die Teilhabe von Einzelnen an einer Gemeinschaft zu ermöglichen sowie die Barrieren für eine solche Teilhabe zu erkennen und aktiv zu beseitigen. (...) Mittlerweile verstehen wir Inklusion mehr und mehr als Prozess(!), der von unterschiedlichsten Standorten aus gestartet und gepflegt werden kann. Inklusion gilt deshalb heute als realistischer und realisierbarer Anspruch und Leitidee für jegliche Institution, die die Verschiedenheit von Menschen anerkennen und einbeziehen will" (Montag Stiftung 2012, S. 2).

Den Prozess der Inklusion in Gang setzen bzw. in Gang halten bedeutet, Zugangsbarrieren nach und nach vollständig abzubauen. Mit Zugangsbarrieren sind nicht nur räumliche bzw. materielle Barrieren gemeint, sondern im Fokus stehen auch sprachliche Barrieren, soziale Barrieren, wie z. B. Berührungsängste, Vorurteile, Diskriminierung oder institutionelle Barrieren. Inklusion ist das Bestreben, eine Gesellschaft so zu gestalten, dass alle darin lebenden Menschen teilhaben können und Zugang zu sämtlichen bedeutsamen Lebensbereichen und Dienstleistungen haben. Zu diesen Lebensbereichen gehört auch der Bereich „Gesundheit und Pflege" (vgl. Meyer/Kieslinger 2014, S. 23). Im jeweiligen Unternehmen bzw. bei den Mitarbeiterinnen und Mitarbeitern muss das Prinzip Inklusion gegenwärtig und ein zentraler Entscheidungsparameter sein.

Gesellschaftlich und unternehmensbezogen sind die folgenden Felder bei der Implementierung der Leitidee Inklusion zu berücksichtigen. Diese Felder stellen auch „Lernfelder" dar, da die Umsetzung der Inklusion mit Lernprozessen verbunden ist.

1. Bewusstseinsbildung: Der Weg in die Inklusion beginnt in den Köpfen. Vorurteile sind abzubauen. Diskriminierung wird aufgedeckt und verhindert.

Vielfalt wird als Bereicherung und Herausforderung gesehen. Alle Menschen werden wertgeschätzt und entsprechend ihrer individuellen Bedürfnisse und Einstellungen behandelt. „Behinderung" wird menschenrechtlich interpretiert.

2. Barrierefreiheit: Einstellungs- und umweltbedingte Barrieren werden abgebaut. Bereits bei der Planung der Leistungsbereitstellung werden „Hindernisse" antizipiert und verhindert.

3. Partizipation: Menschen mit „Behinderungen" und/oder ihre Verbände werden bei Entscheidungen berücksichtigt. Selbstbestimmt entscheiden die Betroffenen, was ihren Bedürfnissen entspricht. Die, die es angeht, werden gehört und so zu Expertinnen und Experten in eigener Sache.

4. Individualisierung und Vielfalt: Die „Behinderungen" sind vielfältig. Entsprechend vielfältig und kreativ müssen die Maßnahmen und Handlungen sein, um Behinderung zu verhindern. Nur wenn der einzelne Mensch im Mittelpunkt der Leistungserstellung steht, und eine bedürfnisgerechte Unterstützung erfährt, wird Vielfalt und Teilhabe ermöglicht.

5. Lebensräume und Inklusion: Inklusion ist das Gegenteil von Exklusion und Ausgrenzung. Inklusion steht für Offenheit, Akzeptanz und Chancengleichheit. Jeder Einzelne kann entsprechend seiner individuellen Bedürfnisse Leistungen und Rechte in Anspruch nehmen. Es gibt keine „Sondersysteme" auch nicht solche, die „verdeckt und informell" zur Exklusion führen (vgl. DGUV 2020, S. 4 f.).

Zwischenfazit I

Die Motivation für das Thema dieser Arbeit ergab sich u. a. aufgrund der Tatsache, dass die Leitidee der „Inklusion" im Bereich der Krankenhauspflege bisher nicht thematisiert wurde. Inklusion ist aber die zentrale Leitidee der UN-Behindertenrechtskonvention und sie gilt für alle gesellschaftlichen Bereiche, auch den Bereich der Krankenhauspflege. Die Leitidee der Inklusion beschreibt einen Weg, der von der Fürsorge, der Wohlfahrt und dem Fremdmanagement zur Selbstbestimmung und zum Selbstmanagement führt. Inklusion ist als Menschenrecht unmittelbar verknüpft mit den Ansprüchen auf Freiheit, Gleichheit und Solidarität. Die UN-Behindertenrechtskonvention und die Leitidee der Inklusion haben dazu beigetragen, dass das medizinische Modell von Behinderung (Defizitorientierung) durch das menschenrechtliche Modell von Behinderung abgelöst wurde (Bedürfnisorientierung). Behinderung entsteht dann, wenn ein Individuum in unserer Gesellschaft auf Barrieren stößt, die die Entfaltung der eigenen Persönlichkeit einschränkt. Behinderung entsteht dann, wenn jemand an der vollen Teilhabe gehindert wird.

Inklusion, Gesundheit und Handlungsfeld Pflege

5

Die Leitidee der Inklusion als Postulat bezieht sich auf alle gesellschaftlichen Lebensbereiche. Der Bereich Gesundheit wird in Art. 25 der UN-BRK ausdrücklich angesprochen.

Hervorgehoben wird hier u. a.

> „(…) das Recht von Menschen mit Behinderung auf das erreichbare Höchstmaß an Gesundheit ohne Diskriminierung aufgrund von Behinderung (…)" (UN-BRK 2009: Präambel).

Die Staaten, die die UN-BRK unterzeichnet haben, müssen sicherstellen, dass

> „(…) Menschen mit Behinderung eine unentgeltliche oder erschwingliche Gesundheitsfürsorge in der derselben Bandbreite, von derselben Qualität und auf demselben Standard wie andere zur Verfügung (haben) (…)" (UN-BRK 2009: Präambel).

Die Gesundheitsberufe werden in die Pflicht genommen. So haben gem. UN-BRK die Angehörigen der Gesundheitsberufe die Verpflichtung,

> „(…) Menschen mit Behinderungen eine Versorgung von gleicher Qualität wie anderen Menschen angedeihen zu lassen, namentlich auf der Grundlage der freien Einwilligung nach vorheriger Aufklärung, indem sie unter anderem durch Schulungen und den Erlass ethischer Normen für die staatliche und private Gesundheitsversorgung das Bewusstsein für die Menschenrechte, die Würde, die Autonomie und die Bedürfnisse von Menschen mit Behinderungen schärfen; (…)" (UN-BRK 2009: Präambel).

Gesundheit und Pflege stehen in einem Wechselwirkungszusammenhang. Inhaltlich geht es bei der professionellen Pflege um das Fördern und Erhalten von

K. Wessel, *Inklusion im Handlungsfeld Pflege*, https://doi.org/10.1007/978-3-658-34021-6_5

Gesundheit, das Vorbeugen von gesundheitlichen Schäden und das Unterstützen von Menschen in der Behandlung und im Umgang mit Auswirkungen von Krankheiten und deren Therapien. Ziele sind bestmögliche Behandlungs- und Betreuungsergebnisse sowie eine bestmögliche Lebensqualität in allen Phasen des Lebens bis zum Tod des betreuten Menschen (vgl. Schweizer Berufsverband 2011, S. 6–8).

Die Gesundheitsförderung ist Aufgabe der Krankenpflege. Die Weltgesundheitsorganisation WHO definiert Gesundheit wie folgt:

> *„Gesundheit ist ein Zustand des vollständigen körperlichen, geistigen und sozialen Wohlbefindens und nicht nur das Freisein von Krankheit und Gebrechen" (Pflege Heute 2014, S. 216).*

Diese Definition von Gesundheit ist heute noch weit verbreitet. Sie wurde allerdings bereits vor einigen Jahren wegen ihres statischen und perfektionistischen Anspruchs mit Blick auf einen absoluten Idealzustand stark kritisiert. Die WHO-Definition unterstellt ein Super-Wohlbefinden. Sie geht von einem Defizit aus, dass auszugleichen ist. Die Definition berücksichtigt nicht eine individuelle Vorstellung von Gesundheit (vgl. Gangl 2015, S. 3–5). Die WHO-Definition ist heute in Anbetracht der demografischen Entwicklung mit einem steigenden Altersdurchschnitt und einer damit verbundenen Krankheitshäufigkeit von altersbedingten chronischen körperlichen Erkrankungen und psychischen Störungen überholt. Legt man die WHO-Definition zugrunde, dann wäre nur noch eine Minderheit der Weltbevölkerung gesund. Hinzu kommt, dass diese Definition verkennt, dass Menschen, trotz schwerer Erkrankung und damit verbundenen Erschwernissen ein selbstbestimmtes und autonomes Leben führen können (vgl. Vögele 2013, S. 232). An dieser Stelle stellt sich bereits die Frage, inwieweit, aufgrund der Beachtung einer menschenrechtlichen Sicht von Behinderung, im Rahmen der Pflege Beiträge zum individuellen Wohlbefinden, trotz chronischer Erkrankung, geleistet werden können. Wenn die individuellen Bedürfnisse und Einstellungen im Rahmen der Pflege berücksichtigt werden und der*die Patient*in zufrieden ist, dann wäre Gesundheit auch möglich, wenn absolute Beschwerdefreiheit nicht gegeben ist. Diese Sicht erscheint wichtig für ältere und chronisch kranke Menschen, aber auch für eine ständig wachsende Zahl an Menschen, die sich erst aufgrund einer idealisierten Norm von absoluter Gesundheit krank fühlen (vgl. Vögele 2013, 233).

Auch unter Berücksichtigung der Intentionen der UN-BRK und mit Blick auf die angestrebte inklusive Wirklichkeit ist die WHO-Definition nicht unproblematisch. Bei ihr steht nicht das individuelle angemessene Wohlbefinden, sondern die biomedizinische Normgerechtigkeit und eine funktionstüchtige Leistungsfähigkeit im Vordergrund. Sie schließt nämlich Menschen aus, die bezüglich ihrer eigenen Gesundheitsperspektive anders sind, aber uneingeschränkt am Leben in unserer Gesellschaft teilnehmen möchten. Normierungen erschweren die Inklusion durch Grenzziehung zwischen zentralen und abseitigen Gesundheitswünschen sowie erwünschten und unerwünschten Gesundheitswirklichkeiten. Inklusion setzt auch bei dem Begriff Gesundheit auf die „wilde Blumenwiese" statt auf die Monokultur. Auch hier gilt Vielfalt. Hinzu kommt die Problematik, dass durch die immer kleinteiligere Diagnostik der Kreis der ungenügend Gesunden täglich größer wird, weil winzige Normvarianten diagnostizierbar und in der Folge pathologisiert und reguliert werden. *„Für die Zukunft ist zu befürchten, dass Inklusionshemmnisse nicht mehr nur Menschen mit Down-Syndrom oder Dicke erleben, sondern auch „noch" Gesunde, deren Biomarker ein erhöhtes Demenz – oder Darmkrebs-Risiko aufweisen" (Schmidt 2015, S. 2).*

Gesundheitsbezogene Inklusion ist nicht erreicht, wenn alle Menschen über die gleiche Gesundheit verfügen, sondern wenn alle Menschen mit all ihren Gesundheitsvorstellungen und -wirklichkeiten gleichberechtigt ihre Gesundheitspräferenzen verwirklichen und ausleben können (vgl. Schmidt 2015, S. 3).

Gesundheit ist relativ und individuell. Eine an Vielfalt orientierte Sicht von Gesundheit erfasst die WHO-Definition nicht. Aus diesem Grunde soll dieser Arbeit die folgende von der „Bundeszentrale für gesundheitliche Aufklärung" präferierte und von Hurrelmann/Richter konzipierte Definition von Gesundheit zugrunde gelegt werden:

> *„Gesundheit bezeichnet den [dynamischen] Zustand des Wohlbefindens einer Person, der gegeben ist, wenn diese Person sich psychisch und sozial in Einklang mit den Möglichkeiten und Zielvorstellungen und den jeweils gegebenen äußeren Lebensbedingungen befindet. Gesundheit ist das [dynamische] Stadium des Gleichgewichts von Risikofaktoren und Schutzfaktoren, das eintritt, wenn einem Menschen eine Bewältigung sowohl der inneren (körperlichen und psychischen) als auch äußeren (sozialen und materiellen) Anforderungen gelingt. Gesundheit ist ein [dynamisches] Stadium, das einem Menschen Wohlbefinden und Lebensfreude vermittelt (Hurrelmann/Richter 2013, S. 147, Ergänzungen in eckigen Klammern von Franzkowiak/Hurrelmann 2018, S. 8)."*

Diese Definition von Gesundheit erscheint im Hinblick auf die Umsetzung der Leitidee „Inklusion" im Handlungsfeld Pflege bedeutungsvoll, da hier bei der Gesundheitsförderung nicht nur die medizinischen Aspekte eine Rolle spielen, sondern auch die Rahmenbedingungen (z. B. Berücksichtigung von individuellen Bedürfnissen und Einstellungen).

Vielfalt und Facettenreichtum ist das Kennzeichen einer modernen Gesellschaft. Die weiter zunehmende Vielfalt in religiöser, ethnischer, kultureller Hinsicht und in Bezug auf die Lebensstile, die Altersstruktur und Geschlechternormen stellt eine große Herausforderung dar. Inklusion ist nun das Medium dafür, dass alle Menschen am Leben in unserer Gesellschaft teilhaben können und die Leistungen, die unsere Gesellschaft bietet, nutzen können. Um diese Teilhabe zu sichern, müssen „Mauern", „Hindernisse" und „Barrieren" der Teilhabe identifiziert und durch entsprechende Maßnahmen neutralisiert werden. Dies gilt auch für den Schlüsselbereich „Gesundheit und Pflege" (vgl. Max-Blank-Gesellschaft 2010, S. 1–4). Der Bereich Gesundheit gehört neben Einkommen, Bildung, Erwerbstätigkeit und Wohnen zu den fünf zentralen Lebenslagendimensionen (vgl. Spannagel 2017, S. 87).

Aufgrund der Heterogenisierung in unserer Gesellschaft kommen auf das Gesundheits- und Pflegesystem besondere Herausforderungen zu. Diese Systeme, die im weitesten Sinne als „Handlungsfeld Pflege und Gesundheit" bezeichnet werden, müssen sich auf die veränderte Zusammensetzung ihrer Klientel einstellen. Der Anteil der pflegebedürftigen Menschen mit Migrationshintergrund steigt von 9,8 Prozent 2013 auf 13,6 Prozent 2030 an (vgl. Friedrich-Ebert-Stiftung 2015, S. 5–7). Heterogenisierung bleibt nicht auf die Zunahme der ethnischen Vielfalt beschränkt sondern beschreibt die bevölkerungsstrukturellen Veränderungen, die sich aus gesellschaftlichen Werteverschiebungen und aus einer zunehmenden Vielfalt von kulturellen, ethnischen und normativen Lebenszusammenhängen ergeben (vgl. Schmitz-Veltin 2011, S. 168, 178 f.).

Zum Umgang mit Heterogenität gehört die Bereitschaft und Fähigkeit, den eigenen Standpunkt zu hinterfragen und hinterfragen zu lassen, eigene Vorurteilsstrukturen zu erkennen, eigene Denkgewohnheiten zu überprüfen und die Vielfalt zu erkennen und anzuerkennen. Diese „Heterogenitätskompetenz" wird auch im Handlungsfeld Pflege und Gesundheit in den nächsten Jahren zur Schlüsselkompetenz. Die Verschiedenheit in unserer Gesellschaft nimmt zu und eine „normierte" an bestimmten Standards orientierte Pflege muss angesichts einer zunehmenden Diversifizierung der zu pflegenden Personen immer wieder reflektiert werden. Hinzu kommt die notwendige Berücksichtigung von Diensten und Leistungen, die auf die besonderen Bedürfnisse der Menschen mit Beeinträchtigungen abstellen: z. B. Beherrschen der Gebärdensprache; Aufnahme von Patienten, die aufgrund ihrer Behinderung mit einer persönlichen Assistenz leben; Menschen mit physischen und psychischen Handicaps; Wechselwirkung zwischen verschiedenen Medikamente die chronisch kranke Menschen einnehmen (vgl. Wontorra 2015, S. 4).

Diese Veränderungen erhöhen die Komplexität des Pflegehandelns in einer bestimmten Pflegesituation. Hinzu kommt, dass die Pflegekräfte in unterschiedlichen Pflegesituationen tätig sind und jeder Teilbereich unterschiedliche soziale Adressen hat. Solche sozialen Adressen sind Bündel von Erwartungen in Form von Rollenzuschreibungen, die regeln, wie die Menschen in einer bestimmten Pflegesituation miteinander kommunizieren (vgl. Müller-Hergl 2014, S. 4). Vielfalt bezieht sich nicht nur auf die Pflegepersonen, sondern auch auf die Pflegesituationen.

Die Kernelemente und Ziele der Pflege werden wie folgt beschrieben:

„Pflege umfasst die eigenverantwortliche Versorgung und Betreuung, allein oder in Kooperation mit anderen Berufsangehörigen, von Menschen aller Altersgruppen, von Familien oder Lebensgemeinschaften, sowie von Gruppen und sozialen Gemeinschaften, ob krank oder gesund, in allen Lebenssituationen (Settings). Pflege schließt die Förderung der Gesundheit, Verhütung von Krankheiten und die Versorgung und Betreuung kranker, behinderter und sterbender Menschen ein. Weitere Schlüsselaufgaben der Pflege sind Wahrnehmung der Interessen und Bedürfnisse (Advocacy), Förderung einer sicheren Umgebung, Forschung, Mitwirkung in der Gestaltung der Gesundheitspolitik sowie Management des Gesundheitswesens und in der Bildung" *(Pflege Heute 2014, S. 34).*

Die Leitidee der Inklusion, wie sie in der UN-BRK intendiert ist und das menschenrechtliche Modell von Behinderung, welches dieser Arbeit zugrunde gelegt wird, deckt sich mit dem ICN-Ethikkodex für Pflegende. In diesem Kodex wird beschrieben, wie professionell Pflegende mit ihren Patient*innen umgehen und worauf sie während der Berufsausübung achten müssen. Das dort beschrieben Pflegeverständnis wird dieser Arbeit zugrunde gelegt.

„Pflegende haben vier grundlegende Aufgaben: Gesundheit zu fördern, Krankheit zu verhüten, Gesundheit wiederherzustellen, Leiden zu lindern. Es besteht ein universeller Bedarf an Pflege. Untrennbar von Pflege ist die Achtung der Menschenrechte, einschließlich kultureller Rechte, des Rechts auf Leben und Entscheidungsfreiheit auf Würde und auf respektvolle Behandlung. Pflege wird mit Respekt und ohne Wertung des Alters, der Hautfarbe, des Glaubens, der Kultur, einer Behinderung oder Krankheit, des Geschlechts, der sexuellen Orientierung, der Nationalität, der politischen Einstellung, der ethnischen Zugehörigkeit oder des sozialen Status ausgeübt" *(DBfK 2014, S. 1).*

Entwicklungstendenzen in der Gesellschaft und im Gesundheitswesen, insbesondere die Zunahme von betagten und chronisch kranken Menschen, lassen den Bedarf an professioneller Pflege ansteigen. Es gilt, nachhaltig wirksame Versorgungsketten und neue, bedürfnisgerechte Betreuungsmodelle zu entwickeln. Die

Pflegeausbildung muss zukünftigen Veränderungen Rechnung tragen (vgl. Spichinger et al. 2006, S. 1). Die Verpflichtung zur Inklusion bezieht sich auf alle Maßnahmen und Phänomene, die für eine professionelle Pflege von behinderten und nichtbehinderten Menschen relevant sind. Auch die Kooperationspartner müssen aus Gründen der Pflegekontinuität und der Pflegeauthentizität bereit sein, Inklusion als Leitidee zu realisieren.

Professionelle Pflege muss allen Menschen offen sein; hier darf es keine Barrieren und Einschränkungen geben. In allen „Inklusionsbereichen" geht der Inklusionsgedanke weiter als die Überwindung der Bipolarität Behinderte-Nichtbehinderte. So muss sich auch eine professionelle inklusive Pflege gegen jede Form der Kategorisierung, wie etwa Deutsche-Ausländer, Männer-Frauen, Homosexuelle-Heterosexuelle; Body-Maß-Index-Gemäße und Abweichler, Reiche-Arme, usw. wenden. Hinzu kommt, dass in Pflegesituationen Vielfaltsmerkmale in kombinierter Form zu berücksichtigen sind. Diese multifaktorielle Ausprägung einer Pflegesituation bedarf individueller Settings.

Die Pflege als Teil des Gesundheitswesens besteht aus den folgenden Versorgungsbereichen (Abbildung 5.1).

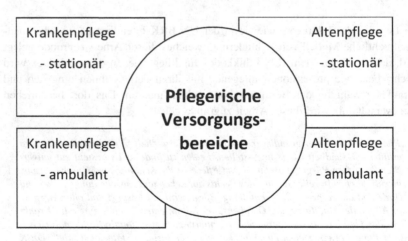

Abbildung 5.1 Pflegerische Versorgungsbereiche

Altenpflegeeinrichtungen, ambulante Dienste und die Krankenhäuser arbeiten in der Akutbehandlung und in der Krankenhausnachsorge immer intensiver zusammen. Dies hängt u. a. mit den tiefgreifenden Veränderungen in unserer

Gesellschaft zusammen (u. a. höhere Lebenserwartung verbunden mit kognitiven und psychischen Veränderungen insbesondere bei Hochbetagten, Multimorbidität, Zunahme von nicht heilbaren chronischen Erkrankungen). Diese Veränderungen waren mit ein Grund für die neue generalistische Pflegeausbildung (vgl. Hundenborn/Brühe o. J., S. 4; Germeten-Ortmann 2011, S. 1–6).

Wenn auch in Zukunft die Grenzen zwischen den verschiedenen Versorgungsbereichen verschwimmen, akutmedizinisch und operativ werden die Menschen in den Krankenhäuern versorgt. Für alle pflegerischen Versorgungsbereiche gelten die in der UN-BRK formulierten Prinzipien der Inklusion. In dieser Arbeit soll allerdings die stationäre Pflege im Krankenhaus im Vordergrund stehen.

„Unter Krankenhäusern versteht man medizinische Einrichtungen zur Erkennung und Behandlung von Krankheiten und zur Geburtshilfe. Im Gegensatz zur ambulanten Behandlung in einer Arztpraxis spricht man von einer stationären Behandlung im Krankenhaus, wenn ein mehrtägiger Krankenhausaufenthalt eines Kranken notwendig ist" (Gesundheitsberichterstattung 2020, S. 1).

Für die Umsetzung der Inklusion im Handlungsfeld Pflege ist allerdings nicht nur der Art. 25 der UN-BRK relevant, der den Bereich Gesundheit/Pflege explizit anspricht. In verschiedenen weiteren Artikeln wird darüber hinaus implizit angegeben zu welchen Pflichten und Handlungen sich die Vertragsstaaten mit der Ratifizierung bekennen. Diese Pflichten und Handlungen sind auch für die Umsetzung der Inklusion im Handlungsfeld Pflege relevant.

Dabei geht es u. a. um... (vgl. UN-BRK 2009: Begriffsbestimmungen; UN-BRK 2009: Übereinkommen; Beauftragte 2017, S. 5–41)

- Barrierefreie Kommunikation: Hierunter werden alle Formen der Kommunikation verstanden (Beispiele: Textdarstellung und das gesprochen Wort in einfacher Sprache, Brailleschrift, Gebärdensprache, leicht zugängliche Informations- und Kommunikationstechnologie).
- Chancengleichheit, Gleichberechtigung und Nichtdiskriminierung
- Bewusstseinsbildung: Das Bewusstsein für Menschen mit Behinderung soll geschärft und die Achtung ihrer Rechte und ihrer Würde soll gefördert werden. Klischees, Vorurteile und schädliche Praktiken gegenüber Menschen mit Behinderungen einschließlich aufgrund des Geschlechts oder des Alters sind zu unterbinden.
- Zugänglichkeit/Barrierefreiheit: Hier geht es um den Zugang zur physischen Umwelt und zu anderen Institutionen und Diensten, die der Öffentlichkeit offenstehen oder für sie bereitgestellt werden.

Bei der Umsetzung des Inklusionsgedankens muss allerdings bedacht werden, dass es mit zunehmender Komplexität unserer Gesellschaft und damit verbunden einer starken gesellschaftlichen Differenzierung bei den Lebensbedingungen keine festen Inklusionsmuster gibt. Die Anforderungen, die mit der Leitidee Inklusion verbunden sind, müssen differenziert umgesetzt werden. So besteht in einer funktional differenzierten Gesellschaft der Anspruch, dass Inklusion für alle Menschen individuell zu realisieren ist. Das bedeutet, dass alle Menschen an allen Funktionssystemen unserer Gesellschaft teilhaben können. Zu diesen Funktionssystemen gehört der Bereich der stationären Krankenpflege (vgl. Puhr 2008, S. 11 f.).

Die Umsetzung des Leitgedankens der Inklusion im Handlungsfeld Pflege führt zu einem Paradigmenwechsel. Pflegepatient*innen werden nicht mehr als reine Fürsorgeobjekte betrachtet. Die Versorgung pflegebedürftiger Personen soll durch Individualität und Selbstbestimmung geprägt sein. Vielfalt und damit verbunden mannigfaltige Lebenskonzepte sowie unterschiedliche religiöse und kulturelle Weltanschauungen erfordern eine individualisierte Pflege (vgl. Zentrum 2012, S. 6). Das Recht auf eine individualisierte und an den Bedürfnissen des Einzelnen ausgerichteten Pflege ergibt sich aus der UN-Behindertenrechtskonvention.

Die Bedeutung der Bedürfnisbefriedigung für das Wohlbefinden eines Menschen wird durch die folgende Definition deutlich:

Bedürfnis ist der „Sammelbegriff für materielle und nichtmaterielle Dinge oder Zustände, die für Individuen unumgänglich notwendig sind oder von ihnen angestrebt werden. Bedürfnisse variieren zwischen unterschiedlichen Kulturen, unterliegen immer psychologisch-subjektiver Empfindung und Einschätzung und unterscheiden sich daher gravierend hinsichtlich der erforderlichen Menge oder Intensität und dem individuellen Grad der Bedürfnis-Befriedigung" (Schubert/Klein 2018, S. 43).

Im Rahmen einer bedürfnisgerechten Pflege zeigen die Pflegenden in ihrem Verhalten Respekt und Aufmerksamkeit. Sie gehen auf die Ansprüche und Bedürfnisse der Menschen ein. Sie zeigen Mitgefühl, Vertrauenswürdigkeit und sind integer. Neben strukturellen Faktoren, wie etwa zeitliche Ressourcen und der Zugriff zu Informationen bei Bedarf, sind die wichtigsten Voraussetzungen für eine bedürfnisgerechte Pflege Empathie und ein ausgeprägtes Wahrnehmungsvermögen im Hinblick auf offen oder verdeckt geäußerte Bedürfnisse (vgl. Zentrum 2012, S. 6–8). Empathie erscheint gerade für die Aufdeckung der individuellen Bedürfnisse von zentraler Bedeutung zu sein. Empathie ist die *„Fähigkeit, Gedanken, Gefühle und Verhalten eines anderen Menschen zu erkennen und nachvollziehen, die eigenen Reaktionen darauf bewusst wahrzunehmen und auf andere einzugehen" (Zentrum 2012, S. 8).*

Sind die artikulierten Bedürfnisse offenkundig, muss die Pflegekraft in der Lage sein, diese beim Pflegehandeln zu berücksichtigen. Sie braucht hierfür die entsprechenden Kompetenzen. Die Berücksichtigung von Bedürfnissen ist eine psychologisch wirksame Variable für den positiven Einfluss der sozialen Umwelt auf die Gesundheit (vgl. Lenartz 2012, S. 178; lbp-BW 2017, S. 2). Insofern kann durch eine bedürfnisgerechte Pflege der Genesungsprozess gefördert und damit auch der Krankenhausaufenthalt verkürzt werden.

In Anlehnung an das menschenrechtliche Modell von Behinderung und unter Berücksichtigung der Merkmale einer bedürfnisgerechten Pflege, wird „Inklusion im Handlungsfeld Pflege" wie folgt beschrieben:

Inklusion im Handlungsfeld Pflege kennzeichnet eine Pflege, die Vielfalt/Diversität wertschätzt und die bestrebt ist, neben den medizinischen Anforderungen, die individuellen Bedürfnisse der zu Pflegenden aufzudecken und zu berücksichtigen. Die Pflegekräfte betrachten Heterogenität und Vielfalt als normale gesellschaftliche Gegebenheiten. Nicht die*der Patient*in muss sich an ein bestimmtes Pflegeschema und an bestimmte Pflegegewohnheiten oder Standards anpassen, vielmehr muss das Krankenhaus die individuellen Bedürfnisse der Patient*innen beachten. Falls notwendig sind entsprechender Mittel und/oder Maßnahmen zu ergreifen, damit die individuellen Bedürfnisse und Wertvorstellungen der Patient*innen berücksichtigt werden. Da Inklusion ein Prozess ist, werden Pflegehandlungen und die entsprechenden Rahmenbedingungen regelmäßig evaluiert.

Inklusion – Herausforderungen in der Pflege 6

Die Realisierung der Leitidee Inklusion im Handlungsfeld Pflege ist mit Herausforderungen verbunden, die zu Veränderungen beim Pflegehandeln führen. Da bisher die Leitidee der Inklusion im Handlungsfeld Pflege kein Thema ist, wird an die Entscheidungsträger (z. B. Politik, Krankenhausträger, Leistungsträger, Verbände) die Forderung gestellt, den menschenrechtlichen Ansatz der UN-BRK bei der Umsetzung der Inklusion zu realisieren. Einige Aspekte dieser Herausforderungen werden nun aufgezeigt.

6.1 Systemische Aspekte

Krankenhäuser sind mit der individuellen Pflege behinderter Menschen überfordert. Krankenhäuser, die inklusive Perspektiven entwickeln möchten, stoßen schnell auf Probleme. Pflegekräfte fühlen sich den Herausforderungen nicht gewachsen. Der Anspruch der UN-BRK auf Inklusion und Teilhabe kann angesichts der notwendigen Individualisierung des Pflegehandelns kaum erfüllt werden. So gibt es etwa Studien, die belegen, dass die Wahrscheinlichkeit für einen geistig behinderten Patienten an einer gewöhnlichen Blinddarmentzündung zu sterben um das Zweihundertfache höher liegt als beim Durchschnitt der Bevölkerung (vgl. Hovestädt 2011, S. 1 f). Um der Umsetzung des menschenrechtlichen Modells der UN-BRK zu entsprechen, geht es nicht nur um den barrierefreien Zugang für den Rollstuhlfahrer und die Rollstuhlfahrerin. Es geht um die Berücksichtigung vielfältiger Patientenbedürfnisse (vgl. Harenski 2007, S. 1970 f.; Seidel 2011, S. 1–3). Hinzu kommt, dass sich mit zunehmender Komplexität unserer Gesellschaft feste und vielleicht bekannte Inklusionsmuster auflösen und das Inklusionsproblem weiter individualisiert wird (vgl. Puhr 2009, S. 11). Dies stellt zusätzliche Anforderungen an die Pflegekräfte. Auf die Frage nach der Situation von Patientinnen und Patienten mit geistiger und mehrfacher Behinderung im Krankenhaus aus der Sicht des Krankenhauses sagt Christian Schmidt auf einem Symposium „Patientinnen und Patienten mit geistiger und mehrfacher Behinderung im Krankenhaus": *„Sie stören, weil sie die Abläufe behindern und nicht in das Krankenhaus passen" (Schmidt 2010, S. 38).*

Angesichts der demografischen Entwicklung wird die Zahl der behinderten Menschen zunehmen, da Behinderung vor allem bei alten Menschen auftritt (vgl. Destatis 2020, S. 1 f). Eine weitere Ursache für den Anstieg der Zahl der Menschen mit Beeinträchtigungen ist auch die Zunahme der Frühgeburten. So ist die Zahl der Frühgeburten in den vergangenen Jahren deutlich gestiegen. Mittlerweile kommt jedes 14. der jährlich geborenen Kinder nach einer Schwangerschaftsdauer von weniger als 37 Schwangerschaftswochen zur Welt. Aufgrund des medizinischen Fortschritts haben heute bereits Kinder, die nach der 24 Schwangerschaftswoche und mit einem Geburtsgewicht von nur 500 Gramm zur Welt kommen, eine reelle Überlebenschance. Je früher ein Kind geboren wird, desto höher ist dessen Risiko, eine Körperbehinderung, eine Lernbehinderung oder ADHS zu bekommen. Ferner zeigen Frühgeborene häufiger eine eingeschränkte kognitive Leistungsfähigkeit oder eine Verhaltensauffälligkeit. Diese Entwicklungsstörungen reichen bis ins Alter (vgl. Lehn 2006, S. 1 f.).

Menschen mit geistiger, körperlicher und mehrfacher Behinderung brauchen im Krankenhaus andere Pflegesettings als nichtbehinderte Menschen. Erhebliche Pflegemängel während des Krankenhausaufenthaltes, personelle Unterstützungen von dritter Seite (Angehörige, Einrichtungen) als Bedingung für Krankenhausaufnahmen, vorzeitige und ein schlecht vorbereitetes Entlassungsmanagement werden als Probleme angesprochen (vgl. Seidel 2011, S. 2 f). Diese Problematiken haben sich durch die Einführung der Fallpauschalen (DRGs) im Jahre 2004 weiter verschärft. Hinzu kommt eine zunehmende Ökonomisierung und Kommerzialisierung, die dem Patientenwohl entgegensteht (vgl. Krankenhaus 2020, S. 1–9). Beim Fallpauschalen-Ansatz werden zwar Patientenmerkmale wie Alter, Geschlecht, Diagnose, Therapie berücksichtigt; es wird aber bei der wirtschaftlichkeitsgeprägten Ausrichtung des Fallpauschalen-Systems nicht berücksichtigt, dass sich hinter jeder Patientin/jedem Patienten ein vulnerabler Mensch mit einer individuellen Krankheit, einer persönlichen Biografie und einem bestimmten Kulturkreis befindet. Auf diese Merkmale, die mit bestimmten Bedürfnissen und Ansprüchen an die Pflege verknüpft sind, müsste aber aus Inklusionssicht Rücksicht genommen werden. Aus Gründen der Wirtschaftlichkeit können sich die Krankenhäuser nicht nach der Individualität der Patientinnen und Patienten richten. Sie müssen rigide vorgegebenen und standardisierten Behandlungspfaden folgen (vgl. Bartholomeyczik/Rieder 2018, S. 7 f., 17–19; Herenski 2007, S. 2). Das widerspricht dem menschenrechtlichen Ansatz der UN-BRK bei der Berücksichtigung von Inklusion.

Auch in Bezug auf die Krankenhausbehandlung ist das Gebot der UN-Konvention über die Rechte behinderter Menschen in Deutschland seit März 2009 unmittelbar geltendes Recht. So muss sichergestellt werden, dass Menschen mit Behinderung den anderen Menschen gleichgestellt werden und individuell die notwendige medizinische Versorgung erhalten. Da die Situation behinderter Menschen sehr differenziert zu betrachten ist, gibt es keine Lösung nach „Schema F". Ein Ausweg aus dem Dilemma wäre etwa die Schaffung von Spezialabteilungen oder Krankenhäusern, die im Hinblick auf die Versorgung behinderter Menschen versiert und ausgestattet sind (vgl. Seidel 2011, S. 3). Die Schaffung eigener Krankenhäuser für Behinderte könnte als Verstoß gegen die Inklusion im Sinne der UN-BRK verstanden werden. Allerdings wird Teilhabe und Inklusion verstanden als Anspruch auf gleiche Rechte für alle. Dieser Gleichheitsanspruch richtet sich aber nicht auf die Herstellung gleicher Lebensformen, z. B. Behandlung in ein und demselben Krankenhaus, sondern auf die Realisierung gleicher Verwirklichungschancen im Sinne einer Berücksichtigung der individuellen Bedürfnisse und Ansprüche. Können diese nur in einem speziellen Krankenhaus berücksichtigt werden, dann wäre dies „Inklusion durch Exklusion" (vgl. Franken 2014, S. 16 f.).

Der Aufenthalt in einem Krankenhaus ist für behinderte Menschen eine belastende Erfahrung, da die meisten Krankenhäuser nicht speziell auf die Pflege behinderter Menschen eingestellt sind. Pflegekräfte sind ohne spezielle Kenntnisse schnell überfordert. Dies gilt insbesondere bei Patient*innen mit einer Lernbehinderung oder einer sogenannten geistigen Behinderung. Aber die UN-Konvention verlangt, dass auch diesen Menschen die gleichen Leistungen zustehen wie den nicht behinderten und dass sie darüber hinaus auch Leistungen erhalten, die sie aufgrund ihrer Behinderung zusätzlich benötigen. Das Bielefelder Krankenhaus Mara stellt sich den besonderen Herausforderungen, die behinderte Patient*innen mit sich bringen. Das Zentrum für Behindertenmedizin ist ein Akutkrankenhaus mit internistischer und chirurgischer Abteilung. Es hat sich auf die Diagnostik und Behandlung von Menschen mit Behinderungen, Suchtproblematik und HIV spezialisiert. Hervorzuheben ist, dass dieses Krankenhaus und die Pflegekräfte durch Spezialwissen und Erfahrung auf die besonderen Bedürfnisse der betreffenden Patient*innen eingehen können (vgl. Bethel 2020, S. 1–3; Bayerisches Staatsministerium für Gesundheit 2015, S. 5; Bamberg 2016, S. 1–3).

Obwohl die Zahl älterer Menschen mit komplexen Behinderungen steigt und diese Patientengruppe immer mehr auf eine akutstationäre Behandlung angewiesen ist, sind die klinischen Versorgungsbereiche bisher unzureichend auf diese Gruppe eingestellt. In einem Modellprojekt wurde unter Federführung der Fachhochschule für Diakonie in Bielefeld untersucht, wie eine bedürfnisorientierte, stationäre Versorgung von Menschen mit komplexen Behinderungen gefördert werden kann. Erste Ergebnisse liegen vor. Positiv beurteilt werden prästationäre Besuche in der vertrauten Umgebung. Diese Besuche eignen sich besonders zur Einschätzung der individuellen Bedarfssituation der Person, die ins Krankenhaus aufgenommen werden soll. Denn Brüche in der Betreuung und Versorgung bzw. Pflege, die mit einer Aufnahme ins Krankenhaus verbunden sind und zusätzlich zur Erkrankung belastend wirken, werden so abgefedert (vgl. Tacke et al. 2019, S. 7 f.). Im Rahmen der Studie „Klinik Inklusiv" wird zurzeit untersucht, inwieweit assessmentgestützte prästationäre Hausbesuche zur Verbesserung der klinischen Versorgung von Patienten und Patientinnen mit komplexen Behinderungen beitragen können (vgl. Steffen et al. 2018, S. 112). Erste Ergebnisse wurden bereits veröffentlicht. Die bisherigen Erkenntnisse bestätigen die Ergebnisse des Modellprojektes. Prästationäre Hausbesuche eignen sich zur Einschätzung der Bedarfssituation. Sie ermöglichen den Pflegeexpert*innen, die Situation von Menschen mit Behinderungen in ihrem habituellen Kontext zu erheben. Es kann so ein unverstellter Eindruck der Bedürfnislagen der Personen gewonnen werden. Von den Erkenntnissen, die bei den prästationären Besuchen gewonnen wurden, hängt es in hohem Maße ab, ob den Bedürfnissen und Grenzen der Patient*innen entsprochen werden kann. Die Festlegung der Rangfolge (Priorisierung) der wichtigsten Aspekte des Klinikaufenthaltes sollte aus der Patientenperspektive heraus gedacht werden. Diese Individualisierung führt auf der einen Seite zu einer Vielzahl von Veränderungen auf den verschiedenen strukturellen Ebenen des Krankenhauses. Auf der anderen Seite kann die an den individuellen Bedürfnissen des Patienten/der Patientin orientierte Pflege für beide Seiten entlastend wirken. Konflikte im Pflegekontext entstehen oft dadurch, dass sich die Patient*innen nicht ernst genommen fühlen. Brüche in der Pflege entstehen auch durch pflegefremde Akteure sowie durch Verlegung in andere Krankenhäuser (vgl. Hirschberg/Papadopoulos 2017, S. 113 f.; Steffen et al., 2018, S. 114; Tacke et al. 2019, S. 1–9).

Kommt eine behinderte Person etwa in die Notaufnahme eines Krankenhauses, gerät die eingespielte Ablaufroutine ins Schlingern. Man stelle sich vor, die Person kann aufgrund ihrer Mehrfachbehinderung nicht reden, sich nicht bewegen und leidet unter einem starken Spasmus. Notwendig ist z. B., dass Kliniken in einer solchen Aufnahmesituation ein besonderes Aufnahme-Assessment durchführen und sämtliche Informationen an die betreffende Station weiterleiten. Zur Beschleunigung des Verfahrens könnten diese Assessments formulargestützt durchgeführt werden. Informationen der Behinderteneinrichtung und/oder der pflegenden Angehörigen, die für eine bedürfnisgerechte Pflege wichtig sind, könnten hierin verdichtet werden (vgl. Sudahl 2018, S. 1 f.).

Schwierig stellt sich auch die pflegerische Versorgung für Menschen mit geistiger Behinderung dar. Neben den Schwierigkeiten bei der Diagnosestellung (erschwerte Kommunikation) zeigen sie oft auch Abwehrreaktionen bei der Untersuchung und bei den pflegerischen Handlungen (vgl. Nicklas-Faust 2015, 6 f.). Hier kann ein Informationsaustausch zwischen Krankenhaus/Pflegekraft und familiärem Umfeld oder Wohneinrichtung mit dazu beitragen, dass für die Bedürfniserhebung, die Diagnostik und die Pflege wichtige Informationen bereitgestellt werden.

Bei einem Krankenhausaufenthalt behinderter bzw. beeinträchtigter Menschen stellen die Pflege und die Behandlung an das Klinikpersonal besondere Anforderungen. Die Diagnose, die Therapie und die Pflege sind mit zusätzlichem Aufwand verbunden. Das Pflegepersonal ist oft nicht auf die speziellen körperlichen sowie emotionalen Bedürfnisse der Patient*innen eingestellt. Diese brauchen nämlich je nach Art der Behinderung besondere Hilfestellungen und/oder sind auf die Einbeziehung einer vertrauten Bezugsperson angewiesen. Es gibt zahlreiche Hinweise darauf, dass während eines Krankenhausaufenthaltes die Versorgung von Patient*innen mit Behinderung nicht adäquat war (vgl. Deutscher Ethikrat 2014, S. 1 f.). Bei den Patient*innen mit Lernschwierigkeiten fehlt dem Personal oft das Grundwissen im Umgang mit diesen Menschen. Patient*innen haben den Eindruck, dass sie von oben herab behandelt werden und nicht auf Augenhöhe. Auch die Einbeziehung bei Entscheidungen, was diagnostisch oder therapeutisch gemacht werden muss, könnte verbessert werden. Hierzu gehört auch die Kommunikation. Pflegekräfte sollten die Kommunikation in einfacher Sprache beherrschen (vgl. Bayerisches Staatsministerium 2015, S. 5, 10). Das Recht auf einfache Sprache ist in der UN-BRK (Artikel 2) normiert (vgl. UN-BRK 2009: Präambel). Besonders herausfordernd ist der Krankenhausaufenthalt von Menschen mit schweren und komplexen Behinderungen. Es ist wichtig, dass ortsnahe Krankenhäuser auf die Einweisung solcher Patienten vorbereitet sind. Spezialisierte medizinische Zentren sind oft weit entfernt. Der Transport dorthin ist belastend. Wichtig ist auch die Berücksichtigung von Vorlieben und Gewohnheiten, die gerade diesen Patienten Sicherheit geben und vertrauensbildend wirken. Die Arbeiten im Zusammenhang mit der Aufnahme, Behandlung und Entlassung sollten eng mit Wohneinrichtungen abgestimmt werden, die diese Patient*innen betreuen und ihre individuellen Besonderheiten kennen. Zwischen

Krankenhaus und Einrichtung sollte auch ein Austausch stattfinden bezüglich Hilfsmitteleinsatz, Ritualen und Gewohnheiten. Auf jeden Fall sollte bei der Pflege im Krankenhaus der*die jeweilige Patient*in mit den individuellen Bedürfnissen und Ansprüchen im Mittelpunkt des Handelns stehen (vgl. Hanenkamp 2015, S. 22 f.).

6.2   Personelle Aspekte

Unter der Überschrift „Pflege im Krankenhaus: ‚Die Lage ist sehr schlimm'" hat der Norddeutsche Rundfunk in einer Pressemitteilung Anfang 2020 den Pflegenotstand im Krankenhaus angeprangert (vgl. NDR 2020, S. 1–4). Auch das jährliche Krankenhaus-Barometer 2019 kommt zu einem alarmierenden Ergebnis. Die Stellenbesetzungsprobleme im Pflegedienst haben seit Beginn des Jahrzehnts dramatisch zugenommen (vgl. Blum et al. 2019, S. 31–35; Press24.net 2019, S. 1). Nach Berechnungen der Dienstleistungsgewerkschaft Verdi fehlen bundesweit rund 80.000 Pflegekräfte in den Krankenhäusern – allein in Nordrhein-Westfalen rund 18.000 (vgl. aerzteblatt.de 2018a, S. 1 f.). In einer Studie des Bundesministeriums für Wirtschaft und Technologie wurden verschiedenen Prognosen zum Fachkräftemangel in der Pflege analysiert. Alle kamen zu dem Ergebnis, dass sich auch in den kommenden Jahren ein deutlicher Anstieg des Bedarfs an Pflegekräften entwickeln wird (vgl. Bundesministerium für Wirtschaft 2012, S. 10–12).

Der Fachkräftemangel wird sich weiter verschärfen, wenn der Personalschlüssel in den Krankenhäusern verbessert und dem internationalen Niveau angeglichen wird (vgl. Bundesministerium für Gesundheit 2020a, S. 1–3). Die Pflegepersonalausstattung in den deutschen Krankenhäusern ist im internationalen Vergleich unterdurchschnittlich (vgl. Albrecht et al. 2017, S. 88). Wenn auch in Deutschland der Zusammenhang zwischen Pflegepersonaleinsatz und den patientenbezogenen Outcomes kaum untersucht wurde, kommen doch entsprechende Studien im angelsächsischen Raum zu folgendem Ergebnis: Der Pflegepersonaleinsatz hat Auswirkungen auf die Pflegequalität. Aus den Studien ergibt sich ein klarer Befund: Mehr Pflegepersonal verbessert die Behandlungsergebnisse, eine Unterausstattung mit Pflegekräften erhöht die Häufigkeit von unerwünschten Ereignissen bei den Patient*innen (vgl. Albrecht et al. 2017, S. 89). Ob diese „unerwünschten Ereignisse" darauf zurückzuführen sind, dass individuelle Bedürfnisse und Ansprüche der betroffenen Patient*innen nicht im Sinne der Berücksichtigung von Diversität beachtet wurden, ist nicht bekannt.

Unstrittig ist aber, dass die Diversität von Patient*innen, die verstärkt individuelle Pflegehandlungen erfordern, eine zusätzliche Belastung darstellt, die mit den vorhandenen Ressourcen nicht adäquat bewältigt werden kann. Die Überlastung der Pflegekräfte in den Krankenhäusern führt dazu, dass „Normalität" und ein „standardisierter Pflegealltag" als Entlastung wahrgenommen wird (vgl. Der Tagesspiegel 2018, S. 1). Eine an den individuellen Bedürfnissen von behinderten Patient*innen orientierte Pflege kommt, neben der Vielfalt von unterschiedlichen Einsatzbereichen und Einsatzweisen, wie sie in der Pflege heute bestehen, als Belastungsmoment für die Pflegekräfte noch dazu. Die Arbeitsbelastung der Pflegekräfte ist, trotz standardisierter Pflegepläne und ohne eine stärkere Individualisierung im Sinne der Vielfalt, in den letzten Jahren deutlich gestiegen. Anhaltspunkte dafür sind die zunehmende Fluktuation und die steigenden Quoten krankheitsbedingter Absenzen. Die Fluktuation selbst führt zu einer zusätzlichen Belastung, da selbst dann, wenn die freiwerdenden Stellen direkt neu besetzt werden, ein zusätzlicher Einarbeitungsaufwand anfällt (vgl. Mohan 2019, S. 198–200; Mergner 2013, S. 140–143).

In den letzten Jahren gab es zahlreiche Untersuchungen, die Defizite in der gesundheitlichen Versorgung von Menschen mit Behinderungen feststellten. In einer Untersuchung stellte das Deutsche Krankenhausinstitut (DKI) fest, dass aufgrund der hohen Arbeitsbelastung im Krankenhaus zu wenig Zeit für Menschen mit Behinderungen bestehe und dass die pflegerische Betreuung nicht optimal ist. Der Stationsablauf für diese Gruppe sei inadäquat (vgl. Forum Bioethik 2014, S. 4 f.).

Auf jeden Fall kann davon ausgegangen werden, dass die Pflegepersonaluntergrenzen bei einer zunehmenden Individualisierung der Pflege auf der Basis des menschenrechtlichen Modells der UN-BRK deutlich verbessert werden müssen. Die Sicht „Individualisierte Pflege ist personalintensiver als standardisierte Pflege" wird offensichtlich im Prinzip auch von der Politik und dem Gesetzgeber geteilt. So beträgt etwa die Pflegepersonaluntergrenze bei der stark personenbezogenen Intensivmedizin im Tagschichtbetrieb 2,5 zu 1. Bei der stärker standardisierten Pflege in der Unfallchirurgie beträgt die Pflegepersonaluntergrenze im Tagschichtbetrieb 10 zu 1 (vgl. Bundesministerium für Gesundheit 2020, S. 1 f.; § 6 PpUGV -Festlegung der Pflegepersonaluntergrenzen).

Allerdings ist bei der Frage nach der adäquaten Pflegepersonaluntergrenze im Rahmen einer individualisierten Pflege zu berücksichtigen, dass der konstruktive Umgang mit Vielfalt/Diversität nicht nur eine Frage der Quantität ist. Vielmehr müssen die Pflegekräfte über die Kompetenz verfügen, Vielfaltsmerkmale und damit verbundene Bedürfnisse zu erkennen und im Rahmen der Pflege zu berücksichtigen. Die Pflegekräfte, die aufgrund ihres pflegerischen

Selbstverständnisses gerne die individuellen Bedürfnisse und Anliegen der Patientinnen und Patienten berücksichtigen möchten, geraten möglichweise in eine Dilemmasituation. Einerseits wollen sie die Individualität beim Pflegehandeln berücksichtigen, andererseits müssen sie die standardisierten Pflegepfade und die normierten Anforderungen erfüllen (vgl. Althaus 2018, S. 220–224).

Der große Fachkräftebedarf im Bereich der Krankenpflege hat dazu geführt, dass verstärkt ausländische Fachkräfte angeworben werden. Auch wird überlegt Flüchtlingen, die im Bereich Pflege arbeiten oder die im Bereich Pflege eine Ausbildung machen, ein Aufenthaltsrecht (Duldung) zu gewähren. Der Zuzug von Geflüchteten stellt eine große Chance dar, den wachsenden Personalmangel in der Pflege zu mildern. Allerdings wurde bisher das volle Potenzial noch nicht ausgeschöpft. Der Pflegewissenschaftler Michael Isfort weist darauf hin, dass es sehr kompliziert ist, Pflegekräfte in das deutsche Pflegesystem zu integrieren (vgl. aerzteblatt.de 2018, S. 1 f.). Auf den großen Aufwand, der mit der Einstellung und der betrieblichen Integration von ausländischen Fachkräften verbunden ist, wird in einem Artikel der Zeitschrift Die Schwester/der Pfleger (Ausgabe 2/2018) hingewiesen. Hier heißt es u. a.

„Gesundheits- und Krankenpflege ist professionelle Beziehungsarbeit. Sie ist eng verbunden mit einem kulturell-normativ aufgeladenen Berufs- und Selbstverständnis der Pflegenden. Diesem Berufs- und Selbstverständnis wird oftmals nicht oder nicht ausreichend Rechnung getragen, und der Nachweis über ein gewisses Sprachniveau bedeutet noch lange nicht, dass jemand über eine arbeits- und fachsprachliche Routine verfügt. Diese Erkenntnis führt in der Realität auf Seiten aller Beteiligten zu Ernüchterung und Frustration. Um dem vorzubeugen, braucht es tragfähige Strukturen, die eine individuelle Begleitung und Unterstützung ermöglichen" (Bischof/Sack 2018, S. 1).

Studienergebnisse zeigen, dass ein erfolgreicher Einsatz von ausländischen Pflegefachkräften nicht so ohne weiteres möglich ist. Neben den fachlichen, sprachlichen und kulturellen Herausforderungen muss auch bedacht werden, dass Deutschland mit den anderen OECD-Ländern im Wettbewerb um qualifiziertes Pflegepersonal steht. Empfohlen werden Modellprojekte, die auf einzelne Bedarfe zugeschnitten sind und mit Blick auf eine mögliche Anpassung der Konzeption evaluiert werden (vgl. Bundesministerium für Wirtschaft 2012, S. 42–44). So ist durchaus vorstellbar, dass die interkulturelle Kompetenz im Krankenhaus bzw. im Pflegeteam und/oder der einfühlsame Umgang mit Patient*innen, die einer Verfolgung ausgesetzt waren, durch die gezielte Akquirierung und Einstellung von Fachkräften mit entsprechenden Erfahrungen gefördert werden kann (vgl. Pavkovic o. J., S. 1–3; Leonhard 2005, S. 30–41).

6.3   Aktionale Aspekte

Die „Monitoring-Stelle UN-Behindertenrechtskonvention" überwacht die Umsetzung der UN-Behindertenrechtskonvention in Deutschland. Artikel 33 Absatz 2 der UN-Konvention verpflichtet die unterzeichnenden Staaten zur Einrichtung einer solchen unabhängigen Überwachungsstelle (vgl. UN-BRK 2009: Innerstaatliche Durchführung). Die Monitoring-Stelle hat auch die Aufgabe die Umsetzung der UN-BRK im Sinne von Disability Mainstreaming in allen relevanten Politikfeldern zu fördern (vgl. Deutsches Institut 2020, S. 1). **Disability Mainstreaming** ist ein Konzept, das darauf abzielt, die Belange behinderter Menschen umfassend und in allen Politikbereichen mitzudenken. Die Monitoring-Stelle achtet darauf.

„Das Thema Behinderung soll vom Rand in die Mitte der Gesellschaft gerückt und überall verankert werden. In diesem Sinne ist es auch ein Konzept und nicht nur ein Instrument. Es hat weitreichende Auswirkungen, da es auf alle gesellschaftlichen Bereiche abzielt und ein tiefgreifendes Umdenken erforderlich macht" (Grüber 2007, S. 3).

Der Begriff „Disability Mainstreaming" entspricht im Prinzip einem Verständnis von Inklusion, welches weiter geht als das Verständnis von Behinderung gem. § 2 SGB IX. Der Begriff „Disability Mainstreaming" betont eine umfassendere Relationalität von Behinderung. Behinderung wird nicht mehr als ein Kennzeichen einer Person angesehen, sondern als eine Relation zwischen der als behindert bezeichneten Person und ihrer Umwelt. Ob ein bestimmtes Persönlichkeitsmerkmal als Behinderung erfahren wird oder nicht, hängt von den Bewertungsprozessen und Anpassungsleistungen der verschiedenen sozialen Partner in den verschiedenen Situationen ab (vgl. Agentur o. J., S. 1).

Beispiel A: Eine rollstuhlfahrende Person möchte ihr neues Fahrzeug anmelden. Die Sachbearbeiterin ist nur über Treppen zu erreichen. Die Eingangstüre zu ihrem Büro muss von Hand betätigt werden.
Beispiel B: Eine rollstuhlfahrende Person möchte ihr neues Fahrzeug anmelden. Der Weg zur Sachbearbeiterin führt über eine kurze Rampe. Ein Aufzug mit körpernahen Bedienungsknöpfen wird genutzt. Die Eingangstüre zum Büro der Sachbearbeiterin öffnet sich automatisch.

Im Beispiel A ist die rollstuhlfahrende Person behindert, im Beispiel B nicht.

Inwieweit die UN-Behindertenrechtskonvention und damit verbunden die Leitidee der Inklusion im Bund und in den Ländern umgesetzt ist, wird in Aktions- und Maßnahmenplänen dokumentiert. Der Bund und die Länder veröffentlichen diese Aktions- bzw. Maßnahmenpläne u. a. über die Monitoring-Stelle UN-BRK (vgl. Deutsches Institut 2019, S. 1–4). In diesen Plänen wird der Bereich „Gesundheit und Pflege" thematisiert. Auch einige Kommunen legen in Inklusionsplänen und Inklusionskonzepten dar, wie sie die Intentionen der UN-BRK umsetzen wollen (vgl. Kreis Euskirchen 2018; Kreis Wesel 2013; Stadt Hürth 2017).

Bei der Augenscheinprüfung der Aktions- und Maßnahmenpläne ergibt sich, dass bei der „Behinderung" und der Umsetzung der Leitidee Inklusion unterschiedliche Modelle und Schwerpunkte im Vordergrund stehen. In einzelnen Plänen ist nicht genau feststellbar welchem Verständnis von Behinderung der Aktionsplan folgt (vgl. Deutsches Institut 2020a, S. 13).

Der Nationaler Aktionsplan 2.0 der Bundesregierung zur UN-Behindertenrechtskonvention geht von dem menschenrechtlichen Ansatz aus.

> *„Das Bewusstsein für das neue Verständnis von Behinderung, dem der Wechsel vom medizinischen Modell zum menschenrechtlichen Modell innewohnt, ist von zentraler Bedeutung, um Behinderung im Sinne der UN-BRK nicht länger als individuelles Problem wahrzunehmen. Vielmehr geht es darum, Behinderung als negative Folge einer nicht hinreichend inklusiven Gesellschaft und Inklusion als handlungsleitendes Motiv gesellschaftspolitischer Prozesse zu verstehen" (Bundesministerium für Arbeit 2016, S. 8).*

In ihrem Aktionsplan betont die Bundesregierung, dass sie das Bewusstsein für das veränderte Verständnis von Behinderung auch in der Öffentlichkeit fördern möchte (vgl. Bundesministerium für Arbeit 2016, S. 8).

Dies entspricht auch der Intention des Art 8 der UN-BRK (Bewusstseinsbildung). In ihm verpflichten sich die Vertragsstaaten geeignete Maßnahmen zu ergreifen, um das Bewusstsein für Menschen mit Behinderungen zu schärfen.

Im bayerischen Aktionsplan wird betont, dass Inklusion verwirklichen, bedeutet …

> *„(…) Strukturen zu schaffen, die es Menschen mit Behinderung ermöglichen, von Anfang an und in vollem Umfang an der Gesellschaft teilzuhaben und „Mitten drin statt nur dabei!" zu sein. Inklusion ist insoweit weitreichender als Integration. Nicht mehr der behinderte Mensch hat sich an die bestehenden gesellschaftlichen Strukturen anzupassen. Es obliegt vielmehr der Gesellschaft, Strukturen zu schaffen, in denen sich jeder, auch Menschen mit Behinderung, einbringen und auf die ihnen eigene Art wertvolle Leistungen erbringen können" (Bayerisches Staatsministerium für Arbeit 2014, S. 10).*

Das Land Hessen unterstreicht in seinem Aktionsplan, dass die Politik für
Menschen mit Behinderung getragen wird ...

> *„(...) zum einen von den Prinzipien der Förderung der Teilhabe von Menschen
> mit Behinderungen am Leben in der Gesellschaft auf der Grundlage der Schaffung
> bedarfsgerechter und personenzentrierter Angebote und zum anderen vom Leitbild
> der Inklusion. Inklusion stellt dabei kein besonderes Konzept für Menschen mit Behin-
> derungen dar, sondern bedeutet das gleichberechtigte Zusammenleben von Menschen
> mit und ohne Behinderungen"* (Hessisches Sozialministerium 2012, S. 18).

Im Aktionsplan des Landes Nordrhein-Westfalen ist das Behindertenverständnis
noch stark vom medizinischen Modell geprägt:

> *„Es geht nicht mehr in erster Linie darum, die Chancen zur individuellen Anpassung
> einzelner Menschen mit Beeinträchtigungen an die Anforderungen der sogenannten
> „Normalgesellschaft" zu verbessern. Der mit der UN-Behindertenrechtskonvention
> verbundene Leitbildwechsel wirft vielmehr die Frage auf, welche Maßnahmen in unse-
> rer Gesellschaft getroffen werden müssen, damit Menschen mit und ohne Beeinträch-
> tigung ohne große Anpassungsleistungen gleichberechtigt zusammenleben können.
> Rund 15 Prozent der Einwohner unseres Bundeslandes haben eine anerkannte Behin-
> derung. Manche haben sie von Geburt an, viele erwerben sie jedoch im Laufe des
> Lebens durch Krankheit oder Unfall"* (Die Landesregierung NRW 2012, S. 5).

Da das Deutsche Institut für Menschenrechte mit der Monitoring-Stelle die
Umsetzung der UN-Behindertenrechtskonvention überwacht und die Politik in
Bund und Ländern, die Justiz, die Anwaltschaft, die Wirtschaft sowie die zivilge-
sellschaftliche Organisationen (z. B. Vereine, Verbände) bei der Umsetzung der
internationalen Menschenrechtsabkommen berät, kann davon ausgegangen werden, dass sich in den nächsten Jahren in den verschiedenen Lebensbereichen das
menschenrechtliche Modell von Behinderung, welches der Leitidee der Inklusion zugrunde liegt, durchsetzt (vgl. Deutsches Institut 2020b, S. 1). Begünstigt
wird eine solche Entwicklung dadurch, dass die Monitoring-Stelle auch beauftragt
werden kann Aktionspläne zu evaluieren. So hat das Land Bremen den 2014 ver-
abschiedeten Aktionsplan Anfang 2020 der UN-Monitoring-Stelle zur Evaluation
vorgelegt (vgl. Deutsches Institut 2020c, S. 1). Im Evaluationsbericht wurde bei
der Analyse des Handlungsfeldes „Gesundheit und Pflege" beanstandet, dass aus
den Zielen der Konvention keine Handlungsbedarfe für den Bereich Gesundheit
und Pflege abgeleitet und konkretisiert wurden (vgl. Deutsches Institut 2020a,
S. 32–35).

Es kann davon ausgegangen werden, dass sich im Laufe der Zeit durch entsprechende Veröffentlichungen das menschenrechtliche Modell von Behinderung im alltäglichen und beruflichen Sprachgebrauch durchsetzt (vgl. Degener 2015, S. 64–66). Bisher dominiert in der Öffentlichkeit noch der defizitorientierte Begriff von Behinderung, der verbunden wird mit einem bestimmten Maß an Funktionsbeeinträchtigung aufgrund eines Gesundheitsschadens (vgl. VdK 2020, S. 2).

6.4   Normative Aspekte

Im Nationalen Aktionsplanes 2.0 der Bundesregierung zur UN-Behindertenrechtskonvention werden Rechtsetzungsvorhaben spezifiziert, die mit dazu beitragen sollen, dass das Prinzip Inklusion und Teilhabe in unserer Gesellschaft in den verschiedenen Lebensbereichen und Sozialräumen umgesetzt wird. Disability Mainstreaming gilt auch für den Bereich der Rechtsetzung (vgl. Bundesministerium für Arbeit 2016, S. 4–14, 41).

Mit folgenden Gesetzen bzw. gesetzlichen Regelungen soll Inklusion und Teilhabe gefördert werden.

• **Allgemeines Gleichbehandlungsgesetz (AGG) – Antidiskriminierungsgesetz**

   „Ziel des Gesetzes ist, Benachteiligungen aus Gründen der Rasse[1] *oder wegen der ethnischen Herkunft, des Geschlechts, der Religion oder Weltanschauung, einer Behinderung, des Alters oder der sexuellen Identität zu verhindern oder zu beseitigen" (§ 1 AGG).*

Eine Diskriminierung im Sinne des AGG liegt vor, wenn eine Person aufgrund eines oder mehrerer der in § 1 genannten Merkmale ohne sachlichen Grund ungleich behandelt wird (vgl. LADS 2018, S. 5–15). Aufgrund des Gesetzes sind solche

---

[1] Der Begriff „Rasse", der auch im Artikel 3 des Grundgesetzes enthalten ist, ist nicht mehr zeitgemäß. Der Begriff wirkt diskriminierend. Es gibt keine Menschenrassen. Das ist heute wissenschaftlich unumstritten (vgl. Prantl 2020, S. 5; Kattmann 2015, S. 1). „Die Menschheit lässt sich überhaupt nicht in so etwas wie 'Rassen' einteilen, diese Behauptung ist an sich schon rassistisch" (Jacobsen 2020, S. 1). Allerdings spielt der Begriff „Rasse" auch heute noch als Kategorisierungsmerkmal und Urteil zumindest in unseren Denkstrukturen eine Rolle (vgl. Kattmann 2020, S. 1–6). Um dem -mit Blick in die Zukunft- entgegenzuwirken darf der Begriff „Rasse" nicht mehr Bestandteil unserer Rechtsordnung sein. Das Wort „Rasse" muss aus dem Antidiskriminierungsgesetz (AGG) und aus dem Grundgesetz (GG) gestrichen werden (vgl. Prantl 2020, S. 5).

Benachteiligungen auch unzulässig in Bezug auf die Gesundheitsdienste zu denen das Handlungsfeld Pflege gehört (§ 2 AGG). Wer der Ansicht ist, dass er wegen eines in § 1 genannten Grundes benachteiligt ist, kann sich an die Antidiskriminierungsstellen der Länder und des Bundes wenden (vgl. Antidiskriminierungsstelle 2019, S. 26–28; LADS 2018, S. 16–19).

• **Bundesteilhabegesetz (BTHG)**
Das Bundesteilhabegesetz (BTHG) ist ein umfassendes Gesetzespaket. Mit dem BTHG werden mehr Möglichkeiten der Teilhabe und mehr Selbstbestimmung für Menschen mit Behinderungen geschaffen. Menschen mit Behinderungen, die Eingliederungshilfe beziehen, können künftig mehr von ihrem Einkommen und Vermögen behalten. Auf diese Weise soll der „Armutsgefahr" vorgebeugt werden. Durch das Bundesteilhabegesetz sollen die Möglichkeiten der Teilhabe am Arbeitsleben, der Teilhabe an Bildung und der sozialen Teilhabe verbessert werden. Mit Hilfe der gesetzlichen Regelungen soll im Prinzip jeder Mensch mit Behinderungen entsprechend seines individuellen Leistungsvermögens durch passgenaue Leistungen und Förderung die für ihn größtmögliche Teilhabe am gesellschaftlichen Leben erreichen (vgl. Bundesministerium für Arbeit 2020, S. 2). Im Rahmen der Pflege können z. B. Leistungen zur sozialen Teilhabe und Assistenzleistungen bereitgestellt werden, wenn dies zur Bewältigung des Alltags im Krankenhaus einschließlich der Tagesstrukturierung erforderlich ist (§§ 76, 78 SGB IX). Eine persönliche Assistenzleistung wird von den betroffenen Personen bei einem Krankenhausaufenthalt als unerlässlich angesehen (vgl. Krohn-Aicher 2020, S. 1).

Die Kritik am Bundesteilhabegesetz ergibt sich in erster Linie aus der allgemeinen Problematik, dass die Leistungen an eine Beeinträchtigung gebunden sind, die fachlich und versorgungsmedizinisch festgestellt wurde (§ 2 SGB IX, § 2 VersMedV). Somit wird das defizitorientierte Verständnis von Behinderung zugrunde gelegt.

• **Behindertengleichstellungsgesetz (BGG)**
Das Gesetz zur Gleichstellung behinderter Menschen (Behindertengleichstellungsgesetz – BGG) dient dazu, Gleichstellung und Barrierefreiheit im öffentlichrechtlichen Bereich zu verankern und Diskriminierungen zu vermeiden.

> *„Ziel dieses Gesetzes ist es, die Benachteiligung von Menschen mit Behinderungen zu beseitigen und zu verhindern sowie ihre gleichberechtigte Teilhabe am Leben in der Gesellschaft zu gewährleisten und ihnen eine selbstbestimmte Lebensführung zu ermöglichen. Dabei wird ihren besonderen Bedürfnissen Rechnung getragen" (§ 1, Abs. 2 BGG).*

Im Gesetz wird das Recht auf Gebärdensprache und andere Kommunikationshilfen festgeschrieben (§ 9 BGG). Die Träger öffentlicher Gewalt sollen mit Menschen die geistige und seelische Behinderungen haben in einfacher und verständlicher Sprache kommunizieren. Auf Verlangen sollen sie ihnen insbesondere Bescheide, Allgemeinverfügungen, öffentlich-rechtliche Verträge und Vordrucke in einfacher und verständlicher Weise erläutern. Menschen haben ein Recht auf leichte Sprache (§ 11 BGG).

In der folgenden Übersicht sind die wesentlichen Inhaltsbereiche des BGG aufgeführt (vgl. Bundesministerium für Arbeit 2016a, S. 1) (Abbildung 6.1).

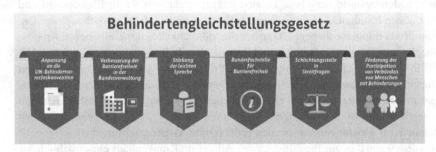

Abbildung 6.1 Behindertengleichstellungsgesetz. (Quelle: Bundesministerium für Arbeit und Soziales 2016a)

Kritisiert wird an dem Behindertengleichstellungsgesetz u. a., dass durch das Gesetz nur die Bundesbehörden „barrierefrei" werden.

Allerdings gibt es auch auf Länderebene entsprechende Gleichstellungsgesetze (vgl. Ministerium des Innern NRW 2020; Sachsen-Anhalt 2020; Bayerische Staatskanzlei 2019). Im Behindertengleichstellungsgesetz Nordrhein-Westfalen – BGG NRW vom 16.12.2003 mit Stand 24.03.2020 wird als Ziel des Gesetzes im § 1 BGG NRW formuliert:

> *(1) Ziel dieses Gesetzes ist es, Diskriminierung von Menschen mit Behinderung zu verhindern und zu beseitigen sowie die volle, wirksame und gleichberechtigte Teilhabe von Menschen mit Behinderungen am Leben in der Gesellschaft durch die Beseitigung von Barrieren und die Herstellung von Auffindbarkeit, Zugänglichkeit und Nutzbarkeit zu gewährleisten. Hierzu gehört auch die Ermöglichung einer selbstbestimmten Lebensführung.*
> *(2) Dieses Gesetz gilt für Träger öffentlicher Belange nach § 2 des Inklusionsgrundsätzegesetzes (IGG) vom 14. Juni 2016.*

Im § 2 Inklusionsgrundsätzegesetz NRW (IGG) werden die Träger öffentlicher Belange näher beschrieben. Träger öffentlicher Belange sind u. a. Eigenbetriebe und Krankenhäuser des Landes, der Gemeinden und Gemeindeverbände, Hochschulen (vgl. Ministerium des Inneren 2020a).

Die Kliniken der Stadt Köln haben die Rechtsform einer gemeinnützigen GmbH. Träger bzw. Gesellschafter ist die Stadt Köln. Das Universitätsklinikum Köln ist eine Anstalt des öffentlichen Rechts. Für diese Kliniken gelten demnach auch die Vorschriften des Behindertengleichstellungsgesetzes NRW und das Inklusionsgrundsätzegesetz NRW.

Im § 1 IGG NRW (Stand 24.03.2020) werden explizit jene Aspekte aufgeführt, die für den Inklusionsprozess von grundlegender Bedeutung sind. Dazu zählen ..."

> *1. die Achtung der dem Menschen innewohnenden Würde, seiner individuellen Autonomie, einschließlich der Freiheit, eigene Entscheidungen zu treffen, sowie seiner Unabhängigkeit,*
> *2. die Nichtdiskriminierung,*
> *3. die volle, wirksame und gleichberechtigte Teilhabe an der Gesellschaft und Einbeziehung in die Gesellschaft,*
> *4. die Achtung vor der Unterschiedlichkeit von Menschen mit Behinderungen und die Akzeptanz dieser Menschen als Teil der menschlichen Vielfalt und der Menschheit,*
> *5. die Chancengleichheit,*
> *6. die Zugänglichkeit, Auffindbarkeit und Nutzbarkeit,*
> *7. die Gleichberechtigung von Mann und Frau,*
> *8. die Achtung vor den sich entwickelnden Fähigkeiten von Kindern mit Behinderungen und die Achtung ihres Rechts auf Wahrung ihrer Identität" (§ 1 IGG).*

Im sächsischen Inklusionsgesetz wird explizit auf das menschenrechtliche Verständnis von Inklusion und Behinderung hingewiesen:

> *„Der menschenrechtliche Ansatz der UN-BRK muss Richtschnur bei der Verbesserung der Inklusion, Teilhabe und Gleichstellung von Menschen mit Behinderungen im Freistaat Sachsen sein" (Beauftragter der sächsischen Staatsregierung 2017, S. 5).*

Wenn auch der Anteil der öffentlichen Krankenhäuser in Deutschland bei ca. 30 % liegt (vgl. deutsche Krankenhausgesellschaft 2018, S. 1), so könnten diese doch als Träger öffentlichen Belange, was Inklusion anbetrifft, eine Vorreiterrolle einnehmen. Hierbei stellt sich allerdings sowohl für die Geschäftsführer*innen öffentlich-rechtlicher Kliniken wie auch für die politischen Entscheidungsträger die Frage, inwiefern diese Kliniken mit ihrer Vorreiterrolle in Sachen Inklusion im Wettbewerb mit Kliniken in anderer Trägerschaft bestehen können (vgl. Bundesärztekammer 2007, S. 39 f).

• GKV – Versorgungsstärkungsgesetz

Das GKV – Versorgungsstärkungsgesetz stellt darauf ab, die Gesundheitsversorgung und Pflege von Menschen mit Beeinträchtigungen zu verbessern. So können für die Versorgung von Erwachsenen mit geistiger Behinderung oder schweren Mehrfachbehinderungen spezielle medizinische Behandlungszentren eingerichtet werden. Pflegebedürftige, Menschen mit Behinderungen und Menschen mit eingeschränkter Alltagskompetenz haben z. B. Anspruch auf zusätzliche Leistungen bei der zahnmedizinischen Prävention (vgl. Bundesministerium für Gesundheit 2017, S. 2).

• Grundgesetz

Im Grundgesetz Artikel 3 steht u. a.: *„Niemand darf wegen seiner Behinderung benachteiligt werden."* Dieser Subjektbezug von Behinderung wird kritisch reflektiert (vgl. Wacker 2013, S. 27). Das Bundesverfassungsgericht bestätigt allerdings diese subjektive Sicht auf Behinderung. *„Das Bundesverfassungsgericht definiert Behinderung als die Auswirkung einer nicht nur vorübergehenden Funktionsbeeinträchtigung, die auf einem regelwidrigen Zustand körperlicher, geistiger oder seelischer Art beruht" (juris 2018, S. 12).* Diese am medizinischen Modell von Behinderung ausgerichtete Defizitorientierung entspricht nicht mehr dem neuen Behinderungsverständnis. Behinderung wird nicht als Eigenschaft einer Person verstanden, sondern Behinderung entsteht dadurch, dass eine bestimmte Person in Bezug auf die Umgebungsbedingungen im sozialen Raum bei der Entfaltung seiner Persönlichkeit beeinträchtigt und bezüglich der Teilhabe eingeschränkt wird (vgl. Wagner 2013, S. 27; Hirschberg 2011, S. 1–3).

Die inklusive Ausrichtung der Gesetze und Verordnungen und das Streben, die Gesetze und Verordnungen so zu formulieren, dass allen Menschen die uneingeschränkte Teilhabe in allen Lebensbereichen und Sozialräumen möglich ist, ist auf dem Weg zu einer inklusiven Gesellschaft ein wichtiger Schritt. Die Rechtssetzung schafft auf jeden Fall die notwendigen Rahmenbedingungen für Inklusion und Teilhabe. Um allerdings nachhaltig eine inklusive Kultur und ein Klima der uneingeschränkten Teilhabe für alle Bürger*innen zu schaffen, muss zuallererst der Einzelne angesprochen werden (vgl. Fuerst 2016, S. 2). Er muss für das Neue vorbereitet und geöffnet werden. Dies gilt für alle Lebensbereiche, insbesondere auch für das Handlungsfeld Pflege, da hier die Pflegehandlungen neben der Fachkompetenz stark durch die Einstellung der Pflegekraft und die Bereitschaft auf individuelle Dispositionen und Bedürfnisse des Pflegenden/der Pflegenden einzugehen, bestimmt werden.

6.5 Lebenschancenansatz

Im Zusammenhang mit der Implementierung der Leitidee Inklusion in unserer Gesellschaft stößt man zurzeit sowohl im beruflichen als auch im privaten Alltag immer noch auf ein defizitorientiertes Verständnis von Inklusion. Physisch beeinträchtigten Menschen soll durch entsprechende Maßnahmen und/oder Hilfsmittel der Zugang zu allen Lebensbereichen ermöglicht werden.

Elisabeth Wacker sieht in dem „Lebenschancenansatz" eine Möglichkeit das menschenrechtliche Modell von Behinderung im Sinne der UN-BRK alltagsnah in unserer Gesellschaft zu implementieren.

Beeinträchtigung und Benachteiligung müsste zunächst in ihrem Zusammenwirken aufgedeckt werden (vgl. Wacker 2013, S. 27 f.). So wäre etwa ein*e gläubige*r muslimische*r Patient*in, der*die seine*ihre Speiseregeln im Krankenhaus nicht einhalten kann (kein Schweinefleisch, Fleisch muss „halal" sein), beeinträchtigt und gegenüber den anderen christlichen Patient*innen, die keine Speiseregeln haben, benachteiligt (vgl. Zielke-Nadkarni et al. 2011, S. 23). Die notwendige Leistung (hier: Lammfleisch bzw. Fleisch „halal") müsste dann anschließend auf ihre Wirkung beim Ausgleich der Benachteiligung geprüft werden (vgl. Wacker 2013, S. 27). Es kann davon ausgegangen werden, dass der*die muslimische Patient*in zufrieden ist, wenn seine*ihre Speiseregeln von der Pflegekraft berücksichtigt werden. Maßstab für die Bereitstellung der Leistung ist die Teilhabegerechtigkeit. Diese Teilhabegerechtigkeit zielt dann nicht auf die Schaffung gleicher Lebensformen ab, sondern auf die Möglichkeit und die Chance, die eigenen Bedürfnisse (hier: kein Schweinefleisch bzw. Fleisch „halal") zu verwirklichen. Es geht um das Recht auf gleiche Verwirklichungschancen (vgl. Franken 2014, S. 9). Im Grunde genommen werden diese über Wenn-Dann-Entscheidungspfade realisiert, wie sie in der Pflege üblich sind (vgl. Behrens/Langer 2016, S. 246 f.). Wenn der Wunsch geäußert wird, dann wird er von der Pflegekraft realisiert. Voraussetzung ist natürlich, dass die Pflegekraft weiß, dass der*die Patient*in ein*e gläubige*r Moslem*in ist, der*die streng nach den Glaubensregeln lebt.

Das Allgemeine Gleichbehandlungsgesetz AGG „denkt" in die Richtung eines Lebenschancenansatzes. Es soll Benachteiligung im Sinne einer Teilhabegerechtigkeit verhindern oder beseitigen, u. a. auch bei den Gemeinschaftsgütern, wie etwa bei den Gesundheitsdiensten und dazu gehört die Krankenpflege (vgl. §§ 1, 2 AGG).

Zurzeit sind Menschen mit Beeinträchtigung eher gehalten ihre Verschiedenheit zu verleugnen. Sie wollen so normal wie möglich erscheinen, um uneingeschränkt im sozialen und kommunalen Feld teilhaben zu können. „Transformation" ist erforderlich. Sie soll sich vollziehen durch die

- Einrichtung neuer auf Inklusion gerichtete Leistungssysteme,
- die Abschaffung von Systemen, die eine versorgungsmedizinisch festgestellte Behinderung gem. SGB IX erfordern,
- Veränderung eines bestehenden defizitorientierten Bildes über beeinträchtigte Menschen und
- Veränderung des Selbstbildes beeinträchtigter Menschen und
- Umformung von Strukturen und Architekturen.

Hilfreich kann auch die Änderung einer bisher institutionalisierten Grammatik sein, die Beeinträchtigung nicht als „Eigenschaft einer Person", sondern als Teil der menschlichen Verschiedenheit und Vielfalt versteht. Wesentlich ist auch die Verständigung auf einen multiperspektivischen Zuschnitt, der komplexe Beeinträchtigungslagen aufdecken und erfassen kann. Im Rahmen einer solchen multiperspektiver Betrachtung werden z. B. von der Pflegekraft erfasst

- Körperfunktionen und Körperstrukturen,
- Personenbezogene Merkmale und Bedürfnisse,
- Teilhabechancen und deren Begrenzungen (vgl. Wacker 2013, S. 32–34).

Diese mehrperspektivische Betrachtung schärft bereits die Aufmerksamkeit für komplexe und dynamische Interaktionen und Interrelationen im sozialen Raum.

Des Weiteren wird der Lebenshintergrund einer Person, der in einem bestimmten situativen Kontext förderlich oder hinderlich wirkt, aufgedeckt und mitberücksichtigt. Dieser festgestellte Lebenshintergrund geht über die reine Betrachtung von (chronischen) Erkrankungen oder Funktionsstörungen hinaus. Auch die Umwelt, in der der Mensch lebt wird berücksichtigt. Elemente sind die:

- dingliche Umwelt: Produkte/Technologien (Hilfsmittel, Barrieren im Lebensumfeld, Medikamente),
- natürliche Umwelt und die vom Menschen veränderte Umwelt (Wohnumfeld, Einrichtung, Räume, Gebäude, Verkehrsmittel),
- soziale Umwelt: Angehörige, Partner*in, Familienkreis (auch Haustiere), Freunde und Bekannte, Unterstützungs-, Assistenz- und Pflegepersonal, medizinische, therapeutische, psychologische Fachleute etc.,

- kulturelle Umwelt: Einstellungen, Urteile, Bewertungen, Rollen, gesellschaftliche Normen, Konventionen, Weltanschauungen, Religion, sexuelle Orientierung,
- die Leistungssysteme: Träger der Gesundheitsversorgung, Arbeits- und Beschäftigungsverhältnis etc. (vgl. Wacker 2013, S. 34 f.).

Ein wichtiger Schritt im Hinblick auf eine „nicht einschränkende Sicht" von Inklusion wäre auch eine Neudeutung bestehender Denkstrukturen über Behinderung. In den verschiedenen gesellschaftlichen Bereichen, auch in den Einrichtungen der Pflege, müssen die Lebenschancen der Menschen mit Beeinträchtigung so beschrieben und bewertet werden, dass Ansatzpunkte für die Entwicklung hin zu einer inklusiven Gesellschaft deutlich werden. Inklusion ist kein Thema für oder über behinderte Menschen, sondern ein rechtlich gesichertes Prinzip der sozialen Einbeziehung der gesamten Bevölkerung in den verschiedenen Lebenswelten (vgl. Wacker 2013, S. 32, 36). Jedem Einzelnen muss bewusst sein, dass er im sozialen Raum auf Zustände stoßen kann, die ihn auch an der Verwirklichung einer gleichberechtigten Teilhabe behindern können. Er wird dann auch die Frage nach der Teilhabegerechtigkeit stellen.

„Das Gemeinwesen als „welcoming community" soll Zugehörigkeit aller garantieren, auch der behinderten Menschen, aber zukünftig in neuer Form, also nicht mehr als institutionelle Ausgrenzung in der Gesellschaft" (Wacker 2013, S. 36 f.).

Diese Ausgrenzung ist bisher allerdings noch die Grundlage dafür, dass die gesellschaftlichen Institutionen und die Gesetzgebung Unterstützungsleistungen gewähren. Diese Unterstützungsleistungen für bestimmte Personengruppen markieren gerade die Andersartigkeit der Adressaten. Dies ist im Hinblick auf eine Inklusion kontraproduktiv (vgl. Schäfers 2013, S. 104 f.). Allerdings sind Widerstände gegen eine institutionelle Inklusion bestimmter Personengruppen (z. B. Flüchtlinge/Asylsuchende, arme Menschen, Alkoholkranke, Wohnungslose) zu erwarten, weil sich die Gesellschaft auch durch Exklusion funktionsfähig hält (vgl. Wagner 2013, S. 41; Kronauer 2006, S. 4284–4187; Welzer/Wecker 1988, S. 268). Auf eine solche „Inklusionsabwehrhaltung" trifft man auch in Teilsystemen unserer Gesellschaft, wie etwa im Handlungsfeld Pflege, wenn bestimmten Patientengruppen die Aufnahme ins Krankenhaus aus Kostengründen verweigert wird (vgl. mdr-Aktuell 2019, S. 1–3; Biermann 2007, S. 1–6).

6.6   Der Weg zur inklusiven Unternehmenskultur

Inklusion ist gem. UN-BRK die Leitidee und der Weg, um den Herausforderungen einer von zunehmender Vielfalt geprägten Gesellschaft menschenwürdig zu begegnen. Allen Menschen, die bei der Realisierung ihre Bedürfnisse und Anliegen in den verschiedenen Lebensbereichen und Sozialräumen behindert werden, soll die uneingeschränkte Teilhabe ermöglicht werden.

Soweit ein Sozialraum institutionalisiert ist, wie etwa das Krankenhaus, stellt sich zunächst die Frage, ob „Inklusion" bereits Bestandteil der Unternehmenskultur ist. Unternehmenskultur ist die …

„Grundgesamtheit gemeinsamer Werte, Normen und Einstellungen, welche die Entscheidungen, die Handlungen und das Verhalten der Organisationsmitglieder prägen" (Lies 2020, S. 1)

Im Krankenhaus kann sich das Streben nach einer inklusiven Unternehmenskultur im Leitbild niederschlagen (vgl. Jüdisches Krankenhaus 2020; Städtisches Klinikum 2020). Auch der Beitritt zur „Charta der Vielfalt" kann als Indiz dafür angesehen werden, dass im Unternehmen Vielfalt und Teilhabe anerkannt, wertgeschätzt und bei Planungen und Entscheidungen berücksichtigt wird (vgl. Charta der Vielfalt 2020a).

Jede Organisation entwickelt für sich eine spezifische Kultur. Die Kulturen zeichnen sich dadurch aus, dass sie implizit sind. Sie sind vorhanden, ohne dass man sagen kann, warum und wieso. Sie sind einfach da. Diese Kulturen beziehen sich auf gemeinsame Orientierungen und Werte, sind emotional geprägt und normieren. In Handlungssituationen wirken sie, meist unbewusst, wie Anweisungen und Regeln. Den Unternehmens- bzw. Organisationskulturen werden unterschiedliche Funktionen und Aufgaben zugesprochen. Sie sorgen für Komplexitätsreduktion, für Stabilität und Ordnung und dadurch für Sicherheit, Schutz und Verlässlichkeit. Unternehmenskulturen geben Orientierung, die im alltäglichen Tun und im professionellen Alltag Entlastung geben und Handlungssicherheit vermitteln. In den Unternehmenskulturen sind die grundlegenden Wertvorstellungen, welche nicht frei zugänglich und formulierbar sind, „untergebracht". Für die Arbeit im Unternehmen (z. B. im Krankenhaus) gibt es allgemeine Basisannahmen, die den Organisationskern bilden. Dieser Kern wird durch das implizite Menschenbild bestimmt, welches der Unternehmenskultur zugrunde liegt. Dieser Kern kann nicht einfach versprachlicht werden. Er strahlt aber mit den Basisannahmen in andere Bereiche aus und bestimmt das tägliche professionelle Tun. Erst dann, wenn diese grundlegenden Annahmen explizit und bewusst werden, können sie versprachlicht werden. Sie werden dann aus ihrer bisherigen „impliziten Latenz" herausgeholt und mitteilungsfähig gemacht. Jetzt können sie thematisiert und kritisch beleuchtet werden. Sie sind dann hinterfragbar. Mit der Hinterfragbarkeit sind allerdings immer Unsicherheit und eine gewisse „Orientierungslosigkeit" verbunden. Wenn das, was bisher als selbstverständlich galt, thematisiert und in Frage gestellt wird, entsteht Rechtfertigungsdruck. Es wird versucht die „bisherige Position" abzuschotten, das ist menschlich, denn die bisherige Position gab beim professionellen Tun Handlungssicherheit (vgl. Schache 2012, 3 f.).

Der Organisationskern mit den Basisannahmen, die die Arbeit im Unternehmen bestimmen, trägt das implizite Menschenbild in sich. Um dieses Menschenbild geht es bei der Inklusion. So kann davon ausgegangen werden, dass das in der Unternehmenskultur verankerte Menschenbild der entscheidende Faktor ist, wenn es um die Etablierung inklusiver Strukturen in der Institution Krankenhaus geht. Allerdings ist eine „neue" Kultur nicht herstellbar oder sogar anordbar. Unternehmenskulturen wachsen im Laufe der Zeit; sie sind auf die Erfahrungen der Mitarbeiter*innen angewiesen und verfeinern sich in der Alltagspraxis (vgl. Schache 2012, S. 4 f.).

Die Implementierung der Inklusion als Teil der Unternehmenskultur setzt einen gelungenen Dialog voraus. Dialog kommt allerdings nur zustande, wenn der eine den Verständnishintergrund des anderen akzeptiert. Für das Gelingen eines Dialoges erscheint der ideologische Faktor wichtig, der einerseits in einem Dialog für Engagement und Motivation sorgt, andererseits aber auch die Neigung in sich trägt, die eigene Position aufzuwerten und die Position des anderen abzuwerten. Den eigenen Standpunkt kennen und den anderen Standpunkt als durchaus mögliche Entwicklung anzuerkennen, setzt eine Offenheit voraus, die es zu erreichen gilt. Diese Offenheit scheint die Bedingung dafür zu sein, dass man dialogfähig wird. Der Weg in eine inklusive Unternehmenskultur verlangt einen gelingenden Dialog. Eine Dialogbereitschaft, die nicht nur ein Lippenbekenntnis ist, ebnet den Weg zur Veränderung der Unternehmenskultur in Richtung Inklusion. Wenn allerdings aus Angst vor Neuem, aus Unsicherheit und Unkenntnis die Basisannahmen nicht thematisiert werden, wenn das im Organisationskern gebundene Menschenbild nicht entschlüsselt wird, dann wird das Andere bzw. das Neue, ein inkludierendes Denken und Handeln, nicht dialogisch begrüßt, sondern monologisch strategisch abgewehrt (vgl. Schache 2012, S. 5 f).

Um ein bestimmtes Ziel zu erreichen, ist es manchmal sinnvoll und notwendig inne zu halten, Abstand zu gewinnen, Wege zu überdenken, neue Wege aber auch Umwege zu gehen. Dies gilt auch für das angestrebte Erreichen einer inklusiven Unternehmenskultur. Für das Erreichen und Aneignen neuer Wissensbestände und Strategien sind die biografischen Merkmale einer Institution und die bisherigen Erfahrungen, Denk- und Handlungsstrukturen zu berücksichtigen (vgl. Schache 2012, S. 6). Denn *„Neue Themen eignet sich der Mensch stets auf dem Hintergrund der bisherigen Lernerfahrungen an. Diese Lernerfahrungen nicht zu thematisieren, sie nicht in das Bewusstsein zu 'heben' wirkt sich eher hinderlich für die Aneignung neuer Wissensbestände aus."* (Musiol 2002, S. 300). Gerade auch für die Entwicklung einer inklusiven Kultur erscheint es sinnvoll im Sinne des „Anknüpfungslernens" bisherige Stärken aufzugreifen, um diese dann im Sinne der Inklusion weiterzuentwickeln.

Oft ist man sich dieser Stärken gar nicht bewusst. Vielleicht ist man sich auch gar nicht darüber im Klaren, dass diese Stärken bereits Merkmale der Inklusion in sich tragen. Die entsprechenden biografischen Muster sind verborgen. Aus diesem Grunde erscheint es im Hinblick auf die Etablierung neuer Denkweisen sinnvoll, die biografisch geprägten Denkmuster aufzudecken und bewusst zu machen (vgl. Schache 2012, S. 6 f.).

Der erste Schritt auf dem Weg zu neuen Denkmustern ist das „auf Distanz gehen" zum alltäglichen Tun, quasi zu den bisherigen Denk- und Handlungsmustern, und die Bereitschaft die bisherige Arbeit in einem anderen Licht zu sehen. Das Annehmen einer neuen Denk- und Sichtweise, wie sie die inklusive Unternehmenskultur darstellt, verlangt, die bisherigen Ansichten und Überzeugungen, die als Basisannahmen die Arbeit in der Organisation beeinflussen, zur Disposition zu stellen. Wenn es gelingt die bisherigen Denk- und Handlungsmuster als biografische Merkmale der Organisation, quasi als lebensgeschichtliche Merkmale zu begreifen, die in der Vergangenheit den Erfolg der Organisation gesichert haben, die aber durchaus mit Blick auf zukünftige Entwicklungen und Anforderungen änderbar sind, dann kann Offenheit gegenüber Inklusion entstehen. Jetzt könnte der zweite Schritt vollzogen werden, nämlich Know-how entwickeln, um Inklusion im Handlungsfeld Pflege schrittweise zu realisieren (vgl. Schache 2012, S. 7).

„Der längste Weg beginnt mit dem ersten Schritt." (Konfuzius)

Die Tatsache, dass Deutschland die UN-Behindertenrechtskonvention am 30. März 2007 unterzeichnet hat und sie im März 2009 in Deutschland in Kraft trat, wird mit der Forderung verknüpft, dass nun Inklusion in allen Lebensbereichen „implementiert" werden muss. Bei einer solchen Formulierung entsteht der Eindruck, dass nun inklusive Strukturen und Konzepte von außen im Alltag der Organisation so verankert werden, dass quasi „automatisch" dabei eine veränderte Alltagspraxis entsteht. Der Erfolg einer „externen" Implementierung, etwa durch Experten, wird allerdings mittlerweile in Frage gestellt. Vielmehr gilt als gesicherte Erkenntnis, dass „expertokratische Beratungen" weniger Nachhaltigkeit bei der Einführung neuer Konzepte erzielen als eigenaktive Veränderungen, die z. B. am eigenen Unternehmenskulturkern ansetzen. Das Gefühl etwas von außen übergestülpt zu bekommen erzeugt Widerstand. Es erscheint sinnvoll aus eigenem Antrieb und aus der eigenen Erfahrung heraus Entwicklungsschritte zu gehen und Veränderungen anzugehen. Treffen neue Denk- und Handlungsstrukturen auf alte, bisher bewährte, sind Widerstand und Widersacher normal und nützlich. Es gilt daher, sie nicht zu brechen oder sie überwinden zu wollen, sondern sie anzunehmen und wertzuschätzen. Widerstände und Kritik tragen die Möglichkeit in sich, Schwächen und Ungeklärtheiten im „neuen Konzept" aufzudecken. Voraussetzung ist hierfür auch eine entsprechende Dialogbereitschaft und eine grundsätzliche Offenheit für Neues. Diese Offenheit kann scheinbar nur in bottom-up-Prozessen erreicht werden. Die Mitarbeiter*innen der Institution Krankenhaus müssen in die Lage versetzt werden, die impliziten und unbewussten Denk- und Handlungsmuster offen zu legen, um so für das Neue eine mögliche Anschlussfähigkeit zu schaffen. Damit Inklusion im Unternehmen nachhaltig umgesetzt und gelebt wird, muss Inklusion als bottom-up-Prozess betrachtet werden: Inklusion muss wachsen, und zwar auf dem Boden eigener impliziter Annahmen, Überzeugungen und Einschätzungen, die allerdings fürs „Anschlusslernen" offengelegt werden müssen (vgl. Schache 2012, S. 7 f.).

Zwischenfazit II

Die Leitidee der Inklusion gilt für alle Bereiche in unserer Gesellschaft, auch für den Bereich „Gesundheit und Pflege". Bei der „Gesundheit" setzt Inklusion auf die „wilde Blumenwiese" statt auf die Normgerechtigkeit. So sollen alle Menschen ihre individuellen Gesundheitsvorstellungen ausleben können. Inklusion in der Pflege richtet sich zunächst an die Entscheidungsträger (z. B. Politik, Krankenhausträger, Verbände), die die Rahmenbedingungen dafür schaffen müssen, dass die Leitidee Inklusion in der jeweiligen Institution gefördert wird. Hierbei sind normative, systemische, aktionale und personelle Aspekte zu berücksichtigen. Der „Lebenschancenansatz" wird als eine Möglichkeit angesehen das menschenrechtliche Modell von Behinderung im Pflegealltag umzusetzen. Voraussetzung hierfür ist eine inklusive Unternehmenskultur. Im Krankenhaus kann sich das Streben nach einer inklusiven Unternehmenskultur im Leitbild niederschlagen.

Hemmnisse auf dem Weg zur Inklusion im Handlungsfeld Pflege

7

Auf dem Weg zur Inklusion im Handlungsfeld Pflege liegen „Steine" die als Hindernisse den Prozess zum Aufbau inklusiver Strukturen und Handlungsmuster hemmen oder verlangsamen können. Diese Steine müssen identifiziert, weggeräumt oder umgangen werden. Im Folgenden sollen nun beispielhaft „Steine", die Inklusionshemmnisse darstellen können, erörtert werden.

7.1 Ökonomisierung der Krankenhäuser

Ökonomische Ziele haben in den Krankenhäusern einen wachsenden Einfluss auf patientenbezogene Entscheidungen.

> *„Es ist der Komplex aus Personalknappheit, zunehmender Arbeitsbelastung und daraus resultierendem Zeitdruck, der sich als zentraler Transmissionsriemen der Ökonomisierung beschreiben lässt und sich zugleich negativ auf nahezu alle weiteren Problemkreise auswirkt" (Mohan 2019, S. 268).*

Zu diesen Problemkreisen gehört auch die bedürfnisgerechte Pflege der Patient*innen. Insbesondere unter dem Eindruck von Fallpauschalen (DRG) werden Entscheidungen über die Aufnahme, Versorgung und Verlegung bzw. Entlassung von Patient*innen von ökonomischen Überlegungen bestimmt. In einzelnen Teilbereichen hat dies schon dazu geführt, dass medizinisch-pflegerische Entscheidungen von ökonomischen Zielen des Krankenhauses überlagert wurden. Studien lassen vermuten, dass sich Versorgungs- und Pflegeentscheidungen nicht primär am Wohl des Patienten/der Patientin orientieren, sondern in erster Linie an den ökonomischen Zielen des Krankenhauses. In Interviews wurde festgestellt, dass dieses Primat der Wirtschaftlichkeit beim Pflegepersonal zu intrapersonalen Konflikten führen kann. So kann etwa das Gefühl entstehen, dass die Pflegekräfte, die sich moralisch und ethisch korrekt verhalten und das Patientenwohl oben anstellen durch ihr Pflegeverständnis dem Krankenhaus wirtschaftliche Nachteile bringen. Allerdings hatten ein Teil der interviewten Pflegekräfte das Ökonomisierungspostulat des Krankenhausträgers schon so verinnerlicht, dass es ihnen als legitime Handlungsorientierung für ihre Pflegeentscheidungen erschien (vgl. Röhrlich 2019, S. 1–5; Wehkamp/Naegler 2017, 798–800; Simon 2001, S. 79–81).

Der Ökonomisierungsdruck auf die Pflegekräfte führt zu einer weiteren Problemstellung. Der ökonomische Druck, der von Maßnahmen auf der Systemebene ausging, landet auf der Individualebene der Pflegekräfte. Sie müssen einen Spagat machen zwischen Anforderungen der Systemebene Krankenhaus und den individuellen Pflegebedürfnissen der Patient*innen (vgl. Sauerland 2016, S. 88–90.). Aufgrund des Zeit- und Kostendrucks müssen Pflegekräfte nicht nur zwischen den einzelnen Bedürfnissen eines Patienten/einer Patientin, sondern zwischen den Bedürfnissen mehrerer Patient*innen abwägen. Sie müssen für sich entscheiden, welches Bedürfnis wann und mit wieviel Zeitaufwand bearbeitet wird. Jedes zusätzliche Bedürfnis und Anliegen ist dann wieder mit der Frage nach der Wirtschaftlichkeit des Pflegehandelns verbunden. So kann bei der Pflegekraft aus wirtschaftlichen Gründen und/oder aus Gründen der Arbeitsbelastung die Tendenz entstehen, Bedürfnisse still zu ignorieren oder sie halbherzig zu bedienen. Dies kann zu Konflikten zwischen der Patientin/dem Patienten und der Pflegekraft führen. Das Austragen des Konfliktes bedeutet für die Pflegekräfte eine zusätzliche Belastung. Die Patientin/der Patient fühlt sich nicht bedürfnisgerecht behandelt, ist frustriert und verärgert (vgl. Mohan 2019, S. 210–212).

Unter der Überschrift „Wenn die Gesundheit zum Kostenfaktor wird." wurde in einem Beitrag des Deutschlandfunks darauf hingewiesen, dass ältere Patient*innen keine adäquaten medizinischen Leistungen erhalten, weil ihre Behandlung als unrentabel empfunden wird (vgl. Biermann 2007, S. 1 f.).

Ein solches Verhalten kann mit dem Fallpauschalen-System zusammenhängen. Das Fallpauschalen-System definierte bisher, was als finanzierungswürdige Leistung des Krankenhauses anerkannt wird. Dies führte dazu, dass auch im Bereich der Pflege die Pflegeleistung stärker unter den Gesichtspunkten der Fallpauschale betrachtet wurde. Bis 2019 waren die Kosten für das Pflegepersonal in der Fallpauschale inkludiert. Die Pflegekräfte des Krankenhauses wurden über die Fallpauschalen, welche die Krankenversicherung für die Behandlung ihrer Versicherten an das Krankenhaus zahlte, finanziert (vgl. Düwel 2019, S. 1–3). Die Erwirtschaftung eines Überschusses aus der Fallpauschale hing vom Umfang des Pflegeaufwandes ab. Das Krankenhaus war daran interessiert den fallbezogenen Pflegeaufwand möglichst gering zu halten. Dies ist dann der Fall, wenn die Bedürfnisse und Anliegen der Patientin/des Patienten gering ausgeprägt sind und ohne weiteres in den standardisierten Klinikbetrieb passen. Sobald die Fallpauschale bei einem Patienten/einer Patientin einen Überschuss brachte, war dieser/diese unter ökonomischen Gesichtspunkten interessant und konnte z. B. auch für Querfinanzierungen (z. B. medizinisches Gerät) genutzt werden. Menschen mit Behinderungen und Personen mit individuellen Pflegebedürfnisse sind für die Krankenhäuser teuer. Sie bringen keinen Überschuss. Die zusätzlich anfallenden Pflegeleistungen werden kaum gedeckt (vgl. Schmidt 2010, S. 39–42). Es wird sogar von Fällen berichtet, dass Krankenwagenfahrer, wenn sie einen Menschen mit Behinderung im Wagen haben, dies gar nicht sagen, weil sie sonst befürchten, dass Krankenhäuser sagen, sie seien voll. Für Krankenhäuser rechnen sich Patienten mit Behinderung in der Regel nicht. Das Fallpauschalensystem berücksichtigt zwar für diese Patientengruppe einen Zuschlag. Bei einer geistigen Behinderung als Nebendiagnose konnte beispielsweise die zugrunde gelegte Fallpauschale mit dem Faktor 1,3 multipliziert werden, was in etwa dem Vorliegen eines Diabetes mellitus entsprach (vgl. Harenski 2007, S. 1971). Dieser Zuschlag deckt allerdings in der Regel nicht die Mehrkosten ab, die für die medizinischen Versorgung und Pflege eines Menschen mit einer geistigen Behinderung anfallen. Für die Versorgung eines solchen Patienten/einer solchen Patientin fällt im Vergleich zu einer nicht behinderten Person in der Regel der doppelte Zeitaufwand an (vgl. Jetter 2013, S. 1–8).

Auf Grund des Pflegepersonal-Stärkungsgesetzes (PpSG) werden ab 2020 die Kosten für die Pflege von den regulären medizinischen Behandlungskosten, die nach wie vor über Fallpauschalen honoriert werden, getrennt. Dies ist ein Paradigmenwechsel in der Finanzierung der Pflegepersonalkosten. Durch die Schaffung sogenannter Pflegebudgets wird eine krankenhausindividuelle Personalkostenvergütung eingeführt (§ 6a Vereinbarung eines Pflegebudgets – Krankenhausentgeltgesetz – KHEntgG). Diese richtet sich nicht nach dem Krankheitsbild des Patienten/der Patientin, sondern nach dem Aufwand für die Pflege. Die Pflege am Bett steht im Vordergrund. Die in den Krankenhäusern anfallenden Pflegekosten werden vollständig von den Kostenträgern übernommen (vgl. Düwel 2019, S. 1–3; Millich 2019, S. 1; Rödl & Partner 2019, S. 1–5; Osterloh 2018, S. 1461 f.)

Es bleibt abzuwarten, ob mit der Schaffung von Pflegebudgets der Ökonomisierungsdruck, der jahrelang das Pflegehandeln mitbestimmte, abgebaut wird. Zumindest kann in der Schaffung von krankenhausspezifischen Pflegebudgets eine Möglichkeit gesehen werden, Pflege im Sinne von Inklusion und Vielfalt stärker an den individuellen Bedürfnissen und Anliegen der Patientinnen/der Patienten auszurichten. Die Frage ist nur, ob zusätzlich qualifiziertes Personal zur Verfügung steht, um eine patientenbezogene individualisierte Pflege auch im Sinne der Teilhabegerechtigkeit zu realisieren.

7.2   Standard Operating Procedures und Expertenstandards

Aus Gründen der Qualitätssicherung und unter dem zunehmenden Druck der Prozessoptimierung wurden in den Krankenhäusern Clinical Pathways entwickelt. In diesen Clinical Pathways ist der Behandlungsablauf des Patienten/der Patientin von der Aufnahme bis zur Entlassung definiert. Den verschiedenen Abschnitten des Clinical Pathways werden unter Berücksichtigung der Diagnose modulartig **Standard Operating Procedures (SOP)** zugeordnet (z. B. SOP Notaufnahme, SOP Röntgen, SOP Beatmung, SOP Ernährung). Die SOP sind wissenschaftlich begründete und praxisorientierte Handlungsempfehlungen. In zahlreichen Untersuchungen konnte gezeigt werden, dass die konsequente Anwendung von Clinical Pathways zu ökonomischen Vorteilen bei gleicher Qualität führten (vgl. Martin et al. 2003, S. 871–875).

Pflegekräfte sind daran gewöhnt nach bestimmten Standards oder Schemata zu arbeiten. Die Clinical Pathways mit den SOP sind Behandlungs- und Pflegepfade, denen ein*eine Patient*in mit einer bestimmten Diagnose zugeteilt wird. Die Zuweisung zu bestimmten Behandlungspfaden erfolgt bereits vor der förmlichen Aufnahme. Es wird dadurch im Voraus festgelegt, wann bei einem Patienten/einer Patientin eine bestimmte Untersuchung durchgeführt wird oder wann er entlassen wird. Viele geistig behinderte Patient*innen können aber nicht ohne Weiteres einem bestimmten Behandlungspfad zugeordnet werden. Auch der im Rahmen des SOP-Schemas festgelegte Untersuchungsverlauf funktioniert nicht, da er für Nichtbehinderte konzipiert wurde. Die standardisierte, oft formulargestützte, Vorgehensweise scheitert bereits bei der Anamnese. Diese ist häufig nicht möglich, sodass der Arzt auf eine Fremdanamnese angewiesen ist. Auch die körperliche Untersuchung, bei der etwa mittels Berührungs- und Schmerzreizen versucht wird, behandlungsrelevante Befunde zu erheben, ist häufig erschwert, da der*die Patient*in völlig ungewöhnlich oder gar nicht darauf reagiert. Dies hatte in der Vergangenheit oft zu der irrtümlichen Annahme geführt, dass geistig behinderte Patient*innen ein vermindertes beziehungsweise gar kein Schmerzempfinden haben. Neuere Studien zeigen jedoch, dass zum Beispiel bei autistischen Patient*innen die Schmerzintensität sogar stärker wahrgenommen wird als in einer

Vergleichsgruppe. Jede Pflegekraft weiß, wie sehr Schmerzen einen Krankheits-verlauf negativ beeinflussen können – und dies häufig völlig unnötigerweise. Fehlende Krankheitseinsicht oder die Unfähigkeit des pflegerischen oder ärztli-chen Personals, sich empathisch in die Patientenrolle hineinzuversetzen, tragen ebenfalls dazu bei, dass Behandlungsverläufe nicht immer komplikationsfrei sind (vgl. Harenski 2007, S. 1970 f.). Bestimmte Untersuchungen sind nur mit einem deutlich erhöhten Aufwand sinnvoll durchzuführen. So liefert die Computer-tomografie nur verlässliche Resultate, wenn sich der*die Patient*in möglichst wenig, am besten gar nicht bewegt. Dies könnte bei einigen geistig behinder-ten Patient*innen eine Vollnarkose mit all den damit verbunden Risiken bedeuten (z. B. Lungenentzündung nach Aspiration, Übelkeit Erbrechen). Das medizinische Personal muss sich deshalb überlegen, wie es durch unkonventionelle Metho-den und Therapien, die auch eine Verhältnismäßigkeit im Auge behalten, zum gewünschten Resultat zu gelangen.

Die Tonsillektomie ist eine häufig durchgeführte Operation. Hals-Nasen-Ohren-Ärzte aus San Diego, USA, haben sich Gedanken gemacht, wie man schwierige Untersuchungsbedingungen und komplizierte Verläufe bei geistig behinderten Patient*innen verbessern könnte. Sie haben die Eltern als Berater hinzugezogen. Sie haben ferner darauf geachtet, dass die Trennung von fami-liären Bezugspersonen, Objekten oder Routinen möglichst kurz blieb und dass durch prä- und postoperative Rollenspiele für Ablenkung zu gesorgt wurde. Eine Arbeitsgruppe aus Philadelphia hat bei Patient*innen, die einer schwierigen und unangenehmen Untersuchung oder Therapie zugeführt werden sollten, darauf geachtet, dass eine enge, interdisziplinäre Zusammenarbeit zwischen Pflegeper-sonal, Psychologen und Schmerztherapeuten stattfand. Diese Maßnahmen zeigen, dass die Zusammenarbeit und die unkonventionellen Methoden ein deutliches Mehr an zeitlichem, finanziellem und möglicherweise emotionalem Aufwand für die behandelnden Personen bedeuten. Die Tatsache, dass viele Pflegekräfte und Ärzt*innen bereit sind, diese zusätzlichen Belastungen bei solchen Patient*innen in Kauf zu nehmen, lässt sich als Beleg dafür deuten, dass nicht jeder mit den Veränderungen im modernen profitorientierten Krankenhauswesen einverstanden ist (vgl. Harenski 2007, S. 1971).

Mit Blick auf die Patient*innen, die nicht ohne weiters in einen standardisier-ten Prozessablauf passen, sollten die evidenzbasierten Standards als „Rezeptur" für Pflege und Behandlung kritisch reflektiert werden. Die evidenzbasierte Medi-zin ist eine Schnittmenge aus den drei Wirkbereichen: Wünsche, Bedürfnisse und Ansprüche des Patienten/der Patientin; individuelle Expertise des Arztes/der Ärz-tin; durch wissenschaftliche Forschung gewonnene Evidenz. Die verschiedenen Wirkbereiche können in Widerspruch zueinanderstehen. Dies ist z. B. dann der

Fall, wenn aufgrund einer wissenschaftlich fundierten Evidenz, patientenbezogen eine bestimmte Vorgehensweise präferiert wird, diese Vorgehensweise aber aus der Sicht der Pflegekraft nicht sinnvoll ist. Diese Einstellung der Pflegekraft kann mit der individuellen Situation des Patienten/der Patientin und/oder seinem/ihrem kulturellen Hintergrund zusammenhängen. Die Evidenzbasierte-Medizin ist nicht patientenbezogen (vgl. Eichler et al. 2015, S. 2190–2192). Der Anspruch einer uneingeschränkten Anwendung der Evidenzbasierten-Medizin als Steuerungsinstrument bei der Versorgung im Krankenhaus wird nicht den individuellen Patientenbedürfnissen gerecht (vgl. Rohrbacher et al. 2009, S. 24).

Behandlungspfade und SOP können sicher als Strukturierungshilfen im Pflegealltag entlasten, sie sollten aber immer dann modifiziert werden, wenn dies im Sinne von Inklusion, Vielfalt und Teilhabegerechtigkeit angezeigt ist. Nicht die „Evidenzbasierte Medizin" sollte das Leitbild für die Pflege sein, sondern die „Patientenbasierte Medizin".

Gem. § 113a SGB XI sind wissenschaftlich fundierte und fachlich abgestimmte **Expertenstandards** zur Sicherung und Weiterentwicklung der Qualität in der Pflege zu entwickeln und zu aktualisieren.

> *„Die Vertragsparteien (…) stellen die Entwicklung und Aktualisierung wissenschaftlich fundierter und fachlich abgestimmter Expertenstandards zur Sicherung und Weiterentwicklung der Qualität in der Pflege sicher. Expertenstandards tragen für ihren Themenbereich zur Konkretisierung des allgemein anerkannten Standes der medizinisch-pflegerischen Erkenntnisse bei"* (§ 113a, Abs. 1, Satz 1 + 2 SGB IX).

Hier stellt sich die Frage, inwieweit bei der Entwicklung und Aktualisierung der Expertenstandards die zunehmende Diversität (Vielfalt) bei den Patient*innen und die spezifischen Bedürfnisse von Patient*innen mit Behinderungen berücksichtigt werden.

> *„Im Gegensatz zur Literaturlage für den ersten Expertenstandard zeigt die Literatur derzeit trotz der dargestellten Einschränkungen insgesamt aber ein differenzierteres Bild, da bestimmte Gruppen, wie z. B. Menschen mit geistiger Behinderung, Menschen mit neurologischen Erkrankungen und junge Menschen stärker berücksichtigt wurden. Auch wenn die Datenlage hier teilweise recht schwach ist, so ist es doch möglich, einen besseren Einblick in spezifische Bedürfnisse und Probleme zu erhalten"* (DNQP 2014, S. 11).

Teilweise sind allerdings die über Studien gewonnenen Erkenntnisse zur individuellen Situation einzelner Personengruppen noch zu gering, um z. B. in Expertenstandards spezifische Regelungen für Patient*innen mit Behinderung aufnehmen zu können.

„Aufgrund der Studienlage lässt sich ableiten, dass sich die im Standard beschriebenen Sturzrisikofaktoren auch auf Kinder oder Personen mit Behinderungen beziehen lassen. Die limitierte Anzahl an Interventionsstudien lässt allerdings bezüglich letztgenannter Personengruppen keine spezifischen Schlussfolgerungen zu sturzprophylaktischen Maßnahmen zu" (DNQP 2013, S. 21).

Da die Expertenstandards auf die „normale" Pflegesituationen abstellen, stellt sich die Frage, inwieweit besondere Pflegebedürfnisse und ein Abweichen vom „Standardfall" mit Blick auf Vielfalt und inklusiver Pflege berücksichtigt werden, ohne das der Pflegekraft vorgeworfen wird, sie hätte sich nicht an die pflegerischen Qualitätsanforderungen gehalten. Hinzu kommt, dass ein Abweichen von den festgelegten Qualitätsanforderungen für die Pflegekraft rechtliche Konsequenzen haben kann.

„In Expertenstandards werden die pflegerischen Qualitätsanforderungen für bestimmte Krankheitsbilder verbindlich festgelegt. (....) Die Nichtbeachtung oder Nichtumsetzung der Standard stellt ein fahrlässiges und schuldhaftes Verhalten dar. Die Pflegefachkraft trägt die Durchführungsverantwortung, Einrichtung und Pflegedienstleistung übernehmen die Organisationsverantwortung für die korrekte Umsetzung der in den Expertenstandards geforderten Inhalten. Für die Pflegeeinrichtung ist die korrekte Dokumentation ihrer Leistungen ebenso wie die Kontrolle und regelmäßige Schulung des Pflegepersonals zum aktuellen Stand der Expertenstandards daher von großer Bedeutung, da es im Schadensfall zu Beweislasterleichterungen oder sogar zur Beweislastumkehr zugunsten des Geschädigten kommen kann" (Pfundstein 2011, S. 14).

Die Bereitschaft zur Individualisierung von Pflegehandlungen und zur Berücksichtigung außergewöhnlicher Pflegebedürfnisse im Sinne der Inklusion und Teilhabegerechtigkeit wird angesichts möglicher rechtlicher Konsequenzen auf jeden Fall gehemmt (vgl. Rommel 2018, S. 7; Berswordt-Wallrabe 2009, S. 1 f.).

7.3   Stereotypen und Vorurteile

Stereotypen und Vorurteile bestimmen im privaten und beruflichen Alltag wie „Schablonen" unser Denken und Handeln (vgl. Breuer 2016, S. 1–3). Stereotype sind verallgemeinernde und vereinfachende Aussagen und Meinungen über andere Personen oder Personengruppen mit dem Ziel diese „holzschnittartig" zu charakterisieren. Insofern sind die Stereotypen eine vereinfachende, schematisierende und verzerrende Wahrnehmung von Merkmalen der sozialen Umwelt (Nationalitäten, Weltanschauung, sexuelle Orientierung, Alter etc.). Werden die Stereotypen mit Emotionen verbunden, entstehen Vorurteile (vgl. bpb 2014, S. 1 f.; Förster 2007, S. 18–26).

> *„Vorurteile sind stabile negative Einstellungen gegenüber Gruppen bzw. Personen, die dieser Gruppe angehören. Vorurteile beruhen oftmals nicht auf eigenen Erfahrungen, sondern werden übernommen. Besonders schwache Persönlichkeiten stützen sich auf Vorurteile"* (Bergmann 2006, S. 1).

Vorurteile verstoßen gegen anerkannte menschliche Wertvorstellungen. Sie verstoßen gegen die Normen der ...

- Rationalität: Vorurteile verletzen das Gebot, dass man über andere Menschen nur auf der Basis eins möglichst sicheren und geprüften Wissens urteilen sollte. Ein vorschnelles Urteilen, aufgrund eines Vorurteils, entspricht nicht dem Prinzip „Erst informieren, dann entscheiden".
- Gerechtigkeit: Vorurteile behandeln Personen und Personengruppen ungleich. Die eigene Gruppe wird nach anderen Gesichtspunkten beurteilt als andere Gruppen. Vorurteile berücksichtigen nicht, dass Mitglieder anderer Gruppen aufgrund besonderer Umstände andere Eigenschaften, Verhaltensweisen und Bedürfnisse zeigen. Hier geht es um die Teilhabegerechtigkeit, welches ein Merkmal der Inklusion darstellt.
- Mitmenschlichkeit: Vorurteile sind durch Intoleranz und Ablehnung des anderen als Mitmensch mit individuellen Anliegen und Bedürfnissen gekennzeichnet. Es fehlt die Empathie und ein positives Sich-Hineinversetzen in die Situation der/des anderen (vgl. Bergmann 2006, S. 1).

Stereotype und Vorurteile stehen einer chancengleichen Gesellschaft entgegen. Sie können im Handlungsfeld Pflege den konstruktiven Umgang mit Vielfalt und eine damit verbundene Teilhabegerechtigkeit behindern (vgl. Raabe 2018, S. 1 f.). Menschen in Schubladen zu stecken und zu verurteilen fördert Aggression, weil die betroffenen Personen sich in ihrer Individualität nicht richtig wahrgenommen fühlen (vgl. Rosenberg 2016, S. 31). *„In jedem Vorurteil lauert Gewalt"* (Morawitzky 2015, S. 1).

Vorurteile können gegenüber jeder Gruppe von Personen bestehen und wirksam werden. Bevorzugte Zielgruppen sind Ausländer, Behinderte, Straffällige, Schwule und Lesben bzw. allgemein eine mit negativen Attributen versehene Gruppe von Personen (z. B. Personen eines Landes, einer Nation oder Ethnie) (vgl. Thomas 2006, S. 6–9). Es existieren eine Vielzahl von Vorurteilen. Auch wer im Prinzip nichts gegen Homosexuelle, Flüchtlinge, Muslime, Juden etc. hat,

hat bestimmte vorgefasste Meinungen und Einstellungen zu diesen Gruppierungen im Kopf. Jede*r hat Vorurteile (vgl. Zeug 2013, S. 1–3). Vorurteile erfüllen für den Menschen entwicklungsgeschichtlich eine wichtige Funktion. Sie sind ein Filter im Gehirn, um bei der Verarbeitung von Informationen Energie und Zeit zu sparen. Sie vereinfachen komplexe Entscheidungs- und Handlungssituationen, in dem sie einfache Einschätzungs- und Handlungsmuster bereitstellen. Solche komplexe Handlungssituationen mit kurzen Entscheidungsfristen sind auch im Bereich der Pflege anzutreffen. Insofern besteht auch hier die Gefahr, dass nicht immer vorurteilsfrei entschieden wird. Problematisch werden allerdings Entscheidungen aufgrund eines Vorurteils dann, wenn Personen bzw. Mitglieder bestimmter Personengruppen aufgrund eines einzigen Merkmals kategorisiert und abgewertet werden. Hierbei handelt es sich dann um eine gruppenbezogene Menschenfeindlichkeit. Abwertende Einstellungen gegenüber sozialen Gruppen bzw. Personen, die dieser Gruppe angehören, liefern dann auch weitere Argumente um soziale Hierarchien, z. B. zwischen Alteingesessenen und Eingewanderten, heterosexuellen und homosexuellen Menschen zu rechtfertigen. Ablehnende Einstellungen aufgrund von Vorurteilen dienen statushöheren Gruppen dazu, die eigenen Privilegien abzusichern, die sie dank bestehender Hierarchien genießen. Wer „oben“ und wer „unten“ steht, entscheidet insbesondere das Geschlecht, das Alter, die ethnisch-kulturelle Zugehörigkeit. Personen und Personengruppen, die Vorurteilen und Diskriminierung ausgesetzt sind, sind „schwache“ Gruppen. Sie sind „schwach“, weil sie nicht in gleicher Weise wie andere sozial, ökonomisch und politisch an unserer Gesellschaft teilhaben können. Das widerspricht dem Prinzip der Inklusion und einer damit verbundenen Teilhabegerechtigkeit (vgl. Küpper/Zick 2015, S. 1–4).

Vorurteile bilden sich schon recht früh. Sie sind Teil der menschlichen Entwicklung. So ist es sehr wahrscheinlich, dass ein Kind, welches in der Familie mit einer antisemitischen Grundhaltung aufwächst, auch antisemitische Vorurteile in sein Denken und Handeln aufnimmt. Allerdings können Vorurteile abgebaut werden, wenn auch der Weg dorthin langwierig ist. Sind Vorurteile einmal verinnerlicht, ist es schwer sie wieder aus der Welt zu schaffen (vgl. Weihrauch 2018, S. 6 f.; Zeug 2013, S. 3).

Nach Angaben von Betroffenen ist bei Sinti und Roma im Bereich Gesundheit von einer weit verbreiteten Diskriminierung auszugehen (vgl. Strauß 2014, S. 10). Solche Vorurteile und Diskriminierungen hemmen die Inklusion.[1] So besteht zum Beispiel in unserer Gesellschaft eine regelrechte Abwehrhaltung gegenüber Sinti

---

[1] Eine Anfrage beim Zentralrat Deutscher Sinti und Roma zur Bereitstellung von Erfahrungen, Erhebungen, Konzepte und Anregungen zum Thema „Inklusion im Handlungsfeld Pflege“, im Bereich Krankenhaus, wurde mit dem Hinweis beantwortet, dass keine verlässlichen Zahlen

und Roma. Umfragen zufolge sind „Zigeuner" in der Bundesrepublik mit Abstand die unbeliebteste aller Volksgruppen. 58 Prozent der Deutschen lehnten im Jahr 2002 „Zigeuner" als Nachbarn ab, wie das American Jewish Committee ermittelte. Auch in anderen europäischen Ländern ist die Abneigung gegen „Zigeuner" größer als die gegen Menschen anderer Herkunft. In einer Reihe von Umfragen zwischen 1996 und 2000 lehnten 87 Prozent der Slowaken Roma als Nachbarn ab. Ebenso äußerten sich 75 Prozent der Rumänen und 87 Prozent der Tschechen. Die Mitte der 1990er Jahre ermittelten Werte in Westeuropa liegen bei 65 Prozent in Großbritannien und 45 Prozent in Österreich (vgl. Schulz 2020, S. 1–7; Widmann/Mihok 2006, S. 1–3).

Zwischen sechs und zwölf Millionen Angehörige der Volksgruppen Sinti und Roma leben in Europa. Diese Volksgruppen schauen auf eine 600-jährige Geschichte zurück, die von Anbeginn bis heute durch Verfolgung, Diskriminierung, Entrechtung, offenen Rassismus und Kriminalisierung gekennzeichnet ist. Während der Nazizeit starben etwa 500.000 Sinti und Roma im Rahmen des Holocaust. Auch heute ist die Lage der Sinti und Roma in vielen Regionen Europas prekär. Sie leiden unter einer Lebenswirklichkeit, die Armut befördert, unter Vorurteilen und antiziganistischen Ressentiments. Besonders in Südosteuropa leben Roma häufig am Rande der Gesellschaft. Einige suchen z. B. als Armutszuwanderer für sich und ihre teilweise sehr großen Familien in Deutschland und anderen europäischen Länder ein besseres Leben. Auch in Deutschland erfahren Roma und Sinti, auch mit Bezeichnung „Zigeuner", Diskriminierung und gesellschaftliche Benachteiligung (vgl. Mappes-Niedeck 2014, S. 1–4).

Vorurteile, wie sie auch gegenüber den Sinti und Roma heute noch bestehen, sind „Barrieren in den Köpfen". Die Frage, wie diese „Barrieren in den Köpfen" abgebaut werden können, kann nur über die Erkenntnis, wie Vorurteile entstehen und wie diese überwunden werden können, beantwortet werden.

Ein Vorurteil entsteht in einem dreistufigen Prozess:

1. Im Wege einer **Kategorisierung** werden Personen danach unterschieden, ob sie der eigenen Gruppe oder einer Fremdgruppe angehören. Es werden in dieser Phase noch keine Merkmale oder Eigenschaften herangezogen, um Eigen- und Fremdgruppe zu definieren.
2. Nun erfolgt die **Stereotypisierung**. In Abhängigkeit von der Gruppenzugehörigkeit werden den Personen bestimmte Eigenschaften zugeordnet (z. B.

---

und Informationen vorliegen und in der Regel die Versorgung von pflegebedürftigen Menschen bei Sinti und Roma in der Familie stattfindet (vgl. Heuß 2020). Dies kann ein Hinweis dafür sein, dass die Pflege in der Familie einer institutsgebundenen Pflege vorgezogen wird. Diskriminierungserfahrungen können hierfür ein Grund sein.

„Zigeuner" lebt im Wohnwagen, hat viele Kinder, bettelt, klaut, riecht nach
Knoblauch). Es werden „Typen" gebildet. Diese Stereotypen sind die Bilder,
die wir in unserem Kopf tragen. Dies führt dazu, dass wir den Personen in den
Gruppen generalisierend bestimmte Eigenschaften zuschreiben, ungeachtet der
Tatsache, dass in dieser Gruppe Personen mit sehr unterschiedlichen Eigenschaften und Bedürfnissen sind. Diese Überlegung ist für das Handlungsfeld
Pflege wichtig. Bei der Bestimmung der für die Pflege relevanten Bedürfnisse
reicht es nicht aus Gruppenmerkmale, z. B. Kerndimensionen, zu berücksichtigen (z. B. Nationalität, Religion, sexuelle Orientierung). Vielmehr müssen
die individuellen Pflegebedürfnisse und Anliegen der Personen in der Gruppe
berücksichtigt werden. Diese Bedürfnisse werden möglicherweise durch eine
Vielzahl von Merkmalen bestimmt (z. B. Alter, physische Beeinträchtigung,
Religion, Flucht und Vertreibung).

3. Nun kommt es zum **Vorurteil**. Die nach Gruppen (z. B. Nationalität, Religion,
   Alter) kategorisierten Menschen werden auf der Basis der Stereotypen bewertet. Die Mitglieder der eigenen Gruppe werden in der Regel positiv bewertet,
   die Mitglieder der Fremdgruppe werden negativ bewertet. Vorurteile können
   sich offen und direkt, aber auch indirekt und versteckt äußern. Hier geht es
   um Sympathie und Antipathie (vgl. Zick et al. 2011, S. 32–35).

Zur Sicherung der Chancengleichheit und Teilhabegerechtigkeit und zur Vermeidung von Diskriminierungen ist es wichtig, dass sich die Pflegekräfte der
„inklusionshemmenden Wirkung" von Stereotypen und Vorurteilen bewusst sind.
Abschaffen kann man Vorurteile nicht. Ein vorurteilsfreies Leben ist eine Utopie.
Wichtig ist, dass die Pflegekräfte ihre Vorurteile aufdecken und dafür sorgen, dass diese nicht die Entscheidungen und das Verhalten beeinflussen. Eine
Reduzierung von Stereotypisierung und Diskriminierung der Fremdgruppe kann
erreicht werden, wenn der soziale Vergleichsprozess zwischen Fremd- und Eigen-
gruppe vermieden wird. Bestimmte äußere Merkmale (z. B. Hautfarbe, Kleidung,
fremde Sprache usw.) und kulturspezifische Verhaltensgewohnheiten, springen
„ins Auge" und sind sehr dominant. Dies kann dazu führen, dass im Hinblick
auf Pflegehandlungen vorschnell Kategorisierungen, z. B. nach Nationalitäten,
vorgenommen werden. Aus diesem Grunde müssen die Pflegekräfte auch Merkmale bei den Patient*innen wahrnehmen, die „überlappende Kategorisierungen"
ermöglichen. Die Pflegekräfte müssen ein Gespür für individuelle Merkmale entwickeln, die wichtiger sind als Nationalitäten- und Kulturzuordnungen. Weitere
Möglichkeiten Vorurteile abzubauen bzw. unerwünschte Folgewirkungen zu redu-
zieren, ergeben sich über Konzepte aus den Bereichen Persönlichkeitstheorie,
Kognitionstheorie, Einstellungstheorie, Lerntheorie und durch sozial-kognitive

Intergruppen-Konzepte. Das beste Mittel gegen Vorurteile ist, diese kritisch zu reflektieren und Entscheidungen auf der Basis von gesichertem und fundiertem Wissen zu treffen. Zu diesem Wissen gehören auch Kompetenzen, die auf die besonderen Bedürfnisse bestimmter Personengruppen und Personen abstellen (vgl. Raabe 2018, S. 3 f.; Schulz 2016, S. 3 f.; Weik 2009, S. 5 f.; Thomas 2006, S. 3–15).

7.4 Armut und prekäre Lebenslagen als Teilhabehemmnisse

Je ärmer man ist, desto mehr besteht das Risiko exkludiert bzw. ausgegrenzt zu werden. Armut und Nichtteilhabe stehen in einer Wechselbeziehung. Dies gilt auch für den Bereich Pflege und Gesundheit.

In den vergangenen Jahren haben Zuzahlungen und Käufe von Gesundheitsleistungen („IGeL"-Leistungen, Wahlleistungen), im Bereich der stationären und ambulanten Pflege, zugenommen (vgl. Kersting/Pillokat 2006, S. 707 f.). Wahlleistungen sind Wunschleistungen im Krankenhaus. Sie müssen wie die IGeL-Leistungen selbst bezahlt werden (vgl. Verbraucherzentrale 2018, S. 1).

> *„Individuelle Gesundheitsleistungen (IGeL) sind Leistungen, die nicht zum Leistungskatalog der gesetzlichen Krankenversicherung in der vertragsärztlichen Versorgung gehören. Dies sind beispielsweise Leistungen, für die keine ausreichenden Belege für ihren Nutzen vorliegen oder die noch nicht einer Nutzenbewertung durch den Gemeinsamen Bundesausschuss (GBA) unterzogen wurden" (Bundesministerium für Gesundheit 2016, S. 1).*

Ein Grund dafür, dass in den Krankenhäusern die Nachfrage nach medizinischen Zusatzleistungen (Wahlleistungen) gestiegen ist, ist die Tatsache, dass bestimmte medizinische Leistungen nicht mehr von den Krankenkassen als sogenannte Regelleistungen bezahlt werden. Der Patient/die Patientin muss diese Leistung nun selbst bezahlen. Mit dieser Maßnahme möchte der Gesetzgeber das Beitragsaufkommen geringhalten und die damit korrespondierenden Ausgaben begrenzen. Bei den Wahlleistungen kann es sich durchaus um medizinisch sinnvolle und empfehlenswerte Leistungen handeln (vgl. Verbraucherzentrale 2018, S. 3; Kersting/Pillokat 2006, S. 707–709).

Von diesen Leistungen, die früher teilweise als Kassenleistungen honoriert wurden, sind die Menschen, die von Armut betroffen sind, ausgeschlossen (vgl. Lampert et al. 2006, S. 145 f.).

„Armut ist eine Situation wirtschaftlichen Mangels" (Schubert/Klein 2018, S. 31).
„Armut wird dabei im Wesentlichen als ein Mangel an Mitteln und Möglichkeiten
verstanden, das Leben so zu leben und zu gestalten, wie es in unserer Gesellschaft übli-
cherweise auf Basis des historisch erreichten Wohlstandsniveaus möglich ist. Reichtum
ist im Gegensatz dazu eine Lebenslage, in der die Betroffenen weit überdurchschnittli-
che Entfaltungs- und Gestaltungsmöglichkeiten haben" (Bundesministerium für Arbeit
2017a, S. 8).

Das Einkommen stellt eine wesentliche Voraussetzung für die Befriedigung individueller Bedürfnisse dar. Einkommensnachteile beeinträchtigen die Teilhabe
an allen gesellschaftlichen Bereichen. Zu diesen gesellschaftlichen Bereichen
gehört auch die pflegerische und medizinische Versorgung im Krankenhaus.
Hinzu kommt, das von Armut betroffene Bevölkerungskreise auch verstärkt durch
Krankheiten beeinträchtigt sind. Sie bedürfen daher häufiger einer medizinischen
und pflegerischen Versorgung (vgl. Lambert et al. 2005, S. 21).

Die Teilhabe der Armen am Gesundheitssystem ist im Prinzip aus institutio-
neller Sicht nicht eingeschränkt. Auch die Armen haben im Prinzip Zugang zu
einer ausreichenden medizinischen Versorgung. Allerdings müssen immer mehr
medizinische Leistungen selbst bezahlt werden. Das kann für arme Menschen
problematisch sein, etwa wenn eine Brille oder der Zahnersatz selbst bezahlt
werden muss. In dieser Hinsicht ist die Teilhabe der Armen eingeschränkt (vgl.
Lambert et al. S. 145). Den ökonomisch benachteiligten Bevölkerungsgruppen
ist der Zugang zur medizinischen Versorgung erschwert. Dadurch wird die ohnehin schon vorhandene gesundheitliche Chancenungleichheit noch verschärft (vgl.
Lambert et al. S. 30, 32). Die Chancengleichheit muss auch angesichts der Ver-
mutung, dass Kassenpatient*innen gegenüber Privatpatient*innen bei der medizinischen Versorgung Nachteile haben in Frage gestellt werden (vgl. Heier/Marstedt
2012, S. 3, 9). Mit Blick auf die Leitidee der Inklusion stellt sich für die Personen, die von Armut betroffen sind, die Frage nach der Teilhabegerechtigkeit bei
der Inanspruchnahme medizinischer und pflegerischer Leistungen.

Exkludierend wirken auch die prekären Konsequenzen, die durch Armut
entstehen. Lebenskrisen, die etwa durch Krankheit und/oder Pflegebedürftig-
keit entstehen, werden durch die Sozialversicherungssysteme nicht hinreichend
abgefedert (vgl. Heuel 2019, S. 1, 7).

„Wer arm ist, ist von sozialer Ausgrenzung bedroht. Exklusion und Armut sind aber
nicht gleichbedeutend, vielmehr ist Ausgrenzung eine Folge von Armut und geht dar-
über hinaus. Ausgrenzung liegt dann vor, wenn soziale Inklusion, verstanden als die
umfassende soziale, kulturelle, politische und ökonomische Teilhabe, nicht voll gegeben
ist" (Spannagel 2017, S. 77).

Armut ist ein Mangelzustand, der zentrale Lebensbereiche betrifft. Gesundheit und die Lebenslage der betreffenden Person hängen zusammen.

„Als 'Lebenslage' wird die Gesamtheit der äußeren Bedingungen bezeichnet, durch die das Leben von Personen und Gruppen beeinflusst wird. Die Lebenslage bildet einerseits den Rahmen von Möglichkeiten, innerhalb dessen eine Person sich entwickeln kann, sie markiert deren Handlungsspielraum" (Engels 2008, S. 1).

Ein grundlegendes Merkmal des **Lebenslagen-Ansatzes** ist seine Mehrdimensionalität. Die Lebenslage einer Person wird durch ihre Position in verschiedenen Lebensbereichen bestimmt. Diese Bereiche stehen auch in einem Wechselwirkungszusammenhang. So müssen zum Beispiel Geringverdiener Einschränkungen in der medizinisch-pflegerischen Versorgung hinnehmen; eine eingeschränkte medizinisch-pflegerische Versorgung führt zu einer Verlängerung der Genesungszeit mit weiteren Einkommenseinbußen. Dies wiederum kann dazu führen, dass die betreffende Person eine kleinere Wohnung mit einer geringeren Wohnqualität anmieten muss. Der Lebenslagen-Ansatz erweitert eine nur am Einkommen orientierte Armutsmessung in Richtung auf eine Erfassung von Unterversorgung und eingeschränkter Teilhabe in anderen Bereichen, wie etwa im Bereich Gesundheit, Wohnqualität und Bildung (vgl. Engels 2008, S. 1 f.; Voges 2006, S. 1 f.).

Angespannte Lebenslagen und Situationen materieller Unterversorgung wirken sich auf psychische und somatische Erkrankungen und das subjektive Wohlbefinden aus. Dies gilt auch für die Inanspruchnahme gesundheitsbezogener Leistungen und, im Falle chronischer Erkrankungen oder Behinderungen, die Möglichkeit am sozialen Leben teilzunehmen. Die sozioökonomischen Rahmenbedingungen (z. B. gesellschaftlich und politische Situationen) und die individuellen Anreizstrukturen (kurze Wege, wohnortnahe Krankenversorgung, unbürokratische Antragsverfahren etc.) beeinflussen den Handlungsspielraum und die Handlungsbereitschaft in einer bestimmten Lebenslage (vgl. Bösing/Schädle 2017, S. 67 f.; Voges et al. 2003, S. 11, 50–53).

Zu den Grundsätzen der UN-BRK gehören die volle und wirksame Teilhabe an der Gesellschaft und Inklusion in die Gesellschaft und die Chancengleichheit (UN-BRK Artikel 3c, e). Die UN-BRK zielt darauf ab, dass Menschen mit Behinderungen unabhängig von ihrer Behinderung am gesellschaftlichen Leben teilnehmen können, so wie sie sind. „Behindert" im Sinne der UN-BRK sind auch die Menschen, die von Armut betroffen sind (vgl. Bösing/Schädle 2017, S. 72). Inklusion ist deshalb nicht nur ein wünschenswerter Zustand, sondern die Voraussetzung für eine inklusive Gesellschaft in allen Lebensbereichen, zu deren Schaffung der Staat gem. UN-BRK verpflichtet ist. Im Zusammenhang mit dem

Lebenslagen-Ansatz betont Gerhard Weisser die individuelle Handlungsmöglich-keit einer Person. Er sieht in der Lebenslage eines Menschen den Spielraum, den er aufgrund äußerer Umstände hat, nachhaltig seine Interessen und Bedürfnisse zu befriedigen (vgl. Weisser 1956, S. 986). Auch bei der Schaffung eines sol-chen Spielraums stellt sich die Frage nach der Teilhabegerechtigkeit. Ohne die Möglichkeit in allen Lebensbereichen gleichberechtigt dabei sein zu können, ist Teilhabe im Sinne der Inklusion nicht möglich (vgl. Rudolf 2017, S. 36).

Bezogen auf das Handlungspflege Pflege bedeutet dies: Der*Die Patient*in muss, unabhängig davon, ob er*sie arm oder reich ist, bedürfnisgerecht die medizinischen und pflegerischen Leistungen in Anspruch nehmen können.

Eng verbunden mit Inklusion und Teilhabe ist das Konzept von menschlicher Vielfalt *(Diversity)*. Denn gerade, weil Menschen so unterschiedlich sind, müs-sen alle Lebensbereiche so ausgestaltet sein, dass jeder Mensch dabei sein kann, unabhängig von seinen Besonderheiten (vgl. Rudolf 2017, S. 37).

„Armut macht krank, Krankheit macht arm" (Gostomzyk 2012, S. 4). Gesundheit-liche Ungleichheit ist ein Merkmal unserer Gesellschaft (vgl. Gostomzyk 2012, S. 4 f.). Arme sind im Vergleich zur restlichen Bevölkerung häufiger von gesund-heitlichen Einschränkungen betroffen und sterben auch früher. Es ist vielfach belegt, dass gesundheitsgefährdendes Verhalten und ein ungesünderer Lebensstil bei Armen überdurchschnittlich häufig sind. Woran liegt es, dass arme Men-schen tendenziell einen ungesünderen Lebensstil haben? Zunächst einmal setzt eine gesunde Lebensweise voraus, dass man überhaupt weiß, wie ein gesund-heitsfördernder Lebensstil aussieht. Zweitens kostet eine gesunde Lebensweise schlichtweg auch Geld. Die Mitgliedschaft in einem Sportverein oder die aus-gewogene Ernährungsweise mit viel Obst und Gemüse muss man sich leisten können. Und selbst, wenn man sie sich durchaus leisten könnte, muss es einem auch wert sein, seine knappen finanziellen Ressourcen dafür auszugeben. Als Drit-tes kommen Effekte des sozialen Umfelds dazu: Wer regelmäßig von Menschen umgeben ist, die etwa viel Fast Food essen oder die rauchen, tut man das mit einer höheren Wahrscheinlichkeit auch selbst (vgl. Spannagel 2017, S. 91 f.).

Während bisher der eher materielle Aspekt der Armut im Vordergrund stand, muss allerdings auch berücksichtigt werden, dass mit Armut auch ein niedri-ger sozioökonomischer Status verbunden ist, der mit einer weitreichenden Einschränkung der gesellschaftlichen Teilhabe verbunden ist. Wer arm ist, ist im Bildungssystem deutlich benachteiligt. Arme haben tendenziell eine schlech-tere Gesundheit, schlechtere Wohn- und Arbeitsbedingungen und ihre politischen Belange finden in der Politik weniger Gehör. Sie sind auch und gerade aufgrund der wirtschaftlichen, politischen und sozialen Strukturen unserer Gesellschaft von

Exklusion betroffen – eine Tendenz, die sich in den letzten Jahren verstärkt hat. Dies ist auf zwei große Trends in unserer Gesellschaft zurückzuführen: 1. die soziale Ungleichheit wächst und 2. Soziale Mobilität nimmt immer weiter ab. Es gilt immer mehr: einmal arm – immer arm (vgl. Spannagel 2017, S. 97). Diese Entwicklung führt dazu, dass einem immer größeren Teil der Menschen in unserer Gesellschaft eine volle gesellschaftliche Teilhabe verwehrt bleibt. Die Trends verletzen das Prinzip der Chancengleichheit (UN-BRK, Artikel 3e). Ein weiteres Inklusions- und Teilhabehemmnis sind die Vorurteile, die mit „Arm-sein" verbunden sind. Arme gelten als faul, weniger leistungsbereit und mitunter sogar als weniger intelligent. Solange Armut aber für viele ein überwiegend selbst verschuldetes Schicksal ist – die Armen müssen sich, so die landläufige Meinung, halt mehr anstrengen, dann kommen sie schon aus der Armut raus –, solange kann eine volle gesellschaftliche Teilhabe dieser Bevölkerungsgruppe, auch im Handlungsfeld Pflege, nicht gelingen (vgl. Spannagel 2017, S. 98). Arme oder als arm eingestufte Personen werden dann schnell auf eine „Vorurteilsbarriere" stoßen.

Diversitätsmanagement im „Handlungsfeld Pflege"

8

Zukunftsforscher gehen davon aus, dass die Entwicklung unserer Gesellschaft von Megatrends beeinflusst wird. Megatrends sind eher langfristige Wandlungsprozesse. Sie verlaufen nicht eindimensional, sondern sind mit anderen gesellschaftlichen Bereichen vielfältig vernetzt. Sie entwickeln ihre Dynamik querschnittartig (vgl. zukunftInstitut 2020, S. 1.). Zu diesen Megatrends gehören u. a. die Bereiche Gesundheit und Individualisierung (vgl. zukunftInstitut 2020a, S. 4). In diesen beiden Bereichen zeigen sich Tendenzen gesamtwirtschaftlicher Veränderungen, mit denen auch das Handlungsfeld Pflege konfrontiert ist. Der Sektor Pflege wird aufgrund des demografischen Wandels expandieren. Der Megatrend der Individualisierung und Pluralisierung erfordert, dass sich die Pflege zunehmend mit Diversität beschäftigt (vgl. Marx 2017, S. 5 f.). Diversität stellt ab auf Chancengleichheit für alle Menschen, unabhängig vom kulturellen Hintergrund, der Religion, der Hautfarbe, der sexuellen Orientierung sowie der körperlichen Verfassung und zwar unabhängig von der Nützlichkeit des einzelnen Menschen (vgl. Genenger-Stricker 2017, S. 24).

Damit Inklusion als Leitidee im Handlungsfeld Pflege nachhaltig implementiert wird und in Entscheidungssituationen präsent ist, benötigen Unternehmen und Institutionen, die in diesem Handlungsfeld tätig sind, ein strategisches Instrument, um die dem Inklusionsgedanken innewohnende Vielfalt und Teilhabe zu realisieren. Neben dem in Pressekonferenzen, auf Internetplattformen bzw. in Unternehmensbroschüren vorgetragenen politischen Aspekt der Inklusion (vgl. Boehringer 2020, S. 2 f.) haben die Unternehmen aber auch ein betriebswirtschaftliches Interesse an Inklusion. So wird es in den Unternehmen der Pflege notwendig, auf die Heterogenisierung der Bevölkerung, sowohl auf der Patientenseite als auch auf der Seite der Pflegekräfte und Mitarbeiter*innen zu reagieren,

K. Wessel, *Inklusion im Handlungsfeld Pflege*, https://doi.org/10.1007/978-3-658-34021-6_8

um sich flexibel auf veränderte Gegebenheiten auf dem „Pflegemarkt" einzustellen. Wenn auch der „Nutzen für den Ruf des Unternehmens" als ein wichtiger Grund für die Einführung eines Diversitätsmanagement genannt wird, ist der sozial-normative Aspekt in Richtung Antidiskriminierung, wie er auch in der UN-BRK verankert ist, nicht zu vernachlässigen. Ohne diesen Aspekt kann der betriebswirtschaftliche Nutzen nicht erreicht werden (vgl. Baig 2010, S. 346).

8.1   Diversität managen, politisch gewollt und wirtschaftlich sinnvoll

Das Diversitätsmanagement (DiM) stellt ein Managementkonzept dar, dass den konstruktiven Umgang mit Unterschiedlichkeiten und Vielfalt zum Grundprinzip des unternehmerischen Handelns macht. DiM kann im Gesundheitsbereich zur systematischen Beachtung von Vielfalt anregen und die Zielgruppengerechtigkeit verbessern (vgl. Altgeld 2016, S. 5).

Diversitätsmanagement oder Diversity Management (DiM) ist eine ganzheitlich ausgerichtete Strategie, die Vielfalt in einer Institution oder im Umfeld einer Institution thematisiert und zum Gegenstand von Managementprozessen macht. DiM ist ein Konzept, mit dem Vielfalt in einem Unternehmen gefördert werden soll. Die Wahrnehmung und Berücksichtigung menschlicher Vielfalt und Heterogenität wird als Potential gesehen, um neue Herausforderungen, die durch veränderte gesellschaftliche Rahmenbedingungen entstehen, zu meistern. DiM umfasst alle Maßnahmen, die zu einer Veränderung der Unternehmenskultur in Richtung Inklusion führen. Vielfalt wird anerkannt, wertgeschätzt und als positiver Beitrag zum Unternehmenserfolg genutzt (vgl. Marx 2017, S. 48 f.; Baig 2010, S. 346; Herrmann/Kätker 2009, S. 47; Herrmann/Kätker 2007, S. 25 f.,44).

Wenn auch der Ursprung des Diversitätsmanagement in den USA eher im politischen Raum liegt („Human Rights Movement" der 60er Jahre) und ursprünglich einen primär antidiskriminatorischen Anspruch hatte, ist heute angesichts der Veränderungen auf dem Pflegemarkt die betriebswirtschaftliche Orientierung im Fokus. Die politische Dimension von Diversität hat allerdings nach der Unterzeichnung der UN-Behindertenrechtskonvention im Jahre 2009 an Bedeutung gewonnen, es gibt einen Diversability Mainstreaming. Hieraus ergibt sich

eine „Zielharmonie" zwischen politischen Anspruch und wirtschaftlicher Zweck-
mäßigkeit. So sind der konstruktive Umgang mit Vielfalt/Diversity, die Chancengleichheit und die Antidiskriminierung politisch gewollt und wirtschaftlich
sinnvoll (vgl. Baig 2010, S. 346; Herrmann/Kätker 2007, 45–48).

Damit das Leitbild Inklusion im Unternehmen systematisch implementiert
wird, bedarf es eines Konzeptes, welches zielgerichtet und planvoll Vielfalt
sowohl auf der Seite der Patient*innen als auch auf Seite der Pflegekräfte sichert.
Zur Implementierung von Vielfalt wird das Diversitätsmanagement angeboten
(vgl. Berger/Dietz 2016, S. 4).

8.2   Vielfalt/Diversität im „Handlungsfeld Pflege"

Im „Handlungsfeld Pflege" hat, bedingt durch die Heterogenisierung in unserer
Gesellschaft, sowohl auf der Seite der Pflegebedürftigen als auch auf der Seite der
Pflegekräfte die Vielfalt zugenommen. Damit haben sich Entwicklungen ergeben,
die in Richtung Leitidee „Inklusion" gehen. Allerdings gibt es bisher nur wenige
Krankenhäuser, die sich dem Diversitäts-Gedanken verpflichtet haben bzw. die
Diversität als Managementprinzip etabliert haben (vgl. Herrmann/Kätker 2007,
S. 137).

Im Vergleich zu anderen Branchen hinken die Krankenhäuser bei der Umsetzung von Maßnahmen des Diversitätsmanagements (Diversity Managements) weit
hinterher. Themen wie „Vielfalt", „Teilhabe" und „Inklusion" sind noch wenig
präsent (vgl. Krämer/Schütte 2012, S. 20 f.).Dieser Rückstand im Umgang mit
Vielfalt im Vergleich zu anderen Branchen ist schwer verständlich, zumal das
„Phänomen Vielfalt" unbewusst einen nachhaltigen Einfluss in den Einrichtungen
der Pflege zu entfalten scheint. So gibt es hier Ansätze und Aktivitäten, in denen
Problematiken und Potenziale von Vielfalt berücksichtigt werden, ohne dass diese
bewusst als Diversity-Maßnahmen oder als Beiträge zur Inklusion gekennzeichnet
bzw. wahrgenommen werden (vgl. Krämer/Schütte 2012, S. 21).

„Dass der Entwicklungsstand des Diversity Managements in deutschen Kliniken ins-
gesamt so niedrig ist, kann auch nicht dadurch erklärt werden, dass diese – anders
als viele andere Unternehmen – kein „Auslandsgeschäft" betreiben. Zum einen ist
ein großer Anteil der Patienten ausländischer Herkunft, zum anderen werden in
immer mehr Häusern Patienten gezielt für bestimmte Behandlungen im Ausland ange-
worben, da diese lukrative Vergütungen außerhalb des DRG-Systems ermöglichen.
Das bisherige Desinteresse der Branche ist auch deswegen umso erstaunlicher, als
dass das Krankenhauswesen im Vergleich zu anderen Branchen sehr personalintensiv
ist und dem Gesundheitswesen eine besondere ethische und soziale Verantwortung

zukommt. Außerdem weisen viele Krankenhäuser von ihrer Organisationsstruktur her ohnehin ein großes Verbesserungspotenzial auf und sind mithin nur schlecht in der Lage, schnell genug auf die sich verändernden Marktbedingungen im Sinne einer patientenorientierten Gesundheitsversorgung zu reagieren" (Krämer/Schütte 2012, S. 21).

Vielfalt und Verschiedenheit ist allerdings in den Krankenhäusern präsent. So werden gerade in den letzten Jahren aufgrund des Pflegenotstandes verstärkt Pflegekräfte aus dem Ausland angeworben. In jüngster Zeit wurden von der Bundesregierung und den Ländern Programme aufgelegt, die Flüchtlinge für den Pflegeberuf qualifizieren sollen. Es wurde auch ein Bleiberecht für Flüchtlinge vorgeschlagen, die in der Pflege arbeiten (vgl. aerzteblatt.de 2018b, S. 1 f.).

Die Ausgangsbedingungen für ein Management, welches Vielfalt bzw. Diversität zur organisationalen Grundlage für unternehmerisches Handeln macht, sind daher im Krankenhaus recht günstig. So stellt sich die Frage, warum im Bereich der Pflege entsprechende Konzepte kaum realisiert wurden. Das sind die möglichen Antworten:

„Die Führungspraxis vieler Häuser ist immer noch durch straffe Hierarchien, Entscheidungszentralisationen, berufsständisches Denken und einen autoritären Führungsstil gekennzeichnet. Satzungen christlicher Häuser sehen nicht selten vor, dass Mitarbeiter einer bestimmten Konfession anzugehören haben. Organisationsstruktur und Arbeitsabläufe von Krankenhäusern entsprechen dem tayloristischem Organisationsansatz. Häufig organisiert sich jede Fachabteilung nach ihrem isolierten Optimum, was zu Schnittstellenproblemen führt und sowohl bei Patienten als auch bei Mitarbeitern zu Frustration führt. Dabei ist es vor dem Hintergrund des immer größer werdenden Personalmangels im Ärztlichen sowie im Pflegedienst – einer Untersuchung des Deutschen Krankenhausinstituts zufolge hatten im Jahr 2010 rund drei Viertel der deutschen Krankenhäuser Probleme, offene Stellen zu besetzen – umso wichtiger, als Arbeitgeber attraktiv zu sein. Hierzu kann ein ganzheitliches Diversity Management einen wichtigen Beitrag leisten, da es dem Erkennen des verborgenen Potenzials von Mitarbeitern und Strukturen dient" (Krämer/Schütte 2012., S. 21).

Das Diversitätsmanagement oder ein Management der Vielfalt soll im Handlungsfeld Pflege, zu einem diskriminierungsfreien und nutzenbringenden Umgang mit menschlicher Verschiedenheit anleiten und einen solchen Umgang fördern. Was Ana-Cristina Grohnert, Vorstandsvorsitzende der „Charta der Vielfalt e. V" allgemein zur Vielfalt in Unternehmen formuliert hat, gilt gerade auch für die Unternehmen, die im Bereich der Krankenpflege tätig sind:

„Jedes Unternehmen ist in sich schon vielfältig, und jedes Geschäftsumfeld ist es auch. Im Sinne einer effizienten Unternehmensführung galt jedoch über Jahrzehnte

die Devise, Vielfalt zu vermeiden, zu standardisieren oder mindestens zu ignorieren. Alles musste stromlinienförmig ablaufen, Systeme wurden auf blinde Automatismen getrimmt, Menschen hatten sich einzufügen. Erst mit zunehmender Globalisierung, damit einhergehendem Veränderungs- und Anpassungsdruck sowie einer stärkeren Individualisierung von Kunden- und Mitarbeiterperspektiven wird klar: Das natürliche Prinzip Vielfalt darf nicht länger als lästiger Umstand betrachtet werden, sondern muss ins Zentrum unternehmerischer Betrachtung rücken. (.....). Es geht um nichts weniger als einen Paradigmenwechsel. Vielfalt, so anstrengend sie manchmal auch erscheinen mag, ist letztlich die Grundlage für die Wandlungsfähigkeit einer Organisation. Wer sie missachtet, verliert in einer Phase massiver Veränderungen die natürliche Reaktionsfähigkeit. Wer sie fördert, greift der Entwicklung voraus und verschafft sich die entscheidenden Handlungsoptionen. Wer das Prinzip Vielfalt verstanden hat, versteht auch, warum Diversity Management eine strategische Aufgabe ist" (Charta der Vielfalt 2016, S. 7).

Auch im Bereich Krankenhäuser haben sich Unternehmen durch die Unterzeichnung der „Charta der Vielfalt" dem Diversity-Gedanken verpflichtet (vgl. Charta der Vielfalt 2020). Das betrifft die Vielfalt in der Belegschaft und die vielfältigen Bedürfnisse der „Kund*innen" sowie der Geschäftspartner. Alle sollen „*(...) Wertschätzung erfahren – unabhängig von Geschlecht und geschlechtlicher Identität, Nationalität, ethnischer Herkunft, Religion oder Weltanschauung, Behinderung, Alter, sexueller Orientierung und Identität" (Klinikum Landau 2020, S. 1).* Die Kliniken der Stadt Köln haben die „Charta der Vielfalt" im März 2014 unterzeichnet (vgl. Charta der Vielfalt 2019).

8.3 Ansätze und Zielsetzungen von DiM

Eine zielgerichtete und bewusste Umsetzung eines Diversitätsmanagements ist in Deutschland in den Unternehmen in denen Pflege stattfindet bisher noch relativ selten anzutreffen (vgl. Herrmann/Kätker 2009, S. 31). In den nächsten Jahren kommt allerdings auf die Krankenhäuser und auf die Unternehmen der Pflege in Deutschland eine Aufgabe zu, die in den klassischen Einwanderungsländern (z. B. Kanada, Australien) bereits intensiv bearbeitet wird. Es geht um den konstruktiven Umgang mit der personellen Vielfalt von Patient*innen und Beschäftigten. So stellt sich die Frage, inwieweit die bisherige unternehmerische Organisationskultur eines Krankenhauses eine systematische Bearbeitung der Themen „Vielfalt", „Teilhabe" und „Inklusion" ermöglicht (vgl. Vedder 2013, S. 409–413). Das Unternehmen Krankenhaus muss Inklusion wollen. „Ohne Ziel, kein Weg". Mit Blick auf die Einführung eines DiM-Systems müssen zunächst die Ziele und Kompetenzen formuliert werden, die erreicht werden sollen.

In der Literatur werden drei grundlegende Ansätze beschrieben, die unterschiedliche Perspektiven einnehmen und, entsprechend der jeweiligen Perspektive Zielkategorien formulieren.

- Der *Fairness-and-Discrimination-Ansatz* stellt auf die Einhaltung rechtlicher Rahmenbedingungen, die Realisierung von Chancengleichheit und die Integration aller Bevölkerungsgruppen in die Gesellschaft ab. Nach diesem Ansatz besteht die Aufgabe von DiM zunächst einmal in der Analyse und Erarbeitung von Problemfeldern, die sich aufgrund von demografischen Faktoren, wie etwa Geschlecht, ethnische Zugehörigkeit oder Alter, ergeben. Entsprechende DiM- Maßnahmen bestehen dann darin, Minderheiten zu inkludieren bzw. Diskriminierungen zu verhindern. Im Bereich der Pflege stellt sich bei diesem Ansatz die Frage nach dem Vermeiden von Ungleichheiten in der pflegerischen Versorgung. Auch die Entwicklung von Maßnahmen für schwer zu erreichende Zielgruppen bzw. für Zielgruppen, die einer besonderen pflegerischen Akzentuierung bedürfen, stellt bei diesem Ansatz unter dem Aspekt der Teilhabegerechtigkeit eine besondere Herausforderung dar.
- Der *Access-and-Legitimacy-Ansatz* stellt auf die wirtschaftliche Zielrichtung ab. Produktentwicklung und Marketing stehen hierbei im Focus. Es wird davon ausgegangen, dass es Mitarbeiter*innen mit bestimmten demografischen Merkmalen besser gelingt, die Bedürfnisse und Anforderungen gleicher oder ähnlicher Patienten-Gruppen zu ermitteln. Dies kann zur Sicherung und/oder langfristig zur Ausweitung der Marktanteile führen. Die Demografie-, Gesundheits- und Marktforschung liefert umfangreiche Daten, die sich auf die Veränderung von Zielgruppen und deren Bedürfnisse beziehen. Auch können sich Hinweise ergeben auf Zielgruppen, die bisher noch nicht bedient wurden, die aber auch unter wirtschaftlichen Gesichtspunkten interessant sind (z. B. Personen mit psychosomatischen Erkrankungen als „cash-cows").
- Der *Learning-and-Effectiveness-Ansatz* wird als anspruchsvoll betrachtet, da er auf ganzheitliches organisationales Lernen abstellt. Erwartet wird, dass neue Sicht- und Verhaltensweisen nicht nur zugelassen, sondern auch wertgeschätzt werden. Erwartet wird ferner, dass die Pflegekräfte und Mitarbeiter*innen zu einem Perspektivenwechsel bereit und fähig sind. Dies wird sicher schwerfallen, da Pflegekräfte und Mitarbeiter*innen darin nicht geübt sind, sondern bisher eher auf bürokratisches, standardisiertes Vorgehen fixiert sind und auf die Philosophie der dominanten Gruppe eingeschworen sind. Im Mittelpunkt dieses Ansatzes steht die Sensibilisierung für die Einzigartigkeit eines jeden Menschen mit seinen individuellen Bedürfnissen (vgl. Hansen 2017, 50–54; Herrmann/Kätker 2009, S. 33–35; Herrmann/Kätker 2007, S. 49–52).

Die beschriebenen Ansätze mit den ihnen zugrundeliegenden Zielsetzungen sind idealtypisch. In der Praxis wird eine Umsetzung in der Reinform dieser Ansätze kaum anzutreffen sein. Die Ansätze sind auf die jeweilige Situation des Krankenhauses anzupassen. Angesichts der zahlreichen Anforderungen und Umweltfaktoren, die im Bereich der Pflege zu bewältigen sind, erscheint der *Learning-and-Effectiveness-Ansatz*, der von einer prozessual sich entwickelnden und lernenden Organisation ausgeht, für die Einführung des DiM-Systems besonders geeignet. Ein solcher Prozess muss langfristig angelegt sein. Zeitlich klar umgrenzte Pflegeprojekte, die anschließend ausgewertet werden, können Überzeugungsarbeit leisten, Lernprozesse anstoßen und inklusives Handlungswissen generieren (vgl. Hansen 2017, S. 53 f.; Liewald 2012, S. 34 f.; Hermann/Kätker 2009, S. 34 f.).

8.4 Chancen und Herausforderungen durch DiM im Handlungsfeld Pflege

Wenn auch in den Unternehmen der Pflege der strategische Umgang mit Diversität bzw. Diversität als Managementorientierung noch wenig verbreitet ist, entfaltete doch das „Phänomen Vielfalt" bereits heute im Bereich des Gesundheitswesens einen nachhaltigen Einfluss. So zeigen sich im Pflegealltag Ansätze, in denen die Chancen und die Herausforderungen der Vielfalt deutlich werden, ohne dass diese bewusst als Diversity- Maßnahmen wahrgenommen werden (vgl. Herrmann/Kätker 2007, S. 137).

8.4.1 Chancen durch DiM

Es gibt „gute Gründe", warum es sinnvoll ist Diversitätsmanagement in Krankenhäusern einzuführen. Die Bedürfnisse und Erwartungen der „Kund*innen" in den Krankenhäusern an die bereitgestellten Pflegeleistungen sind aufgrund der Diversität der Lebensläufe heute komplexer als früher. Obwohl in den Pflegeinstitutionen patientenorientierte Pflegemodelle genutzt werden und Konzepte der Biographiearbeit eingeführt wurden, orientiert sich die Versorgung aber oft nicht an den tatsächlichen Bedürfnissen der Betroffenen, sondern an eingeführten Pflegestandards und Organisationsabläufen (vgl. Hassler et al. 2016, S. 339–345; Zielke-Nadkarni 2003, S. 49 f.; Herrmann/Kätker 2009, S. 36 f.).

Bei der Implementierung von Diversity-Management werden die Pflegekräfte und Mitarbeiter*innen für Vielfalt sensibilisiert und lernen ihre eigene Vielfalt zu erforschen. Sie werden dadurch auch darauf aufmerksam gemacht, Gemeinsamkeiten und Unterschiede bei ihren Patient*innen zu erkennen. In der Folge können die pflegerischen Maßnahmen dann besser an die individuellen Bedürfnisse angepasst werden. Durch die Erweiterung handlungsrelevanter methodischer Kenntnisse, wie sie etwa auch in Diversitätstrainings gelernt werden, erfahren die Pflegekräfte wie Vielfaltsmerkmale erfasst werden und wie die Ausprägungen von Vielfalt in der Pflege zu berücksichtigen sind. Dies kommt den individuellen Patienteninteressen zugute. Das breite Erfassen von Vielfaltsmerkmalen mit den entsprechenden individuellen Bedürfnissen, Ressourcen, Gewohnheiten und Wünschen ermöglicht eine umfassende Pflege, wie sie etwa in dem ganzheitlichen Pflegemodell von Monika Krohwinkel gefordert wird (vgl. Pflege heute 2014, S. 100; Herrmann/Kätker 2009, S. 38; Herrmann/Kätker 2007, S. 82).

Die Orientierung an den Bedürfnissen der Patient*innen bringt weiteren Nutzen (vgl. Liewald 2012, S. 37 f.; Herrmann/Kätker 2007, S. 83):

- Pflegekonzepte, die verstärkt die Diversität der Patient*innen berücksichtigen, können eine erhöhte Pflegequalität erzielen und gleichzeitig zur Chancengleichheit der vulnerablen Personen beitragen. Diskriminierungsrisiken wird entgegengewirkt.
- Durch diversitätsorientiertes Handeln der Pflegekräfte aufgrund der Berücksichtigung der speziellen Persönlichkeitsmerkmale und Bedürfnisse des*der Patient*innen verringern sich die Belastungen durch komplizierte bzw. unerwartete Pflegesituationen. Aufgrund der Zufriedenheit der Patient*innen kommt es seltener zu Konflikten. Dies trägt zu einer harmonischen und entspannten Patienten- Pflegekraft-Beziehung bei.
- Durch eine entspannte und vertrauensvolle Patienten-Pflegekraft-Beziehung kommt es seltener zu Überforderungen der Pflegekräfte und damit verbunden zu negativen Folgen für Gesundheit und Arbeitszufriedenheit, die sich in höheren Fehlzeiten bemerkbar machen können.
- Durch verbesserte Arbeitsbedingungen werden vermehrt kompetente Pflegekräfte angeworben und eingestellt, was ein Vorteil für die Institution aber auch für die Patient*innen ist, denn diese profitieren von zufriedenen Pflegekräften und einer guten Pflegequalität.

8.4.2   Herausforderungen durch DiM

Einrichtungen des Gesundheitsbereichs sind komplexe Systeme mit individuellen Organisationsstrukturen, die multilateral, d. h. mit vielen Partnern, agieren. Dies gilt insbesondere auch für das Handlungsfeld Pflege. So individuell die Institutionen der Pflege aufgestellt sind, so individuell wird auch deren Umgang mit Vielfalt sein. Die eine Inklusion im Handlungsfeld Pflege gibt es nicht. Es gibt viele individuelle Wege, die zum Ziel Inklusion führen. Das gilt auch für die Beantwortung der Frage, ob DiM eine nachhaltige und zukunftsfähige Managementstrategie ist, um Vielfalt im Unternehmen zu etablieren oder ob es nur eine vorübergehende „Modeerscheinung" ist. Während sich in den USA DiM etabliert zu haben scheint, kann man im europäischen Raum aufgrund des bisherigen geringen Grades der Implementierung noch keine Aussagen über den langfristigen Erfolg dieses strategischen Instruments zur Entfaltung von Vielfalt im Unternehmen machen. Fakt ist, dass immer wieder Initiativen ergriffen werden, um die Einführung von DiM in den Unternehmen der Pflege zu fördern (vgl. Beer et al. 2008, S. 9 f.). Auch Ausbildungsangebote zum*zur „Diversity Manager*in" gehen in diese Richtung und zeigen, dass offensichtlich im Pflegebereich die Etablierung von DiM auf großes Interesse stößt (vgl. living-diversity 2018, S. 1–3). Publikationen beschäftigen sich in jüngster Zeit auch mit dem Thema „Diversity-Management in der Pflege" (vgl. LIVIVO 2020).

Kritisch angemerkt wird bei der Einführung von DiM, dass oft nur ausgewählte Kerndimensionen (z. B. Geschlecht, Alter, sexuelle Orientierung, Nationalität) im Vordergrund stehen von denen man sich auch einen betriebswirtschaftlichen Erfolg verspricht, während andere Bereiche komplett ausgeblendet werden. Dies kann dazu führen, dass sich die Patient*innen mit den anderen Kerndimensionen benachteiligt fühlen. Aus diesem Grunde kann DiM nur als eine ganzheitliche Strategie verstanden werden, da sonst die Glaubwürdigkeit leidet (vgl. Herrmann/Kätker 2007, S. 52 f.). Auf weitere Problematiken, die mit der Einführung von DiM verbunden sind, wird hingewiesen:

- Kommunikationsstörungen und Konflikte werden mit einem hohen Maß an Vielfalt in Verbindung gebracht. Die Konfliktschlichtung verursacht Kosten. Der Kosten-Nutzen-Vergleich gibt bisher keinen Hinweis auf die Vorteilhaftigkeit von DiM.
- Das Hervorheben von gruppenspezifischen Gemeinsamkeiten und die Berücksichtigung der Kerndimensionen der Vielfalt kann eine Vorurteilsbildung durch Andere provozieren.
- „Von oben herab" lässt sich DiM nicht durchsetzen. Nur das, was als Fakt im Unternehmen wahrgenommen wird, nämlich zunehmende und anerkennende Vielfalt, kann zum Gegenstand von Unternehmensstrategien gemacht werden. Besteht sowohl auf der Führungsebene als auch auf der Ebene der Pflegekräfte

und Mitarbeiter*innen die Einsicht, dass mit Vielfalt systematisch umgegangen werden muss, dann hat die Einführung von DiM eine Chance. Ggf. muss Überzeugungsarbeit geleistet werden.

- Diejenigen, die mit Vielfalt konstruktiv umgehen möchten, müssen sich darüber im Klaren sein, dass die Wahrnehmung des anderen (Patient*in) durch eigene Prägungen und Erfahrungen gefiltert werden. Durch subjektive, wenn auch wohlgemeinte Einschätzungen und Handlungen, können bei dem Gegenüber Unverständnis und sogar Aggression ausgelöst werden. Aus diesem Grunde ist wichtig:
- Für die Einstellung auf die Bedürfnisse der Patient*innen ist Wissen über deren kulturellen Hintergrund erforderlich. Dies muss ggf. auch aus Gesprächen mit Angehörigen gewonnen werden. Der „Pflegeaufwand" wird dadurch erhöht. Ggf. muss auch kultursensibles Personal eingesetzt werden.
- Die Zielrichtung hin zu einer diversitätsoffenen, wertschätzenden und inklusiven Organisationskultur muss von allen Führungskräften getragen werden. Das authentische und bekennende Eintreten des Managements für Vielfalt ist ein Muss, wenn man die Mitarbeiter*innen überzeugen will. Nur derjenige der authentisch ist, kann andere mitreißen (vgl. Herrmann/Kätker 2009, S. 42 f.; Herrmann/Kätker 2007, S. 52–55).

Es wird auch immer wieder darauf hingewiesen, dass die Vorteile des Diversitätsmanagement schwer messbar sind und der tatsächliche Nutzen nicht ohne weiteres feststellbar ist (vgl. Wolter/Blank 2014, S. 318). Dies hängt sicher damit zusammen, dass es in erster Linie die harten Faktoren sind, die in einer Unternehmung bei Entscheidungen herangezogen werden, weil hier der Nutzen durch Kennzahlen quantifizierbar und objektivierbar ist. Ein wesentlicher harter Faktor sind die Kosten. Man kann davon ausgehen, dass bei der Einführung von DiM zunächst die Kosten steigen. Aber gerade bei der Überlegung, ob ein Diversitätsmanagement eingeführt werden soll, sollten auch die sogenannten weichen Faktoren (z. B. Empathie) berücksichtigt werden. Bezogen auf einzelne Personen werden die Begriffe „Weiche Faktoren" und „Soft Skills" oder „Sozialkompetenz" oftmals gleichbedeutend verwendet. Diese „Größen" sind zwar nicht quantifizierbar, aber es ist unstrittig, dass diese Größen gerade für den Umgang mit Vielfalt eine zentrale Bedeutung haben (vgl. Controlling-Portal.de 2018, S. 1 f.).

8.5   Implementierung von Diversitätsmanagement

Die Einführung von Diversitätsmanagement initiiert einen Unternehmenskulturwandel, der alle Bereiche des Unternehmens erfasst und zwangsläufig zu einer
Diskussion über Werte, Hemmnisse und Identifizierung mit Vielfalt führt. Für die
Implementierung von DiM gibt es nicht „das Vorgehen". Aufgrund der Unter-
schiedlichkeit der Unternehmen, die im Handlungsfeld Pflege tätig sind, erscheint
es auch nicht sinnvoll eine standardisierte Umsetzung zu verfolgen. Entsprechend der Zielsetzung, der Größe, des Entwicklungsstandes in Bezug auf bereits
„unbewusst" praktizierte Vielfalt und mit Rücksicht auf die Organisationsstruktur sollte eine individuelle Einführung realisiert werden. Die Bedingungen und
Ausprägungen von Pflege in den Krankenhäusern unterscheiden sich teilweise
gravierend.

Wenn auch die Einführung des DiM individuell und unternehmensspezifisch
erfolgen soll, so haben sich doch bestimmte Bausteine und Phasierungen bei der
Einführung bewährt, die im Folgenden modellhaft und handlungsorientiert vorge-
stellt werden (vgl. Charta der Vielfalt 2017, S. 21 f.; Charta der Vielfalt, 2017a,
S. 28 f.; Bundesagentur für Arbeit 2012, S. 11 f.; Hermann/Kätker 2009, S. 43 f.;
Hermann/Kätker 2007, S. 180–199) (Abbildung 8.1).

1. Strategische Einbindung
Die Kernelemente des Unternehmens (Ziele, Leitbild und bisherige Strategien
und Pflegepläne etc.) werden hinsichtlich Vielfalt analysiert. So werden etwa folgende Fragen gestellt: Wie wird unsere Vision von Vielfalt und Inklusion im
Leitbild umgesetzt? Welche Bedürfnisse und Anforderungen haben unsere Pflegekräfte, Mitarbeiter*innen, unsere Lieferanten, unsere Kooperationspartner? Die
im Unternehmen unterschiedlich wirksam werdenden Interessengruppen (Stakeholder) und die bevorstehenden Veränderungen in der Institution und im Umfeld der
Organisation werden betrachtet.

2. Ziele definieren
Es muss hier klar herausgearbeitet werden, wie eine wertschätzende, vorurteilsfreie bzw. inklusive Unternehmenskultur aussieht. Es sollte eine Steuerungsgruppe
eingesetzt werden, die in Analyse, Planung und Umsetzung von Diversitätsmaßnah-
men eingebunden ist. Die einzelnen Umsetzungsschritte sollten hinsichtlich Inhalt,
Zeitrahmen und Ressourcenbereitstellung (zeitlich, finanziell, räumlich, sächlich)
projektiert und festgelegt werden.

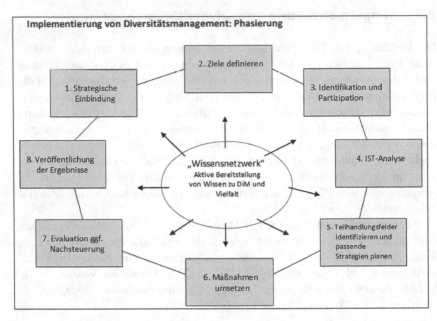

Abbildung 8.1 Implementierung von Diversitätsmanagement. (Quelle: Eigene Darstellung)

3. Identifikation und Partizipation

Hier sollten Maßnahmen ergriffen werden, die die Vorteile von Vielfalt im Hinblick auf die Innen- und Auswirkung herausstellen, um eine Identifikation mit Vielfalt und Inklusion zu fördern. All jene, die Vielfalt im Unternehmen betrifft, sollten mit in den Prozess eingebunden werden.

4. IST-Analyse

Hier wird festgestellt, ob das Unternehmen bereits die Vielfalt der Patient*innen und der Belegschaft erkennt, wertschätzt und nutzt. Ferner wird festgestellt, inwieweit der konstruktive Umgang mit Vielfalt auf der Seite der Patient*innen bereits praktiziert wird. Welche speziellen Leistungen werden erbracht. Welche Rahmenbedingungen werden genutzt und wie gut sind sie. Was muss sich auf der Seite der Pflegekräfte ändern, damit Vielfalt realisiert wird. Hier werden auch „Schlüsselpersonen" im Unternehmen identifiziert, die quasi als „Werbeträger" den Implementierungsprozess aktiv begleiten, die Kolleginnen und Kollegen unterstützen und weitere für die Mitarbeit gewinnen.

5. Teilhandlungsfelder identifizieren und passende Strategien planen
Hier werden die Bereiche im Unternehmen identifiziert, die für die Umsetzung von Vielfalt relevant sind. Ferner werden die Gruppierungen ins Auge gefasst, die im Hinblick auf Vielfalt und Inklusion noch überzeugt und/oder qualifiziert werden müssen. Es sind in diesem Schritt Strategien und Instrumente auszuwählen, die einen Wandel in der Organisationsstruktur begünstigen. Wichtig ist, dass im Veränderungsprozess die Mitarbeiter*innen mitgenommen werden. Eine offene Kommunikationskultur ist zu entwickeln. Möglichst breit sollten alle Zielgruppen „die es angeht" eingebunden werden. Ausreichende Ressourcen sollten eingeplant werden. Wichtig ist auch, dass Pflegepläne im Hinblick auf Vielfalt und Teilhabegerechtigkeit überarbeitet und publiziert werden.

6. Maßnahmen umsetzen
Hier kommt es darauf an, dass die Maßnahmen wie geplant umgesetzt werden, dass alle die es angeht eingebunden werden (Stakeholder), dass das Ziel einer offenen, wertschätzenden Unternehmenskultur im Alltag präsent bleibt, Unsicherheiten und Widerstände behutsam und verständnisvoll aufgegriffen und einfühlsam abgebaut werden. Unter dem Aspekt Vielfalt sind veränderte Arbeitsanweisungen und Pflegepläne konsequent umzusetzen.

7. Evaluation ggf. Nachsteuerung
Die Überprüfung der vereinbarten Ziele anhand vorher festgelegter Indikatoren ist ein wichtiger Faktor für die nachhaltige Einführung eines Diversitätsmanagements. Die Erfolgskontrolle ermöglicht Fehlentwicklungen zu erkennen, Brüche in den Pflegehandlungen offenzulegen, fehlende Ressourcen zu benennen und ggf. notwendige „Kurskorrekturen" aufzudecken und vorzunehmen. Hilfreich für eine Nachsteuerung sind die Probleme und Friktionen, die bei der Umsetzung von DiM-Maßnahmen aufgetreten sind. Gegebenenfalls waren die Ziele nicht klar beschrieben und/oder die neuen Arbeitsanweisungen und Pflegpläne nicht präzise genug formuliert. Die Resultate der Evaluation bestimmen das weitere Vorgehen des Managements. „Stolpersteine" auf dem Weg in die Vielfalt und Inklusion können konkret benannt und in die Zielsetzungen und Maßnahmenplanungen aufgenommen werden. Der Erfolg der Evaluation und in der Folge die Optimierung des Umsetzungsprozesses gelingt nur, wenn eine offene und barrierefreie Kommunikation stattfindet. Probleme und Umsetzungshindernisse sollten nicht als Schwäche dargestellt, sondern vom Management dankbar als hilfreiche Hinweise zur Verbesserung des Implementierungsprozesses entgegengenommen werden.

8. Veröffentlichung der Ergebnisse

Die Mitteilung von Ergebnissen des DiM ist als wesentlicher Motor für die Durchdringung der Organisation, der Identifikation und zur Aufrechterhaltung des Interesses und des Engagements im Hinblick auf Vielfalt anzusehen. Das Spektrum an verfügbaren Kommunikationsmitteln sollte ausgeschöpft werden, damit jeder entsprechend seiner Informationspräferenz Zugang zu den Ergebnissen des bisherigen DiM-Prozesses hat. Die Ergebnisse des DiM-Prozesses sollten auch nach außen getragen werden, da der gezielte Umgang mit Diversität einen nicht zu unterschätzenden Faktor für eine positive Außenwirkung hat. Dadurch können neuen Patient*innen gewonnen werden. Es können aber auch potenzielle Bewerber*innen für die Pflege angesprochen werden, denen der konstruktive und unterstützende Umgang mit Vielfalt am Herzen liegt.

Wenn sich ein Krankenhaus für die Implementierung von DiM entscheidet, und damit den konstruktiven Umgang mit Vielfalt und die Leitidee der Inklusion zum Unternehmensziel macht, dann müssen alle Bereiche des Krankenhauses mitziehen. Für alle Beteiligten ist der Weg in die Inklusion mit einem Lernprozess verbunden. Das Krankenhaus – insbesondere aber auch der Bereich Pflege – wird zum lernenden System (vgl. Liewald 2012, S. 41 f., 54). Denn die „Krankenpflege" ist ein Kerngeschäft der Krankenhausleistung (vgl. § 2 KHEntgG – Krankenhausleistungen).

Zwischenfazit III

Auf dem Weg zur Inklusion im Handlungsfeld Pflege liegen „Steine", die den Prozess zum Aufbau inklusiver Strukturen und Handlungsmuster hemmen können. Diese „Steine" müssen identifiziert, weggeräumt oder umgangen werden. Hemmnisse auf dem Weg in eine inklusive Unternehmenskultur sind u. a. die Ökonomisierung der Krankenhäuser, Standardisierungen wie etwa Clinical Pathways, Stereotypen und Vorurteile, Armut und prekäre Lebenslagen. Damit Inklusion als Leitidee im Handlungsfeld Pflege umgesetzt wird, benötigt das Krankenhaus als Unternehmen ein übergeordnetes strategisches Instrument. Das Diversitätsmanagement (DiM) wird als ein Managementkonzept vorgestellt, welches den konstruktiven Umgang mit Vielfalt zum Grundprinzip des unternehmerischen Handelns macht. Die Einführung von DiM initiiert einen Unternehmenskulturwandel, der alle Bereiche des Unternehmens erfasst und zu einer breiten Diskussion über Werte, Hemmnisse und Identifizierung mit Vielfalt führt.

Inklusive Pflege – Gelingensbedingungen

9

Teilhabegerechtigkeit und Chancengleichheit sind wesentliche Merkmale der Inklusion im Handlungsfeld Pflege. Mit der Leitidee Inklusion ist auch ein verändertes Pflegeverständnis verbunden. Der*die Patient*in mit seinen*ihren Bedürfnissen und Anliegen steht im Mittelpunkt des Pflegehandelns (Patientenorientierung). Unter dem Gesichtspunkt des Handlungsvollzuges ist die Patientenorientierung gekennzeichnet durch …

- Empathisches, verantwortungsvolles Zugehen einer professionellen Pflegekraft auf einen Patienten/eine Patientin, wobei
- der*die Patient*in als Partner und damit als gleichberechtigter Beteiligter an Entscheidungen über die ihm zuteilwerdende Pflege betrachtet wird, wobei
- allerdings die Pflegekraft bei pflegebezogenen Problemen Verantwortung für den Patienten/die Patientin übernimmt, wo dieser/diese sie selbst nicht tragen kann (vgl. Zielke-Nadkarni 2003, S. 33)

9.1 Diagnose der individuellen Patientenmerkmale

Voraussetzung für eine individualisierte Pflege ist eine „Eingangsdiagnose" in Form einer ausführlichen und strukturierten Pflegeanamnese. Im Rahmen dieser Pflegeanamnese werden die individuellen Bedürfnisse, Anliegen und die für die Pflege relevanten Persönlichkeitsmerkmale des Patienten/der Patientin erfasst

Elektronisches Zusatzmaterial Die elektronische Version dieses Kapitels enthält Zusatzmaterial, das berechtigten Benutzern zur Verfügung steht
https://doi.org/10.1007/978-3-658-34021-6_9.

(vgl. Lenthe 2019, S. 63–68; Pflege heute 2014, S. 295). Die „Eingangsdiagnose" kann auch als Statusdiagnose bezeichnet werden, da hier die Situation bzw. der Zustand des Patienten/der Patientin vor Aufnahme des Pflegeprozesses ermittelt wird (vgl. Hissnauer 2010, S. 7; Langfeldt 2006, S. 196 f.). Die „Eingangsdiagnose" kann in Form eines freien Gespräches oder formulargestützt durch Abfrage pflegerelevanter Merkmale erfolgen (vgl. Ingenkamp/Lissmann 2008, S. 95–104).

Die „Eingangsdiagnose" leistet einen wichtigen Beitrag zum Aufbau einer vertrauensvollen Beziehung zwischen Patient*in und Pflegekraft. Rituale der Wertschätzung (Ansprache mit Namen in der richtigen Betonung, evtl. in der Muttersprache begrüßen, kulturell angemessene Begrüßung[1]), aber auch der Small Talk zwischendurch, können zur Schaffung einer angenehmen und entspannten Gesprächsatmosphäre beitragen (vgl. Lenthe 2019, S. 56–62).

Aufgrund der Erfahrung erscheinen Befragungen „face-to-face" in einem „geschützten Raum" und das wechselseitige Gespräch die besten Möglichkeiten zu sein, für die Individualpflege hilfreiche Informationen zu bekommen. Durch die Befragung können objektive Tatbestände (z. B. Fakten, Angaben zur Person) und subjektive Daten (z. B. Erfahrungen, Haltungen, Ausdrucksweise, Sprachkompetenz, Einstellungen, Meinungen) erhoben und miteinander verknüpft werden. Aus dieser Verknüpfung können für die Pflege wichtige Hinweise auf die Persönlichkeit des Patienten/der Patientin gewonnen werden.

Neben der Statusdiagnose vor Aufnahme des Pflegeprozesses ist aber auch eine „Prozessdiagnose" sinnvoll. Die Prozessdiagnose ist eine pflegebegleitende Diagnose. Bei der Pflegeprozessdiagnose wird die Situation des Patienten/der Patientin im Pflegeverlauf bestimmt. Hier geht es um Verhaltensanalysen, Fehleranalysen und ggf. Stärken-/Schwächen-Profile. Mit der Pflegeprozessdiagnostik sollen Pflegeprozesse oder Entwicklungen simultan erfasst und optimiert werden (vgl. Spektrum.de 2000, S. 1). So können sich etwa die Situation des Patienten/der Patientin und seine Bedürfnisse im Pflegeverlauf verändern. Je nachdem welche Vorerfahrungen die Patient*innen haben, besteht die Möglichkeit, dass sich aus einer -für die Pflegeumwelt harmlos erscheinenden- Situation eine Retraumatisierung ergibt, die zum Beispiel auf die Zeit einer Verfolgung, Vertreibung und Inhaftierung zurückzuführen ist. Selbst bei einem hohen Maß an Empathie und

---

[1]In der westlichen Welt ist das Reichen der Hand die gängigste Form der nonverbalen Begrüßung. Aus muslimischer Sicht wird das Handreichen als eine Grenzüberschreitung empfunden. Männer und Frauen, die miteinander weder verheiratet noch eng verwandt sind, dürfen einander nicht berühren und deshalb sich zur Begrüßung auch nicht die Hand reichen. Im muslimischen Raum legt man zur Begrüßung die rechte Hand auf das Herz und neigt dabei leicht den Kopf nach vorne (vgl. Lenthe 2019, S. 60).

Kreativität kann es in Einzelfällen schwierig sein, solche Retraumatisierungssituationen zu vermeiden, da die Pflegekräfte die ursächlichen Situationen nie erlebt haben. Folgende Aspekte der Pflege werden übrigens für den Umgang mit Traumaopfern empfohlen: eine menschliche Haltung des Respektes gegenüber traumatisierten Personen, die Berücksichtigung der Biografie, Kenntnisse über die persönliche Lebensgeschichte der betreffenden Personen und geografisch-politische Fakten und Ereignisse, die im Hintergrund von Gewalttaten und Fluchterfahrungen standen, und eine Pflegestrategie, die den Betroffenen -soweit möglich – eine weitgehende Kontrolle über ihre eigene Person und ihre Umwelt ermöglicht (vgl. Leonhard 2005, S. 288 f., 328–333). Es wird darauf hingewiesen, dass Menschen mit Fluchterfahrungen aufgrund erlebter traumatisierter Ereignisse oft sehr ängstlich sind. Viele haben Ängste vor geschlossenen Räumlichkeiten, wie etwa Umkleidekabinen. Sie haben Angst sich auszuziehen und Angst von einem Mann untersucht zu werden (vgl. Mikhiienko 2020). Wichtig ist in diesem Zusammenhang die Interpretation der Eindrücke, die beim Erstkontakt, bei der Statusdiagnose und im Pflegeprozessverlauf gewonnen wurden (vgl. Ingenkamp 2008, S. 40–42). Es stellt sich aber auch die Frage, ob die gewonnenen Eindrücke richtig interpretiert wurden und damit verbunden, ob anschließend die richtigen Entscheidungen getroffen wurden. Bei einer guten Pflegekraft-Patienten-Beziehung kann dies relativ schnell, z. B. durch Nachfragen, geklärt werden. Die Pflegehandlungen können dann entsprechend modifiziert werden. Geäußerte und/oder wahrgenommene Ängste der Patient*innen sind zu berücksichtigen. Sie fördern den Pflegeerfolg.

9.2 Wertschätzende Kommunikation

Ein Großteil der pflegerischen Arbeit ist durch Interaktion bestimmt. Trotzdem zeigen Studien, dass bei Arbeitsdruck und Zeitmangel die interaktive Arbeit als erstes aufgegeben wird. Dabei ist allen, die im Pflegekontext stehen, klar, dass die empfundene Pflegequalität ganz wesentlich von Gesprächen abhängt. Gespräche sind Pflegehandlungen. Gerade bei Krankheit erhöht sich der Wunsch nach Gesprächen, denn gesundheitliche Bedrohungen gehen mit Ungewissheit und Ängsten einher. Gespräche tragen nachweislich zur Genesung bei (vgl. Zegelin 2013, S. 637–639). Insbesondere die bedürfnisgerechte und individualisierte Pflege erfordert, dass die Pflegekraft sich kommunikativ mit dem Patienten/der Patientin auseinandersetzt.

Bei einer patientenorientierten Pflege werden die Betroffenen implizit, z. B. gestisch, mimisch, und explizit, durch entsprechende Ansprache, aufgefordert ihre Bedürfnisse und Anliegen zu artikulieren. Dieses Verständnis von Pflege verlangt zwischen Patient*in und Pflegekraft eine Kommunikation auf Augenhöhe. Eine gute Kommunikation hilft der Pflegekraft den Patienten/die Patientin zu verstehen; sie hilft aber auch der Pflegekraft sich selbst gegenüber dem Patienten/der Patientin verständlich zu machen, wenn es zum Beispiel um die Erläuterung von Pflegemaßnahmen geht (vgl. Haussmann 2014, S. 11 f.). Nicht zuletzt aufgrund von Kommunikationsstörungen kommt es beim Pflegehandeln zu konfliktträchtigen Situationen und zu Missverständnissen. Es ist wichtig, dass die Pflegekräfte solche Situationen rasch erkennen und angemessen darauf reagieren (vgl. Haussmann 2014, S. 68–71).

In Anlehnung an das Kommunikationsmodell von Schultz von Thun erscheint es wichtig, dass die Pflegekraft als Absender einer „Nachricht" sich darüber im Klaren ist, wie die Information inhaltlich und in ihrer „gestischen und mimischen Verpackung" auf den Empfänger der Nachricht, hier der*die Patient*in, wirkt und was die „Nachricht" in ihm an Emotionen und Reaktionen auslösen kann. Diese Beziehungsseite der Nachricht, die das Herz anspricht, bestimmt wesentlich die Beziehung und das Vertrauensverhältnis zwischen Pflegekraft und Patient*in. Ein gutes Vertrauensverhältnis ist eine wesentliche Voraussetzung dafür, dass Vielfalt und Vielfaltsausprägungen erfasst und angemessen berücksichtigt werden (vgl. Matolycz 2009, S. 42–45; Schulz von Thun 1997, S. 156 f.). Marshall B. Rosenberg weist auf die Bedeutung hin, Beobachtung und Bewertung auseinanderzuhalten. Wenn z. B. in Kommunikationssituationen von der Pflegekraft Beobachtung und Bewertung miteinander verknüpft wird, vermindert sie die Wahrscheinlichkeit, dass der*die Patient*in auf das hört, was sie sagen wollte. In solch einer Situation neigt der*die Patient*in eher dazu, Kritik zu hören und wehrt ab, was die Pflegekraft ihm mitteilen wollte. Dies gilt auch für die Kommunikationsrichtung Patient*innen – Pflegekraft (vgl. Rosenberg 2016, S. 37–43).

Mit den Worten „Man kann nicht nicht kommunizieren!" macht Paul Watzlawik klar, dass in dem Moment, wo Menschen zusammen sind, kommuniziert wird und diese Kommunikation Wirkungen zeigt. Sie kann verbinden und wohltuend sein, sie kann aber auch verletzen und trennend wirken (vgl. Paul Watzlawik 2020, S. 1–4; Brand-Hörsting 2019, S. 19). Wichtig ist, dass jede Kommunikationssituation durch Wertschätzung geprägt ist. Eine uneingeschränkte Wertschätzung von Pflegekräften gegenüber Menschen mit Pflegebedarf gilt als Ausdruck einer professionellen pflegerischen Haltung (vgl. Hassler et al. 2016, S. 428–431). *„Wertschätzung bedeutet, sowohl die eigene Würde als auch die Würde und Individualität eines anderen bedingungslos zu achten" (Brand-Hörsting 2019, S. 67).* Wert-Schätze sind z. B. Achtsamkeit, Aufmerksamkeit, Authentizität, Toleranz,

Geduld, Freundlichkeit, Kreativität und Verlässlichkeit (vgl. Brand-Hörsting 2019, S. 67–71). Für eine diversitätsorientierte, individuelle Pflege ist es wichtig, dass die Pflegekraft im Rahmen der Empathie Gefühle des Patienten/der Patientin (z. B. Angst/Furcht, Hilflosigkeit, Scham, Ekel, Hoffnungslosigkeit, Ärger) und die damit verbundenen Defizitbedürfnisse (z. B. Sicherheit, Vertrauen, Klarheit, Respekt, Anerkennung, Wohlbefinden) wahrnimmt. Diese Gefühle können auch nonverbal zum Ausdruck gebracht werden. Mimik, Stimmlage, Haltung, Gang, die Atmosphäre, gespürte Wellenlänge und auch der Händedruck sind „Anschlüsse" für eine leibliche Kommunikation. Wenn z. B. eine Pflegekraft das Patientenzimmer betritt, um Informationen zu übermitteln, spürt sie sofort, welche Stimmung hier herrscht. Sie spürt, ob die Atmosphäre entspannt, traurig, fröhlich oder irgendwie geladen ist. Diese Kommunikation jenseits von Wort und Schrift kann das Verständnis für die Situation eines Patienten/einer Patientin verbessern, wenn die Sprachkompetenz im Deutschen eingeschränkt ist und/oder aufgrund einer körperlichen Beeinträchtigung eine sprachliche bzw. schriftliche Kommunikation nicht möglich ist. Auch bei Kommunikationsproblemen, die zum Beispiel durch Angst entstehen, kann die leibliche Kommunikation helfen die Patientensituation zu erfassen (vgl. Domenig 2013, S. 53 f.; Moers 2012, S. 114 f.). Folgende Beobachtungen am Patienten/an der Patientin können z. B. Hinweise auf Angst geben. Der*die Patient*in schwitzt stark, zeigt Unruhe, hat zittrige Hände, nimmt wenig Blickkontakt auf, stellt viele Fragen, zeigt ein aggressives Verhalten. Folgende Bedürfnisse werden z. B. mit Angst signalisiert: Sicherheit geben, Kontakt aufnehmen, Klarheit schaffen, Verständnis und Empathie entgegenbringen, Leichtigkeit signalisieren (vgl. Brand-Hörsting 2019, S. 89–91.). Reagiert die Pflegekraft auf solche Angstsignale nicht oder nicht angemessen, besteht die Gefahr, dass „die Teufelsspirale der Angst" einsetzt. Es kommt zu körperlichen Angstsymptomen, wie Zittern, Herzrasen und Luftnot. Im Extremfall gerät der*die Patient*in in eine Panikattacke (vgl. Bandelow 2015, S. 215 f.).

Es gibt in der zwischenmenschlichen Kommunikation allerdings auch „Kommunikationsfallen", die insbesondere dann auftreten, wenn die Belastung des Personals in Pflegesituationen groß ist und die Sprachwahl mehr oder weniger unbewusst und spontan in Anlehnung an die Alltagssprache erfolgt. In der Alltagssprache werden umgangssprachlich Begriffe und Sprachbilder benutzt, die sich auf bestimmte Personengruppen beziehen und verletzend wirken können. Teilweise sind diese Sprachmuster herabwürdigend und diskriminierend. Aus diesem Grunde sollten z. B. die folgenden Begriffe bzw. Titulierungen vermieden werden: Asylant, geistesschwach, mongoloid, schwul, Spastiker, Liliputaner, Zigeuner. Mit Unterstützung des österreichischen Bundesministers für soziale Sicherheit, Generationen und Konsumentenschutz wurde im „Europäischen Jahr für Menschen mit Behinderungen" ein Nachschlagewerk aufgelegt, dass hilft, diskriminierende Bezeichnung durch „normalisierte" Formulierungen und Umschreibungen zu ersetzen (vgl. Firlinger 2003).

9.3   Diversitätsmerkmale und Pflege

Der Anspruch, Pflege individuell zu gestalten gehört im Prinzip heute zum zentralen Selbstverständnis der Pflege. Das Pflegehandeln zielt auf die Erfassung der individuellen Bedürfnisse und Anliegen der Patient*innen. Die Pflegehandlungen und die Problemlösung werden individuell angepasst (vgl. Hassler et al. 2016, S. 351–355). Hierbei geht es um die Berücksichtigung von Diversität, die sich auch in der Pflegequalität niederschlägt. Die Pflegequalität wird daran gemessen inwieweit bei den Pflegehandlungen die individuellen Wünsche der Patient*innen (Bedürfnisse und Erwartungen) berücksichtigt werden und inwieweit der Grad der Erfüllung der Patientenwünsche in den Mittelpunkt der Qualitätsbeurteilung gestellt werden (vgl. Hassler/Stemmer 2018, S. 30; Hassler et al. 2016, S. 10–12). So unterschiedlich die Auseinandersetzung und der Umgang mit Diversität in den einzelnen Krankenhäusern auch sein mag, was den Umgang mit Diversität anbetrifft, stehen immer wieder die folgenden sechs Kerndimensionen im Vordergrund (vgl. Nano 2020, S. 114; Charta der Vielfalt 2020b, S. 1; Arant et al. 2019, S. 24; Altgeld 2016, S. 2; Herrmann/Kätker 2009, S. 32):

* Nationalität/Ethnizität   * Behinderung
* Alter   * Geschlecht
* Sexuelle Orientierung   * Religion/Weltanschauung

Diese Kerndimensionen, die auch als primäre Dimensionen bezeichnet werden, sind Merkmale, die ein Individuum, eine Person, ausmachen. Sie sind von Geburt an festgelegt und nicht oder nur schwer veränderbar. Über diese Kerndimensionen hinaus wird die einzelne Person, ihre Bedürfnislage und ihr Verhalten durch weitere soziokulturelle und anthropogene Bedingungen bestimmt (vgl. Albrecht et al. 2014, S. 7–10; Abschnitt 11.4, Abbildung 11.1). Hinzu kommt, dass es bei Patient*innen in Bezug auf die Kerndimensionen zu Überlappungen kommt (z. B. ethnische Zugehörigkeit, sexuelle Orientierung, Behinderung). Ferner kann es sein, dass trotz bestehender Gemeinsamkeiten innerhalb einer

Gruppe auch Unterschiede bestehen, die für die Pflegehandlungen von Bedeutung sind (z. B. Ethnische Zugehörigkeit, aber atypische Religion) (vgl. Cacace/Pundt 2019, S. 14 f.). Wichtig ist, dass die Pflegekräfte auch dann, wenn sie z. B. aufgrund des Augenscheins und/oder aufgrund des Eingangsgespräches als „erstes Diversitätskriterium" eine bestimmte Kerndimension im Blick haben, die Zuordnung nochmals kritisch reflektieren, ihre Informationslage weiter individualisieren und auf diese Weise zu einer vorurteilsfreien Beurteilung des Patienten/der Patientin kommen. Selbst dann, wenn bei einem bestimmten Patienten oder einer bestimmten Patientin eine Kerndimension im Vordergrund steht, muss sich die Pflegekraft darüber im Klaren sein, dass -wie bei einem Eisberg- neben den primären, inneren Dimensionen noch weitere Dimensionen und Heterogenitätsmerkmale „unter der Wasseroberfläche" wirksam werden. Eine individualisierte Pflege muss entsprechende Merkmalskombinationen berücksichtigen, wie z. B. bei Menschen mit Migrationserfahrung und Demenz oder Menschen aus einem muslimisch geprägten Kulturkreis mit einer gleichgeschlechtlichen Orientierung.

Bei den folgenden Erläuterungen zu einer Pflege, die sich an Vielfalt orientiert und Teilhabegerechtigkeit im Blick hat, bilden die sechs Kerndimensionen Orientierungshilfe. Sie geben den folgenden Ausführungen Struktur. Sie sind, was Veröffentlichungen anbetrifft, immer wieder Anker für Ausführungen zur Leitidee Inklusion. Insofern half diese Orientierung an den Kerndimensionen bei der Literaturrecherche. Hinzu kommt, dass gerade die Dimensionen Alter, Geschlecht, sexuelle Orientierung, Nationalität und Behinderung verstärkt dem Risiko einer verwehrten Teilhabe ausgesetzt sind. Dies gilt auch für den Bereich „Gesundheit und Pflege" (vgl. Allmendinger 2017, S. 130 f.; Ghattas/Sabisch 2017, S. 158 f.; Güldenring/Sauer 2017, S. 231–233; Herschberg/Papadopoulos 2017, S. 103–106; Klocke/Küppers 2017, S. 180–184; Spannagel 2017, S. 77 f.; Taam 2017, S. 206–208; Vogel et al. 2017, S. 44–46).

9.3.1 Kerndimension: Nationalität/Ethnizität

Deutschland hat sich in den letzten 20 Jahren zum Einwanderungsland entwickelt. Vielfalt in Form unterschiedlicher Nationalitäten und Ethnizitäten[2] bestimmen das Bild unserer Gesellschaft.

---

[2]Im Rahmen dieser Kerndimension werden auch Beiträge berücksichtigt, die Bezug nehmen auf „Migranten, Flüchtlinge, kultursensibel, transkulturell, multikulturell, interkulturell". Zwischen diesen Begriffen bestehen inhaltliche Zusammenhänge, die sich letztlich in den Begriffen Nationalität und Ethnizität fokussieren. Die Begriffe werden in Anlage 1 im elektronischen Zusatzmaterial erläutert.

„Nationalität bezeichnet die ethnische Herkunft bzw. Zugehörigkeit zu einer bestimmten Volksgruppe und wird oft synonym für den juristischen Begriff Staatsangehörigkeit verwendet" (Schubert/Klein 2018, S. 232).

„Ethnizität bezeichnet die individuell empfundene Zugehörigkeit zu einer Volksgruppe, deren gemeinsame Merkmale z. B. Sprache, Religion bzw. gemeinsame Traditionen sein können" (Schubert/Klein 2018, S. 105).

Die Vielfalt ergibt sich aus den steigenden Zuwanderungszahlen und der damit einhergehenden höheren Migranten-Quote (vgl. Köllen 2014, S. 523). In Deutschland leben 17,1 Millionen Menschen mit Migrationshintergrund. Das entspricht ca. 21 Prozent der Gesamtbevölkerung. Betrachtet man den großstädtischen Bereich, so ist der Migrationsanteil deutlich höher (vgl. Taam 2017, S. 206 f.). So haben fast 40 Prozent der Kölner einen Migrationshintergrund (vgl. CityNEWS 2018, S. 3 f.).Der zunehmende Anteil der Personen mit ausländischen Wurzeln stellt die Pflege in den Krankenhäusern vor besondere Herausforderungen, denn die subjektiven Pflegebedürfnisse und -erwartungen von Pflegebedürftigen mit Migrationshintergrund sind wenig erforscht (vgl. Schultz/Wittlif 2015, S. 6). Der Umgang mit Patient*innen, die eine andere ethnische Zugehörigkeit haben, setzt transkulturelle Kompetenz bei den Pflegekräften voraus (vgl. Binder-Fritz 2013, S. 16 f.).

Transkulturelle Kompetenz in der Pflege kann als Fähigkeit beschrieben werden, individuelle Lebenswelten und Perspektiven von Patient*innen mit ausländischen Wurzeln zu erfassen, zu verstehen und daraus entsprechend angepasste Pflegehandlungen abzuleiten. Hierbei werden Kulturalisierung[3] und Stereotypisierung bestimmter Zielgruppen vermieden. Die Pflegekräfte nehmen vor allem eine respektvolle, vorurteilsfreie bzw. eine die eigenen Vorurteile reflektierende Haltung gegenüber den betreffenden Patient*innen ein (vgl. Althaus et al. 2010, S. 29; Rommelspacher 2005, S. 186).

---

[3]„Unter Kulturalisierung wird die Praxis verstanden, <u>Kultur</u> als wesentliche, zentrale und determinierende Erklärung für (individuelle) Handlungen, Einstellungen, Verhaltensweisen, Konflikte oder Ausdrucksweisen zu verstehen. Häufig wird dabei der Kulturbegriff <u>ethnisiert</u> und Menschen werden beispielsweise auf ihre – angebliche – „türkische Kultur" festgeschrieben. Dadurch werden sie in ihrer Vielfältigkeit und Komplexität nicht wahrgenommen, sondern ausschließlich auf eine (vermeintliche oder tatsächliche) kulturelle Zugehörigkeit reduziert. Dass es sich hierbei häufig um Fremdzuschreibungen und nicht um die eigene subjektive Identifikation handelt, gerät bei kulturalisierenden Interpretationen der Wirklichkeit

Das Ziel der transkulturellen Kompetenz ist es, die Teilhabegerechtigkeit und die Chancengleichheit in der Pflege zu sichern. Intentional soll durch einen entsprechenden Kompetenzaufbau erreicht werden, dass man sich als Pflegekraft über seinen eigenen soziokulturellen Hintergrund klar wird und über seine Vorurteile und Stereotypen, die man im Laufe der Zeit entwickelt hat. Ferner soll erreicht werden, dass die Pflegekraft Kenntnisse erwirbt über Krankheiten, die bei uns kaum vorkommen, aber in anderen Ländern häufiger sind. Auch über die pflegerischen Anforderungen bei solchen Krankheiten muss die Pflegekraft im Bilde sein (vgl. Althaus et al. 2010, S. 81 f.).

Die Krankenhäuser stufen eine transkulturelle Öffnung als eher hoch ein, da sie zu einer Steigerung der Patientenzufriedenheit führt. Der aktuelle Umsetzungsstand kultursensibler Aspekte wird allerdings als eher gering angesehen (vgl. Blum/Steffen 2012, S. 74.; Droste et al. 2015, S. 12–14). Eine Untersuchung hat ergeben, dass Krankenhäuser migrationsspezifische Merkmale der Patient*innen, wie Übersetzungsbedarf, Sprachkenntnisse, Essgewohnheiten und Wertvorstellungen erfassen. Diese Informationen werden jedoch im Klinikalltag kaum eingesetzt (vgl. Tezcan-Güntekin et al. 2015, S. 16). Da immer mehr Menschen in unserer Gesellschaft eine von Migration geprägte Lebenswelt haben, ist es für die stärker geforderten Pflegekräfte wichtig ein Grundgerüst an kultursensibler Pflegekompetenz zu haben, um so den tendenziell zunehmend komplexeren Pflegeanforderungen gerecht zu werden (vgl. Dömling 2012, S. 17).

Es werden nun schlaglichtartig verschiedene Kompetenzfacetten als Gelingensbedingungen für eine kultursensible Pflege erläutert.

Eine kultursensible Pflege zielt darauf ab, die spezifischen Bedürfnisse von Patient*innen mit ausländischen Wurzeln sichtbar zu machen und ihnen einen gleichberechtigten Zugang zu Pflegeleistungen zu ermöglichen (vgl. Forum-Wissen 2018, S. 1 f.; Kultursensible Pflege o. J., S. 2).

Konzeptionell sind bei der kultursensiblen Pflege folgende Aspekte zu beachten. Neben der Biographiearbeit, die der dezidierten Erfassung der Lebensgeschichte des Patienten/der Patientin dient, und der Pflegeanamnese ist das eigene „Bild vom Fremden" ein wesentlicher Ausgangspunkt für die kultursensible Pflege. Bevor das „Bild vom Fremden" entsteht, müssen die Pflegekräfte in einem

---

häufig aus dem Blick. Durch Kulturalisierungen werden die Dichotomisierung (Zweiteilung) der Gesellschaft in Zugehörige („Wir") und Nicht-Zugehörige („die Anderen") verstärkt (Othering) und Stereotype und Zuschreibungen reproduziert" (IDA 2020).

Prozess der Selbstreflexion ihr eigenes Lebensbild wahrnehmen. Erst dann sind sie fähig -im Abgleich mit der eigenen Lebenswelt – die individuellen Lebenswelten von Migrant*innen einzuordnen und zu verstehen. Um auf „ungewöhnliche" Verhaltensweisen von Migrant*innen in der Pflege angemessen reagieren zu können, müssen die Pflegekräfte das Land und die Kultur des Patienten/der Patientin kennen. Empfehlenswert ist, für jede ethnische Gruppe eine Art Steckbrief anzulegen. In diesem Steckbrief können dann die Geschichte des Landes, die Sitten und Gebräuche, aber auch die aktuelle politische Situation ausgewiesen werden.

Allerdings können solche Steckbriefe als „standardisierte Handlungsleitlinien" nicht die Vielfalt und die Vielschichtigkeit der zu pflegenden Personen abbilden. So besteht die Gefahr, dass sie die Andersartigkeit der Zielgruppe betonen, Stereotypen verfestigen und das Einlassen auf die individuellen Bedürfnisse des Patienten/der Patientin blockieren. Trotz dieser Einschränkungen können Steckbriefe jedoch ein erstes Vertrautmachen mit der zu pflegenden Person ermöglichen. Bei Unsicherheit über die „Treffgenauigkeit" des Steckbriefes sollte nach der Devise „Nachfragen ist besser als Wissen" verfahren werden. Kulturelles Hintergrundwissen aber auch transkulturelle Erfahrungen helfen der Pflegekraft die Lebenswelt und die damit verbundenen Bedürfnisse und Einstellungen der Patient*innen mit ausländischen Wurzeln zu verstehen. Die narrative Empathie der Pflegekräfte legt Wert auf eine wertschätzende, respektvolle Haltung gegenüber den Migrant*innen. In einem entsprechenden Kommunikationskontext werden eigene Vorurteile, Rassismen und diskriminierende Handlungen reflektiert. Das individuelle Gespräch mit den Patient*innen steht im Mittelpunkt der Pflege und kann als Kommunikationsplattform genutzt werden, um z. B. im Rahmen des Erstgespräches Bedürfnisse aufzudecken oder diese im Pflegeverlauf zu aktualisieren (vgl. Lenthe 2019, 56–69, 73–84; Althaus et al. 2010, S. 79; CarEMi o. J., S. 9).

Die Sprachbarriere gilt als eine zentrale Hürde, die Patient*innen bei der Artikulation der Bedürfnisse und der Inanspruchnahme von pflegerischen Dienstleistungen entgegensteht (vgl. Brenner et al. 2018, S. 363; Althaus et al. 2010, S. 81).

Dies gilt z. B. für Personen, die als sogenannte „Kontingentflüchtlinge" aus postsowjetischen Ländern in einem Alter nach Deutschland gekommen sind, wo das Erlernen einer neuen Sprache sehr schwierig ist. Diese Personengruppe spricht kaum Deutsch und kann sich nur mit großen Schwierigkeiten oder gar nicht ausdrücken. In solchen Fällen ist es wichtig, dass das ärztliche und pflegerische Personal von einer*einem Dolmetscher*in unterstützt wird (vgl. Mikhiienko 2020).

Zur Überwindung der Sprachbarrieren werden die folgenden drei Möglichkeiten vorgeschlagen: die Verwendung von Dolmetschern, die gezielte Einstellung von mehrsprachigen Pflegekräften, die direkt mit den Patient*innen kommunizieren, und die Verwendung von schriftlichem Informationsmaterial in verschiedenen Sprachen (vgl. Seidl/Walter 2010, S. 29 f.).Die Mitarbeiter*innen, die Dolmetscherdienste leisten, müssen allerdings mit dem pflegerischen und medizinischen Vokabular vertraut sein, damit keine Missverständnisse entstehen. Falls professionelle Dolmetscher*innen nicht ad-hoc und face-to-face zur Verfügung stehen, können z. B. telefonische Dolmetscherdienste, Gesundheitswörterbücher, Zeichnungen, Puppen, visuelle Wörterbücher und Piktogramme genutzt werden. In manchen Pflegesituationen reicht es aus, den Körper als Kommunikationsmittel zu benutzen und sich mit Zeichensprache zu verständigen (vgl. Hinner 2011, S. 53 f., 62 f.).

Schlüsselkriterien für eine vertrauensvolle und effektive Beziehung zum Patienten bzw. zur Patientin sind Respekt und Wertschätzung. Im Verhältnis Mitarbeiter*in und Patient*in sollte jegliche Art von „Othering" vermieden werden.

Von „Othering" spricht man, wenn z. B. die Pflegekraft sich von einer anderen Gruppe abgrenzt, indem sie die nicht-eigene Gruppe als andersartig und fremd beschreibt. Dies geschieht meist innerhalb eines Machtgefälles zwischen Patient*in und Pflegekraft. So sind die als anders Beschriebenen von Diskriminierung betroffen und haben wenig Möglichkeiten, sich gegen die Zuschreibung zu wehren. Othering führt zu einer Distanzierung von einer Gruppe, deren Eigenschaften, Bedürfnisse und Fähigkeiten als besonders hervorgehoben werden. Unabhängig davon, ob die Eigenschaften der Gruppenmitglieder als positiv oder negativ gewertet werden, werden sie als abweichend von der Norm interpretiert. Die zur Gruppe gehörenden Personen werden dadurch ausgegrenzt. Die andere „fremde" Gruppe wird im Vergleich abgewertet und durch diese Abwertung wird ein positives Selbstbild erzeugt (vgl. Schönhuth 2017, S. 2 f.; DiversityArtsCultur o. J., S. 1).

Die Vermeidung von Othering bedeutet für die Interaktion mit Migrant*innen oder anderen Bevölkerungsgruppen (z. B. Sinti und Roma) die Vermeidung jeder Art von Essenzialisierungen bei der z. B. bestimmten Gruppen (Herkunft, Nationalität) aufgrund angeblicher Wesensmerkmale bestimmte Attribuierungen (Eigenschaften) zugeschrieben werden, die alleine auf die Herkunft oder Nationalität des Patienten oder der Patientin zurückzuführen sind. Um dies zu vermeiden und um ein wertschätzendes und gleichberechtigtes Klima ohne Geringschätzung anderer nationaler oder kultureller Hintergründe zu schaffen, sollten gerade in

Krankenhäusern mit einer ethnischen bzw. national sehr vielfältigen Patienten-struktur darauf geachtet werden, dass solche Prozesse und Praktiken konsequent aufgedeckt und abgebaut werden. Dies ist für viele Beschäftigte in den Kranken-häusern, den Pflegeeinrichtungen und in den Unternehmen der ambulanten Pflege möglicherweise nicht immer leicht, da solche „diskriminierenden" Praktiken nicht immer bewusst sind. Entsprechende Trainingseinheiten, z. B. im Rahmen von Fortbildungsmaßnahmen, können die Belegschaft entsprechend qualifizieren und sensibilisieren (vgl. Köllen 2014, S. 525 f.).

Damit die Pflege bedürfnis- und erwartungsgerecht gestaltet wird, ist es not-wendig Ähnlichkeiten und Unterschiede in den Bedürfnissen und Erwartungen an die Pflege bei verschiedenen Bevölkerungsgruppen zu kennen. Dabei ist allerdings zu berücksichtigen, dass die Personen mit ausländischen Wurzeln eine hetero-gene Gruppe sind (vgl. Tezcan-Güntekin 2015, S. 6, 9). So müssen zum Beispiel Migrant*innen aus der Türkei[4] sehr differenziert wahrgenommen werden. Pati-ent*innen bezeichnen sich selbst z. B. als türkisch, kurdisch oder armenisch. Sie legen Wert auf einen bestimmten historischen und kulturellen Hintergrund. Einige sind irritiert, wenn ihre kurdische oder armenische Identität mit dem Türkischen gleichgesetzt wird. Auch der soziokulturelle Unterschied hat Einfluss auf die Pfle-gebedürfnisse. Hier spielt z. B. die Religion (muslimisch, alevitisch, christlich), die geografische Herkunft (kleines, landwirtschaftlich geprägtes Dorf oder große Stadt) und die Bildungsaspiration eine Rolle. Für diese Vielfalt und damit verbun-den für unterschiedliche Bedürfnisse muss die Pflegekraft sensibilisiert sein (vgl. CarEMi o. J., S. 9).

Vor dem Hintergrund bestehender Entwicklungs- und Verbesserungspotentiale, was Inklusion und den konstruktiven Umgang mit Vielfalt im Handlungsfeld Pflege anbetrifft, wurden im Rahmen einer Studie des Deutschen Krankenhaus-instituts zur Förderung der Kultursensibilität folgende Handlungsempfehlungen herausgegeben (vgl. Blum/Steffen 2012, S. 77–81):

- Die Kultursensibilität des Krankenhauses und in der Pflege sollte im Leitbild der Einrichtung verankert sein.
- Die Kultursensibilität sollte systematisch im Sinn eines kontinuierlichen Ver-besserungsprozesses weiterentwickelt werden. Diese Systematik sollte den Schritten Planung von kultursensiblen Aktivitäten, Umsetzung, Evaluation und Weiterentwicklung folgen.

---

[4]Mit knapp 1,5 Millionen Personen sind die Türken die größte ausländische Bevölkerungs-gruppe in Deutschland (Destatis 2020).

- Die Pflegekräfte sind für den Umgang mit Patient*innen, die ausländische Wurzeln haben, zu qualifizieren.
- Alle migrationsspezifischen Informationen und Materialien sollten zentral erfasst werden. Sie sollten für die Pflegekräfte zugänglich sein (z. B. Intranet oder Dokumentationsordner). Zu diesen Informationen gehören u. a. länder- und kulturspezifische Informationen, Listen mit Dolmetscher, Kontaktadressen zu Migranten- und Flüchtlingsorganisationen und zu kulturspezifischen Organisationen und Vereinen. Wichtig ist, dass diese Informationen regelmäßig gepflegt und aktualisiert werden.
- Für Patient*innen sollten Übersetzer*innen jederzeit verfügbar sein.
- Wichtige Informationsmaterialien für die Patient*innen sollten mehrsprachig vorliegen, zumindest für die häufigsten Herkunftsländer, u. a. EU, Türkei, Polen, Syrien (vgl. Destatis 2020). Auch der Internetauftritt sollte mehrsprachig sein. Informationen sollten auch in leichter Sprache bereitgestellt werden (vgl. Bundesministerium für Arbeit 2018).
- Zur Sicherung und Stärkung der kultursensiblen Kompetenz der Pflegekräfte erscheint es sinnvoll differenzierte Krankenhaus- und Verhaltensempfehlungen zu formulieren. Auf diese Informationen müssen die Pflegekräfte jederzeit zurückgreifen können.
- Bei Patient*innen mit geringen Deutschkenntnissen oder eingeschränkter Sprachfertigkeit sollten sich die Pflegekräfte einer einfachen Sprache bedienen und die Sprachgeschwindigkeit herabsetzen.
- Gesundheits- und Krankheitsvorstellungen, die Manifestation von Krankheiten und Medikamentenwirkungen, die Symptomwahrnehmung und -artikulation sowie die Patientenadhärenz können kulturspezifisch variieren. Das entsprechende Bewusstsein und das Know-how sollte bei den Pflegekräften vorhanden sein, damit sie bei Bedarf bedürfnisgerecht Abweichungen vom üblichen Pflegestandard vornehmen können.
- Religiöse und kulturelle Besonderheiten in der Verpflegung sollten beachtet werden. Das Krankenhaus sollte Essgewohnheiten anderer Religionen und Kulturen auch hinsichtlich der Zubereitung (z. B. koscher oder halal) berücksichtigen.
- Soweit Patient*innen dies wünschen und/oder die Belegungssituation dies zulässt, können kulturelle Aspekte bei der Belegungsplanung berücksichtigt werden. Dies ist zum Beispiel dann von Bedeutung, wenn zu erwarten ist, dass Migranten gemäß ihrer kulturellen Tradition häufig von vielen Angehörigen besucht werden (vgl. Hinner 2011, S. 61).

- Falls im Krankenhaus Medien installiert sind, sollte die Möglichkeit geschaffen werden, dass die Patient*innen mit Migrationshintergrund Fernseh- und Radiosender ihrer Herkunftsländer empfangen können.

Der Anteil der Bevölkerung mit Migrationshintergrund wird in den nächsten Jahren weiter zunehmen (vgl. bpb 2019, S. 1 f.). Nach Meinung von Expertinnen und Experten ist davon auszugehen, dass Menschen mit Migrationshintergrund ein höheres Krankheitsrisiko haben. Diese Entwicklungen werden in den nächsten Jahren die Kliniken vermehrt zwingen die Kultursensibilität im Handlungsfeld Pflege intentional und strategisch auszubauen (vgl. Droste et al. 2015, S. 83).

9.3.2 Kerndimension: Alter

Krankenhäuser sind Orte der Hochleistungsmedizin. Sie setzen im Wesentlichen eine*n orientierten, kommunikationsbetonten und kooperativen Patient*in voraus, die*der auf eine klare Diagnose festgelegt werden kann und entsprechend zielorientiert behandelt wird (vgl. Teschauer 2010, S. 1). Dies gilt für Personen aller Altersgruppen. Allerdings stellt sich mit zunehmendem Alter der Patientin/des Patienten die Frage, ob diese Voraussetzungen noch realistisch sind. Mit zunehmendem Alter steigt nämlich das Risiko, dass ein Patient*in mit kognitiven Defiziten eingeliefert wird. Die Defizite äußern sich z. B. in einer Verwirrtheit. Eine solche Verwirrtheit kann zahlreiche Ursachen haben. Sie kann auf eine Demenz zurückzuführen sein (vgl. ICD-Code 2020: Demenz).

Die Prävalenz einer Demenz wird in Akutkrankenhäusern mit bis zu 63 Prozent angegeben. Je höher das Lebensalter, desto größer ist das Risiko eine Demenz zu entwickeln. Der Anteil der Menschen mit Demenz beträgt in der Gruppe der 80–84jährigen ca. 26 Prozent, in der Gruppe der 90jährigen und älter knapp 41 Prozent. Aufgrund der steigenden Lebenserwartung und aufgrund der demografischen Veränderungen wird die Zahl der Menschen mit einer Demenz weiter steigen (vgl. Bickel et al. 2019, S. 11–14; Püllen 2019, S. 30 f.; Bickel 2018, S. 1). Die meisten Krankenhäuser sind nicht auf Menschen mit Demenz eingestellt. Alzheimer Gesellschaften erhalten immer wieder erschreckende Berichte über Krankenhausaufenthalte (vgl. Deutsche Alzheimer 2020, S. 1).

Verwirrtheitszustände zeigen sich bei älteren Patient*innen auch bei einem akuten Delir. Bei der Bezeichnung „älterer Patient" wird sich angelehnt an die Beschreibung des Statistischen Bundesamtes und an die Zuständigkeit der geriatrischen Medizin (vgl. Destatis 2016, S. 12; Deutsche Gesellschaft für Geriatrie 2019, S. 1). „Ältere Menschen" sind Personen ab dem 65. Lebensjahr. Häufig

kommt die delirbedingte Verwirrtheit im Zusammenhang mit einem Krankenhausaufenthalt vor, häufig in der Folge eines operativen Eingriffs (postoperatives Delir)
(vgl. Ministerium für Gesundheit 2012, S. 9; ICD-Code 2020a: Delir).

Etwa 50 Prozent aller Personen über 65 Jahren, die in ein Krankenhaus eingeliefert wurden, entwickeln ein Delir (vgl. Bickel et al. 2019, S. 14 f; Ministerium
für Gesundheit 2012, S. 12).

Während das „Altersdelir" relativ gut therapierbar ist und sich bei entsprechenden Interventionen innerhalb weniger Tage komplett zurückbildet, ist eine
Demenz unheilbar. Neben medikamentösen Interventionen durch den Arzt können
nicht-medikamentöse Maßnahmen aus dem Bereich der gerontopsychiatrischen
Pflege der Entwicklung eines Delirs vorbeugen bzw. die Rückbildung eines Delirs
unterstützen (vgl. Kratz et al. 2015a, S. 289 f.; Kratz et al. 2015b, S. 10; Höwler 2016, 11–13; Feil/de Klerk-Rubi 2017, S. 15; Savaskan/Wollmer 2018, S. 78;
Demenzportal 2019, S. 1 f.). Durch eine Studie konnte bestätigt werden, dass die
Etablierung eines Delir-Pflegers/einer Delir-Pflegerin, die Anwendung pflegerischer Maßnahmen, die postoperative Begleitung sowie die Aktivierung bei älteren
und kognitiv eingeschränkten Patient*innen mit einer Reduktion des Risikos für
ein postoperatives Delir assoziiert sind (vgl. Kratz et al. 2015a, S. 289).

Das Delir ist durch einen akuten Beginn und einen fluktuierenden Verlauf
gekennzeichnet. Es ist reversibel. Die Demenzerkrankung ist chronisch und fort-
schreitend. Sie führt bei den Patient*innen zu Persönlichkeitsveränderungen. Die
„neuen" Persönlichkeitsmerkmale sind mit explizit geäußerten und/oder von der
Pflegekraft implizit erschlossenen Bedürfnissen verbunden. Die Pflegekräfte müssen im Sinne der Teilhabegerechtigkeit diese Bedürfnisse berücksichtigen, auch
wenn sie nicht in den standardisierten Pflegeablauf passen. Darüber hinaus muss
die Pflegekraft berücksichtigen, dass die Erkrankung mit Handlungen und Ver-
haltensmustern verbunden ist, die zur Eigen-Gefährdung der Patient*innen führen
können. Da es häufig vorkommt, dass den Pflegekräften eine Demenzerkrankung
gar nicht bekannt ist, ist es sinnvoll, zumindest bei Patient*innen ab 65 Jahren,
ggf. auch unter der Beteiligung von Angehörigen, demenzbezogene Informationen
einzuholen[5] bzw. eine kognitives „Demenz-Screening" durchzuführen. Ein Scree-
ning ermöglicht eine frühzeitige Detektion der kognitiven Defizite. Bestimmte
Anzeichen (z. B. häufiges Nachfragen, in der Nacht nach dem Frühstück verlangen, Patient*in sucht das Zuhause) können auf eine Demenz hinweisen.
Vermutet die Pflegekraft aufgrund der Anzeichen eine Demenz sollte eine Diagnosestellung eingeleitet werden. Im Rahmen der Pflegeanamnese sollten bei

---

[5]Die deutsche Alzheimer Gesellschaft hat einen solchen Informationsbogen entworfen (vgl.
Deutsche Alzheimer o. J.).

und für Menschen mit Demenz u. a. die folgenden Aspekte erfasst werden: Kommunikationsvermögen, Orientierung und Kognition, Mobilität und Sturzrisiko, Vorlieben bei Essen und Trinken, Ausscheidungsverhalten, Störungen im Tag-Nacht-Rhythmus, Weglauftendenz, Fremdaggressivität, Mitteilungsfähigkeit im Hinblick auf Schmerzerfassung (vgl. Amadori 2019, S. 125–130; Deutsche Alzheimer 2019, S. 9; Bayerisches Staatsministerium 2011, S. 7).

Bisher ist in vielen Krankenhäusern die Demenz eine Nebendiagnose, die in der Pflege wenig Beachtung findet. Meist ist eine andere Erkrankung der Anlass für den Krankenhausaufenthalt. Liegt allerdings eine „unerkannte Demenz" vor, dann dominiert meist die Demenzerkrankung das Versorgungsgeschehen in der Pflege (vgl. Wingenfeld 2009, S. 20). In den Akutkrankenhäusern gehören Patient*innen mit kognitiven Einschränkungen zum Pflegealltag. Sie stellen für die Pflegekräfte eine besondere Herausforderung dar. In einer Studie gaben 82 Prozent der Pflegekräfte an, immer häufiger mit demenzkranken Patient*innen zu tun zu haben. 30 Prozent der Befragten fühlten sich allerdings für den Umgang mit diesen Patienten nicht ausreichend qualifiziert (vgl. Kirche-Peters/Krupp 2019, S. 12). Da Demenzerkrankungen meist erst während des Krankenhausaufenthaltes diagnostiziert werden, besteht die Gefahr, dass – nach der Devise „Nebendiagnose = Nebeninteresse" – die besonderen Pflegeanforderungen, die Demenzpatient*innen an die Pflegekräfte stellen, nicht berücksichtigt werden (vgl. Deutsche Alzheimer 2020, S. 1 f.; Wingenfeld 2009, S. 2, 8). Selbst dann, wenn die Demenzerkrankung erkannt ist, führt bei Pflegekräften mangelndes Wissen über die Erkrankung und deren Auswirkungen nicht nur zu einer großen Ratlosigkeit, sondern oft auch zu Aggression. Bestimmte Verhaltensweisen der Patient*innen werden nicht als typische Anzeichen einer Demenz, sondern als bewusst gesteuerte Böswilligkeit interpretiert. Auf der anderen Seite kann das an sich gut gemeinte Bemühen der Pflegekraft, die demenzerkrankte Person durch ständiges Richtigstellen an die „Normalität" auf der Station heranzuführen, bei der kranken Person zu Aggression führen und die Symptomatik der Demenz weiter verstärken. Für eine gute Kommunikation mit den Patient*innen ist es wichtig sich auf die „besondere Art" einzulassen. Es muss auf jeden Fall verhindert werden, dass der Abbau einer kognitiven Leistungsfähigkeit mit einer Entpersonalisierung oder gar Entmenschlichung gleichgesetzt wird (vgl. Kirchen-Peters/Krupp 2019, S. 35, 38).

Aus Gründen der Teilhabegerechtigkeit und Chancengleichheit haben die Demenzpatient*innen, wie alle anderen Patient*innen auch, einen Anspruch auf eine Pflege, die ihren Bedürfnissen gerecht wird und ihre spezielle Situation berücksichtigt. Auch hier spielt eine zielgruppengerechte interaktive Kommunikation eine wichtige Rolle.[6] Neben einer wertschätzenden Kommunikation sind bei Demenzpatient*innen u. a. folgende Kommunikationsregeln zu beachten: möglichst nicht widersprechen, Aussagen nach Möglichkeit nicht korrigieren, Körperberührung achtsam und respektvoll einsetzen, Pflegehandlungen benennen und erklären (vgl. Deutsche Alzheimer 2019, S. 10).

Erhöhte Anforderungen an die Pflegekräfte stellt ein mit der Demenzerkrankung verbundenes „Herausforderndes Verhalten" dar. Dieses Verhalten wird häufig als „Verhaltensstörung" eingestuft. Es sind unerwünschte wie auch selbst- und fremdverletzende Verhaltensweisen, die als Ausdruck von Bedürfnissen, als Mitteilungen an die Umwelt und als Ausdruck von Angst und Überforderung verstanden werden. Das herausfordernde Verhalten tritt bei Demenzpatient*innen im Krankenhaus häufig dann auf, wenn sie über einen längeren Zeitraum keine Betreuung, Beschäftigung oder direkte Ansprache erhalten. Diese Patient*innen müssen individuell und intensiv betreut werden (vgl. Kirchen-Peters/Krupp 2019, S. 47).

Aufgrund der derzeitigen Studienlage liegen für verschiedene Pflegekonzepte keine ausreichende Evidenz vor. Die Erfahrung in der Pflegepraxis hat allerdings gezeigt, dass bestimmte Pflegeinterventionen bei den Patient*innen die Krankheitsfolgen mindern können. Da Demenz nicht heilbar ist, liegt der Fokus der Pflege auf der Aufrechterhaltung der Funktionsfähigkeit der Betroffenen. Werden erprobte Pflegesettings realisiert, kann dadurch auch das Pflegepersonal entlastet werden (vgl. Rieckmann et al. 2009, S. 1 f., 5–7).

Die folgenden Handlungsempfehlungen für die Pflege von Personen mit einer Demenzerkrankungen werden genannt (vgl. Deutsche Alzheimer 2019, S. 11–13; CNE.magazin 2016, S. 20 f.; Hennig et al. 2015, S. 9; Bayerisches Staatsministerium 2011, S. 7–9; AG Demenz 2007, S. 1):

- Sorgen Sie für eine ruhige und unbürokratische Atmosphäre.
- Lassen Sie bei Untersuchungen Menschen mit Demenz nicht allein. Muten Sie ihm wenig Wartezeit zu.
- Beziehen Sie Angehörige/Bezugspersonen mit in die Pflege ein. Erfragen Sie bestimmte Gewohnheiten, Bedürfnisse und Rituale (z. B. Apfel vor dem Essen schälen und in vier Teile schneiden oder Scheibe Brot zur Suppe reichen).
- Ermöglichen Sie Rooming-in.
- Führen Sie Visiten mit Angehörigen durch.

---

[6]Die deutsche Alzheimer Gesellschaft hat Tipps zur besseren Verständigung mit Menschen mit Demenz herausgegeben (Deutsche Alzheimer o. J. a).

- Vermeiden Sie freiheitsentziehende Maßnahmen („Die furchtbaren Drei": Bettgitter, Fixiergurte, Psychopharmaka) z. B. als Antwort auf herausforderndes Verhalten. Intensivieren Sie die Betreuung. Nutzen Sie die Möglichkeiten einer wertschätzenden Kommunikation.
- Halten Sie auf Wunsch des Patienten/der Patientin Körperkontakt (Hand, Schulter, Rücken).
- Beziehen Sie geschulte Ehrenamtliche („Grüne Damen") in die Betreuung ein.
- Achten Sie auf klare und einfache sowie immer wiederkehrende Pflegeabläufe.
- Nutzen Sie, z. B. in Absprache mit den Angehörigen, Gegenstände, die an das eigene Leben und an das private Umfeld erinnern (z. B. Uhr, Fotos, täglich verwendete Gegenstände).

Die folgenden Erfahrungen wurden von Menschen mit Demenz im Krankenhaus u. a. als belastend empfunden: Unverständliche Sprache, Emotionale Überforderung, überhöhte Geschwindigkeit, erzwungene Untätigkeit.

Eine Mitarbeiterin der Alzheimer Gesellschaft Niedersachsen e. V. hat auf die Frage nach den Pflegebedürfnissen von Demenzpatient*innen hervorgehoben, dass es für die Menschen mit einer Demenzerkrankung besonders wichtig ist, dass sie weiterhin als Mensch wahrgenommen werden und dass sie die Möglichkeit haben selbstbestimmt zu entscheiden bzw. an Entscheidungen beteiligt zu werden. Menschen mit Demenz brauchen mehr Zeit (vgl. Sädtler 2020, S. 1 f.).

„Das oberste Bedürfnis ist es weiterhin als Mensch wahrgenommen zu werden und so lange wie möglich selbstbestimmt entscheiden zu können, bzw. dazu befähigt werden entscheiden zu können (Adhärenz/Empowerment). Das bedeutet, das nicht über die Köpfe der Menschen hinweg kommuniziert wird, sondern solange es geht, Menschen mit Demenz bei allen Entscheidungen beteiligt werden. Kommunikation, im Sinne von bspw. Visiten, Aufklärungsgespräche, Einschätzungsskalen, wie z. B. Schmerzskalen, muss entsprechend auch langsamer ablaufen können und Materialien angepasst werden, um dieses Bedürfnis zu erfüllen. Menschen mit Demenz brauchen Zeit.

Menschen mit Demenz benötigen Orientierungshilfen, um sich nicht hilflos zu fühlen. Kalender, Uhren und geschriebene Informationen, Merkzettel, helfen im Patientenzimmer zurechtzukommen. Und gerade in fortgeschrittenen Stadien ist es hilfreich nicht allein zu sein. Die Aufnahme von Begleitpersonen kann sowohl die Pflege entlasten und vereinfachen als auch den betroffenen eine große Stütze sein. Menschen mit Demenz brauchen eine Tagesstruktur und Begleitung, deswegen geraten Betreuungskonzepte im Krankenhaus immer mehr in den Fokus" (Sädtler 2020, S. 1 f.)

9.3.3 Kerndimension: Sexuelle Orientierung

Die Akzeptanz gegenüber Personen mit unterschiedlicher sexueller Orientierung nimmt in Deutschland stetig zu (vgl. Arant et al. 2019, S. 54). Andererseits wird darauf hingewiesen, dass im Handlungsfeld Pflege die Bedürfnisse und Lebensformen der Menschen mit sexuellen Orientierungen, die von den Normen abweichen, nicht berücksichtigt werden. Wer lesbisch, schwul, bisexuell oder transsexuell ist, fühlt sich im Krankenhaus oft fremd, sogar stigmatisiert (vgl. Kohrs 2018, S. 1–3). Die Erfassung der sexuellen Orientierung ist für Pflegekräfte auch schwierig, da diese für andere nicht sichtbar ist. Die meisten Menschen denken bei diesem Thema binär. Sie unterscheiden zwischen heterosexuell und homosexuell. Diese Unterscheidung ist aber nach heutigem Verständnis zu eng gefasst (vgl. Arant et al. 2019, S. 32). Heterosexualität stellt in unserer Gesellschaft bisher die Norm dar und wird als normal betrachtet. Diese binäre Sicht von Sexualität teilen auch die meisten Pflegekräfte. Das Problem mit den Normen besteht nun darin, dass sie nicht nur neutral beschreiben, sondern auch wertend sind. So wird „normal" oft mit „richtig" oder „gut" gleichgesetzt, unnormal mit „falsch" und „schlecht". Das normative binäre Geschlechtermodell wird mittlerweile auch in wissenschaftlichen Studien angezweifelt (vgl. Ghattas/Sabisch 2017, S. 158, 181).

Für LSBTI-Menschen kann sich die vorherrschende gesellschaftliche Ausrichtung an der Heterosexualität und Zweigeschlechtlichkeit belastend auf die Gesundheit auswirken. Umgekehrt kann die Anerkennung einer differenzierten Geschlechtlichkeit positive Effekte auf die Zufriedenheit und die Gesundheit haben (vgl. Pöge et al. 2020, S. 3). Es gibt Hinweise dafür, dass die Gesundheitsversorgung noch nicht ausreichend an die Bedürfnisse von LSBTI-Personen angepasst ist. Es fehlt häufig an Fachwissen und an der notwendigen Sensibilität im Umgang mit LSBTI-spezifischen Gesundheitsthemen (vgl. Pöge et al. 2020, S. 20).

Die Differenzierung bei der sexuellen Orientierung und die damit in Verbindung stehenden Biografien sind für die Pflege relevant (vgl. Kohrs 2018, S. 1). So zeigt sich zum Beispiel, dass das seelische Wohlbefinden von LSBTI-Personen besser ist, wenn ihre sexuelle Orientierung auf ein verständnisvolles und unterstützendes soziales Umfeld stößt (vgl. Pöge 2020, S. 19 f.). Manch eine Pflegekraft fragt sich vielleicht, warum sie sich mit der Kerndimension „sexuelle Orientierung" beschäftigen muss. Sexualität sei doch Privatsache. Hierbei wird allerdings verkannt, dass die Menschen ihre sexuelle Orientierung als Teil ihrer Identität verstehen und diese in allen sozialen Kontexten leben möchten. Das gilt auch für den Bereich der Pflege. Es geht um Chancengleichheit, um Teilhabegerechtigkeit und Inklusion (vgl. Schwulenberatung 2018, S. 13).

„Sexuelle Orientierung meint die Ausrichtung der sexuellen und emotionalen Bedürf-nisse eines Menschen auf andere Menschen desgleichen oder des anderen Geschlechts oder auf beide Geschlechter. Dabei wird die gegengeschlechtliche Orientierung als heterosexuell, die gleichgeschlechtliche als homosexuell und die auf beide Geschlech-ter bezogene Orientierung als bisexuell bezeichnet" (Göth/Kohn 2014, S. 6).

Um alle Patient*innen im Sinne einer uneingeschränkten Teilhabe gleich gut zu pflegen, ist es wichtig, beispielsweise Gruppenzugehörigkeiten und individuelle Identitätsmerkmale wahrzunehmen (vgl. Schwulenberatung 2018, S. 15 f.). Die Pflegekraft muss die sexuelle Identität des Patienten/der Patientin beachten. Sie muss notfalls auch gegenüber Mitpatient*innen im Krankenhaus, deren Verständ-nis von Misstrauen oder sogar Verachtung gegenüber einer sexuellen Identität, die von der Norm abweicht, geprägt ist, verteidigen (vgl. Lehn 2020, S. 2).

Es gibt verschiedene Ebenen der sexuellen Orientierung. Die meisten Men-schen empfinden heterosexuell. Die deutsche Abkürzung LSBTIQ steht als „Platzhalter" für Lesben, Schwule, Bisexuelle, Transidente, Intersexuelle und Queers. Die mit LSBTIQ verbundene sexuelle und geschlechtliche Vielfalt kann folgendermaßen beschrieben werden. Lesbisch sind Frauen, deren Begehren sich ausschließlich auf Frauen richtet. Schwul sind Männer deren Begehren sich aus-schließlich auf Männer richtet. Bisexuell sind Menschen, die sich zu Menschen des gleichen oder eines anderen Geschlechts hingezogen fühlen. Transident sind Menschen, deren Geschlechtsidentität von dem Geschlecht abweicht, das ihnen bei der Geburt zugewiesen wurde. Intersexuelle sind Menschen, die mit Varia-tionen der weiblichen und männlichen Geschlechtsmerkmale geboren werden. Queer ist der Sammelbegriff für alle von der Heteronormalität abweichenden Geschlechtsidentitäten und Lebensweisen (vgl. Kahl-Rüther et al. 2018, S. 44 f.; Schwulenberatung 2018, S. 16, 28–32; Klocke/Küppers 2017, S. 182 f.).

Aufgrund des Merkmals „Sexuelle Orientierung" gibt es im Lebensbereich „Gesundheit und Pflege" Diskriminierungserfahrungen, die einer gleichberech-tigten Inanspruchnahme von Pflegeleistungen entgegenstehen. Die Diskrimi-nierungen gegenüber Patient*innen reichen von Gleichgültigkeit oder Nicht-Ernstnehmen über soziale Distanzierung (z. B. durch moralisierende Abwertung), verbale Aggression (z. B. Verwendung von Begriffen wie „pervers" oder „Zwit-ter") bis zu Versuchen der Konversion der sozialsexuellen Orientierung bei homo-

und bisexuellen Patient*innen (vgl. Wolf 2019, S. 150, 158; Leitner 2019, S. 1–3; Schwulenberatung 2018, S. 20 f.; Schlenzka 2017, S. 266; Bachmann 2012, S. 11 f, 35–37; Wolf 2010, S. 2166 f.)

Um Teilhabehindernisse und Barrieren bei der Umsetzung der Leitidee Inklusion im Handlungsfeld Pflege zu identifizieren, ist es wichtig Tatbestände und Sachverhalte zu kennen, die für eine LSBTIQ-sensible Pflege von Bedeutung sind. Zu diesen Tatbeständen gehören die folgenden Aspekte:

- Unsere Gesellschaft ist auf das binäre Geschlechtermodell ausgerichtet. Alles was nicht in die Schublade „heterosexuell" reinpasst, ist potenziell bedrohlich. Häufig reagiert man als Pflegekraft deshalb nicht auf individuelle Anliegen, die mit der „anderen" sexuellen Identität verbunden sind. Man ist irritiert und ignoriert (vgl. Lehn 2020, S. 1).
- Viele Pflegekräfte haben gegenüber LSBTIQ-Patienten Angst etwas Falsches zu sagen. Sie haben Berührungsängste, fragen deshalb gar nicht und „schauen weg". Pflegekräfte, denen z. B. genderflexibles Verhalten nicht bekannt ist oder die ein solches Verhalten sogar ablehnen, werden von einem nicht heteronormativen Verhalten irritiert sein (vgl. Lehn 2020, S. 2; Stummer 2019, S. 10).
- Die sexuelle Identität des Patienten/der Patientin wird von der Pflegekraft nicht wahrgenommen bzw. nicht erkannt. Dies ist zunächst auch verständlich, da eine andere sexuelle Orientierung nicht sichtbar ist. Für Biographiearbeit, die auch Aspekte der sexuellen Orientierung miteinschließt, bleibt im Pflegealltag keine Zeit (vgl. Gerlach/Schupp 2018, S. 198).
- Pflegekräfte ziehen eine nichtheterosexuelle Lebensform bei der Pflegeanamnese nicht in Erwägung (vgl. Gerlach 2019, S. 6). Aber, selbst dann, wenn ein*eine Patient*in nicht offen mit der sexuellen Orientierung umgeht, kann eine „verstehende Pflegekraft" an der Art, wie der*die Patient*in kommuniziert, welche Sprache er*sie nutzt und wie er*sie sich verhält mehr pflegerelevante Informationen erfassen als eine Pflegekraft mit dem „heteronom geprägten Blick" gesehen hätte (vgl. Stummer 2019, S. 10).
- Hinzu kommt, dass bei den Pflegekräften das Verständnis für die Geschichte (u. a. „Schwulenparagraf" § 175 StGB)[7] und die besondere Vulnerabilität von LSBTIQ-Personen fehlt. Diese ergibt sich aus den Erfahrungen von

---

[7]Der sogenannte Schwulenparagraf § 175 StGB wurde 1994 abgeschafft. Bis dahin war die gleichgeschlechtliche Liebe zwischen Männern strafbar. Eine Freiheitsstrafe bis zu fünf Jahren konnte verhängt werden (vgl. Homowiki 2006, S. 2). In 50 000 Fällen kam es nach dem 2. Weltkrieg zur Verurteilung wegen gleichgeschlechtlicher „Unzucht" (vgl. Kahl-Rüther et al. 2018, S. 12; BISS 2016, S. 1 f.).

Verhöhnung, Kriminalisierung und Pathologisierung. Schwule Männer über 65 schämen sich heute häufig noch, nicht für ihre Liebe zu anderen Männern, sondern für eine Biografie, die dadurch geprägt wurde, dass sie ihre Homosexualität nicht offen ausleben konnten (vgl. Pulver 2018, S. 57 f.).

- Aus internationalen Studien geht hervor, dass LSBTIQ-Menschen ein erhöhtes Risiko für psychische Erkrankungen und Suizidalität haben. Das erhöhte Krankheitsrisiko kann aus Minoritätenstress resultieren, dem LSBTI-Menschen ausgesetzt sind (vgl. Pöge 2020, S. 2; Plöderl 2016, S. 140–151; Bachmann 2012, S. 13 f.).

„Minoritätenstress bezeichnet ein definiertes, hohes und chronisches Stressniveau, dem Angehörigen einer stigmatisierten Bevölkerungsminderheit ausgesetzt sind. Es wird als soziale Determinante anerkannt und beinhaltet Stigmaerfahrungen, Ausgrenzungen und Diskriminierungen, die die gesundheitliche Situation und Lebensqualität von LSBT*-Personen beeinflussen" (Gerlach/Schupp 2018, S. 251).

Der Minoritätenstress kann dazu führen, dass eine gesundheitliche Versorgung zu spät in Anspruch genommen wird und dadurch der Heilungsverlauf erschwert wird (vgl. Gerlach/Schupp 2018, S. 251). Aufgrund einer sexuellen Orientierung, die durch ein LSBTIQ-Profil mit speziellen Bedürfnissen und Interessenslagen verbunden ist, ergeben sich für die Pflege folgende diversitätssensible Handlungsempfehlungen (vgl. Nano 2020, S. 111 f., 121 f.; Gerlach 2019, S. 5–8; Schupp 2019, S. 16–25; Stummer 2019, S. 9 f.; Kahl-Rüther et al. 2018, S. 29–31; Lottmann/Kollak 2018, S. 59 f.; Pulver 2018, S. 57 f.; Schwulenberatung 2018, S. 20; Stummer 2014, 34; Schwulenberatung o. J., S. 3–9):

- Die Pflegekräfte haben Zugang zu Informationsmaterial bzgl. LSBTI-Menschen, um sich bei Bedarf auch autodidaktisch entsprechende Kenntnisse anzueignen.
- Die Pflegekräfte ziehen bereits bei der Pflegeanamnese eine nichtheterosexuelle Beziehung und Lebensform in Erwägung. Beim Aufnahmegespräch herrscht eine Atmosphäre der Offenheit im Hinblick auf die Diversität der Biografien.
- Der Name und das Pronomen, mit dem sich die zu pflegende Person identifiziert, wird von der Pflegekraft verwendet.
- Selbst wenn Patient*innen mit ihrer sexuellen Identität nicht offensiv umgehen („coming-out"), sind von der Heteronorm abweichende Orientierungen zu berücksichtigen und als normal anzusehen.

- Pflegekräfte sollten in ihrem Verhalten die Patient*innen ermuntern sich zu outen. Die Schaffung eines guten Vertrauensverhältnisses durch wertschätzende Kommunikation kann dies fördern. Haben die Patient*innen den Eindruck, dass es besser ist sich nicht zu outen oder wird ihnen explizit oder implizit vermittelt, dass die sexuelle Identität für die Pflege nicht relevant ist, dann kann dies den Pflegeprozess beeinträchtigen.
- Ein sensibler Umgang mit der Sprache kann dazu beitragen, dass der*die Patient*in vermittelt bekommt, angenommen zu sein. Standardfragen im Anamnesebogen nach dem Familienstand (ledig, verheiratet, geschieden) wirken eher vertrauensbelastend, da sie im Zusammenhang mit einem heteronomen Leben stehen. Offene Fragen können LSBTI-Menschen eher ermuntern ihre tatsächliche Lebenssituation mitzuteilen.
- Den Patient*innen wird deutlich gemacht, dass ihre sexuelle Identität beachtet und akzeptiert wird.
- Die Pflegekräfte sind fähig und bereit die sexuelle Orientierung beim Pflegehandeln zu berücksichtigen („Regenbogenkompetenz"). Hierzu gehören körperbezogene Kenntnisse, aber auch die Bereitschaft ggf. Mitglieder der „Wohnfamilie" bzw. der persönlichen Community mit in die Pflege einzubeziehen.
- Patient*innen können Pflegekräfte ablehnen, wenn der Eindruck entsteht, dass sie Ressentiments gegenüber einem LSBTI-Profil haben.
- Patient*innen haben die Möglichkeit Pflegekräfte nach Geschlecht bei der Grund- und Behandlungspflege im Intimbereich auszuwählen.
- Körperliche Berührungen sollten sensibel und überlegt durchgeführt werden. Pflegemaßnahmen und Untersuchungen können bei LSBTI-Menschen aufgrund früherer negativer Erfahrungen Stress auslösen und zu Retraumatisierungen führen.

LSBTI-Patienten sind und waren aufgrund ihrer sexuellen Orientierung und der Abweichung von der Heteronorm in ihrer Lebensgeschichte immer wieder Diskriminierungen und Stigmatisierungen ausgesetzt. Dies hat deren Lebensgeschichte maßgeblich beeinflusst. Aus diesem Grunde ist hier eine Biografie orientierte Pflege wichtig. Individuelle Biografien geben Auskunft darüber, mit welchen Sinnorientierungen Menschen ihr Leben begreifen und was für sie wichtig ist. Werden solche Sinnkonstruktionen ausgeblendet, besteht die Gefahr, dass die Subjektivität des*der Patient*in nicht berücksichtigt wird, um „über den Kopf des Patienten hinweg" Fremdbestimmung zu betreiben, die ggf. den Pflegeaufwand reduziert (vgl. Schupp 2019, S. 23). Dies entspricht aber nicht der Leitidee der

Inklusion, die Individualität schützt und einen konstruktiven Umgang mit Vielfalt fordert.

9.3.4   Kerndimension: Behinderung

Im Rahmen dieser Kerndimension wird das Diversitätsmerkmal „Behinderung" im Sinne von „Beeinträchtigung" verstanden.

> *„Liegt aufgrund einer Schädigung von Körperfunktionen oder Körperstrukturen eine verminderte Leistungsfähigkeit, z. B. beim Sehen, Hören, Gehen etc. vor, handelt es sich um eine Beeinträchtigung" (Bundesministerium für Arbeit 2016, S. 542).*

Die Menschen mit Beeinträchtigungen sind dann behindert, wenn sie nicht im Sinne der Inklusion uneingeschränkt und gleichberechtigt, also „ungehindert" die Leistungen im Handlungsfeld Pflege in Anspruch nehmen können (vgl. Bundesministerium für Arbeit 2016, S. 542).

Im Jahre 2016 lebten in Deutschland 21 Prozent der volljährigen Personen mit einer Beeinträchtigung. Bei den Personen ab 65 Jahren betrug der Anteil 40 Prozent (vgl. Linckh et al. 2019, S. 14 f.). Die älteren Menschen sind häufiger betroffen, da sie deutlich mehr Verletzungen erleiden und mehr chronische Krankheiten aufweisen. Da die Datenlage darauf hinweist, dass die Zahl der Menschen mit Beeinträchtigungen steigen wird, kann davon ausgegangen werden, dass auch die Häufigkeit von Krankenhausaufenthalten zunehmen wird (vgl. Linckh 2019, S. 15; Dörscheln et al. 2013, S. 42). Hierauf muss die Pflege zur Sicherung der Teilhabegerechtigkeit vorbereitet sein.

Ein Krankenhausaufenthalt stellt für jeden Menschen eine außergewöhnliche Belastung dar. Dies gilt aber besonders für Menschen mit Beeinträchtigungen. Bei schweren Beeinträchtigungen wirken sich der Verlust der gewohnten Umgebung mit den individuell zugeschnittenen Unterstützungsstrukturen und der Verzicht auf die gewohnten Bezugspersonen belastend aus. Schwer verständliche Abläufe im Krankenhaus und fremde Menschen verursachen Ängste und Orientierungslosigkeit. Sie fürchten sich, weil sie nicht wissen, was im Rahmen der stationären Behandlung auf sie zukommt. Studien berichten, dass Krankenhäuser auf Menschen mit Beeinträchtigungen nicht hinreichend vorbereitet sind. Beeinträchtigungsspezifische Bedürfnisse werden beim Pflegeassessment nicht hinreichend erfasst. Das kann dazu führen, dass beeinträchtige Patient*innen durch die außerordentlichen Belastungen mit Verhaltensproblemen reagieren. Dies belastet die Pflegesituation und die Pflegekräfte zusätzlich (vgl. Bethel 2019, S. 1;

Bayerisches Staatsministerium für Gesundheit 2015, S. 5 f.; Deutscher Ethikrat 2014, S. 7; Dörscheln et al. 2013, S. 47; Harenski 2007, S. 1970.). Zur Pflegesituation im Krankenhaus schreibt eine Mitarbeiterin der Bundesvereinigung Lebenshilfe e. V. am 11. Februar 2020 unter dem Betreff „Inklusion in der Pflege im Krankenhaus" u. a.

> *„Nach unserer Auffassung wird die derzeitige pflegerische Versorgung im Krankenhaus den besonderen Bedarfen von Menschen mit Behinderung noch nicht ausreichend gerecht. (...) Schließlich ist es unserer Auffassung nach – selbst bei einer Verbesserung der Pflegequalität im Krankenhaus – in manchen Fällen unerlässlich, dass die Betroffenen durch eine persönliche Assistenz, die sie und ihre Bedarfe genau kennt, begleitet werden. (...)" (Krohn-Aicher 2020, S. 1).*

Zwei Aspekte erscheinen wichtig für den pflegerischen Umgang mit Patient*innen, die psychisch oder physisch beeinträchtigt sind (vgl. ISL 2016, S. 1 f.; Deutscher Ethikrat 2014, S. 3, 29 f.):

1. Der verhaltensspezifische Aspekt: Die Pflegekräfte behandeln die beeinträchtigten Patient*innen nicht von oben herab, sondern auf Augenhöhe. Dazu gehört, dass sich das Pflegepersonal auf die Perspektive des*der beeinträchtigten Patient*in einlässt und ihn*sie versteht. Hierzu gehört eine Haltung, die gekennzeichnet ist durch Respekt, Bedürfnisorientierung, Aufmerksamkeit und Achtsamkeit.
   „Aufmerksamkeit ist das bewusste und willentliche Wahrnehmen von etwas, für das ein bestimmtes Maß an Interesse besteht" (Wertesysteme 2020, S. 1). Aufmerksamkeit wird benötigt, um sich einer bestimmten Aufgabe (hier: Pflege eines*einer beeinträchtigten Patient*in) bestmöglich hinzugeben, mit dem Ziel diese Aufgabe zu meistern (vgl. Wertesysteme 2020, S. 1). *„Achtsamkeit ist eine bewusstseinserweiterte Form der Aufmerksamkeit (auf sich, andere und/oder die Umwelt) mit der Aktivierung und Nutzung hoher Wahrnehmungsfähigkeiten"* (vgl. Wertesysteme 2020a, S. 1).
   Eine achtsame Pflegekraft achtet auf den Moment, auf die Situation (z. B. Pflegesituation) ohne Bewertung. Sie konzentriert sich, außerhalb der eigenen Gedanken, auf das, was in der Pflegesituation und aufgrund der Bedürfnisse des*der Patient*in nötig ist (vgl. Kuss 2020, S. 1–3).
2. Der strukturspezifische Aspekt: Auf der Krankenstation sind Strukturen zu schaffen, die dem*der Patient*in helfen, sich zu orientieren und sich -trotz Ausnahmesituation- relativ wohl zu fühlen. Je nach Beeinträchtigung gehört dazu auch eine persönliche Assistenz, die die zu pflegende Person und ihre Bedürfnisse kennt.

Da die Beeinträchtigung eines*einer Patient*in sehr unterschiedlich sein können, müssen sich die Pflegekräfte empathisch auf die individuelle Situation
des*der Patient*in und die Bedürfnisse einstellen. In Bezug auf gehörlose Patient*innen kann dies nur gelingen, wenn bei der Pflege die Gebärdensprache als
Kommunikationsmittel anerkannt wird und die Identität und Kultur der gehörlosen Patient*innen akzeptiert wird. So wird von Gehörlosen die Hörbehinderung
als Teil des Lebens und nicht als absoluter Mangel aufgefasst (vgl. Deutscher
Gehörlosen-Bund, 2020, S. 1; Hase 2012, S. 516; Vogel 2002, S. 1–4). Bei
der Kommunikation mit schwerhörigen[8] und gehörlosen Personen sollten -auch
zusätzlich zu den Hörhilfen- u. a. die folgenden Empfehlungen beachtet werden
(vgl. Deutscher Gehörlosen-Bund 2020a, S. 1–4; Kaul 2017, S. 2):

• Im Gespräch sollte man langsam und deutlich sprechen. Das Mundbild sollte
  sichtbar sein.
• Blickkontakt ist für die Verständigung mit dem*der Patient*in wichtig. Er hilft
  einzuschätzen, ob der*die Gesprächspartner*in dem Gespräch folgen kann.
• Je mehr das Hören eingeschränkt ist, spielt das Sehen eine größere Rolle.
• Körpersprache und Mimik sollten bewusst eingesetzt werden.
• Informationen und Fragen sollten kurz und in leichter Sprache verfasst werden. Für Patient*innen, die die Gebärdensprache benutzen, sind komplexe
  schriftliche Informationen schwer verständlich.
• Für Personen, die die Gebärdensprache benutzen, ist diese die sicherste
  Form der Verständigung. Daher ist es sinnvoll, dass Pflegekräfte Grundgebär-
  den erlernen oder Fachleute heranziehen, die diese visuell-manuelle Sprache
  beherrschen.

Bei Patient*innen mit einer Sehbehinderung muss im Rahmen des Pflegeassessment geklärt werden, welche Ressourcen beim Patienten/bei der Patientin im
Rahmen der visuellen Einschränkung noch zur Verfügung stehen. Beim Vorliegen
einer starken Sehbehinderung kann der Klinikaufenthalt eine hohe Belastung darstellen (vgl. Heussler et al. 2016, S. 107 f.). Dies gilt insbesondere dann, wenn
die Krankenstation nicht mit Orientierungshilfen für blinde oder sehbehinderte
Patient*innen ausgestattet ist (z. B. taktile Beschriftungen, Bodenindikatoren)[9].
Die Pflegekraft muss beim Pflegehandeln sensibel die Situation auf der Station

---

[8] 19 Prozent der deutschen Bevölkerung über 14 Jahren sind hörbeeinträchtigt (vgl. Deutscher
Schwerhörigenbund 2019). Schwerhörigkeit tritt im Alter gehäuft auf, aber es gibt keine
„natürliche" Altersschwerhörigkeit (vgl. Hesse/Laubert 2005, S. 2864).
[9] Der Deutsche Blinden- und Sehbehindertenverband (DBSV) gibt zahlreiche Broschüren
und Faltblätter heraus. Darin findet man detaillierte Informationen zur Barrierefreiheit in

und die individuellen Bedürfnisse der sehbehinderten oder blinden Patient*innen im Blick haben. Das personelle und materielle pflegerische Umfeld sollte den Patient*innen erklärt werden, z. B. durch Vorstellen des Pflegepersonals und im Rahmen einer Stationsführung. Beim Umgang mit sehbehinderten und blinden Patient*innen sollten u. a. folgende Tipps beachtet werden (vgl. MediClin 2020, S. 1 f.; Blinden- und Sehbehindertenverband o. J., S. 1–4):

- Schriftstücke, die für die Pflege und die Behandlung relevant sind, sollten in geeigneter Form bereitgestellt werden (Großdruck, Brailleschrift, im Audio-Format) oder vorgelesen werden. Hinweise für ein inklusives Kommunikationsdesign (u. a. Schriftart, Schriftgröße, Schriftstärke, Schriftweite, Zeichenabstand) findet man in der Broschüre „leserlich – Schritte zu einem inklusiven Kommunikationsdesign" (vgl. DBSV 2019, S. 7–17).
- Möbel und persönliche Gegenstände sollten im Patientenzimmer nicht verschoben werden. Stolperfallen (z. B. Kabel, Infusionsständer) sollten aus Gründen der Sturzprophylaxe entschärft werden.
- Tagestermine (z. B. Pflegehandlungen, Untersuchungen) sollten vorab auf das patienteneigene Smartphone gesprochen werden.
- Mitpatient*innen auf dem Zimmer sollten für die Bedürfnisse der blinden und sehbehinderten Patient*innen sensibilisiert werden, damit diese in die „Patientengemeinschaft" integriert werden können.
- Bei der Mahlzeitengabe sollte erklärt werden, was sich in welcher Anordnung „im Uhrzeigersinn" auf dem Teller oder dem Tablett befindet.
- Werden Medikamente verordnet, sollten die Indikation und die Nebenwirkungen erklärt werden.
- Bei der zwischenmenschlichen Kommunikation sollte beachtet werden: laut sprechen, da Gestik und Mimik als unterstützende Kommunikationsformen nicht wahrgenommen werden; Patient*innen nicht plötzlich ohne „Vorwarnung" anfassen.
- Für die Orientierung in einem weitläufigen Klinikgelände (z. B. Gang zu Untersuchungen) sollte Begleitpersonal zur Verfügung stehen.

Patient*innen mit geistiger und mehrfacher Beeinträchtigung unterscheiden sich im Hinblick auf ihre Eigenschaften und Bedürfnisse von anderen Patient*innen. Daher muss bei der Aufnahme und der Pflege dieses Personenkreises besondere Vorsorge getroffen werden. Folgende Maßnahmen und Empfehlungen können

---

Gebäuden und in der Kommunikation (vgl. DBSV 2019; DBSV 2016; DBSV 2016a; DBSV 2016b).

helfen, die Aufnahme und Pflege von Patient*innen mit geistiger und mehrfacher Beeinträchtigung zu optimieren (vgl. Tacke et al. 2019, S. 6–9: Bayerisches Staatsministerium für Gesundheit 2015, S. 6–12, Checkliste Planung Krankenhausaufenthalt S. 1–8, Checkliste Entlassung aus dem Krankenhaus S. 1–4; Dörscheln et al. 2013, S. 44–52):

Im Vorfeld der Krankenhausaufnahme

- Im Vorfeld der Aufnahme sollten die folgenden Fragen geklärt werden: Bestehen Erfahrungen mit diesen Patient*innen bzw. mit der Beeinträchtigung? Ist Rooming-in notwendig und ist dies möglich? Ist barrierefreies Infomaterial vorhanden? Ist das Krankenhaus fachlich und strukturell auf die betreffenden Patient*innen vorbereitet?
- Das Personal muss qualifiziert sein (spezielle Kenntnisse und Umgangsformen). Ggf. sind Schulungen durchzuführen.
- Bei Bedarf werden interdisziplinäre Behandlungsstrukturen geschaffen. Falls notwendig stehen multiprofessioneller Teams zur Verfügung.
- Die Einbindung ehrenamtlicher Helfer (z. B. Freiwilliges Soziales Jahr – FSJ) ist möglich.
- Die Krankenhausaufnahme wird vorbereitet. Der Hausarzt gibt Informationen ans Krankenhaus. Mit Angehörigen oder Mitgliedern der „Wahlfamilie" wird Kontakt aufgenommen.
- Die Krankenhausaufnahme ist zu planen, die Patient*innen werden informiert und auf die Aufnahme vorbereitet.
- Das Belegungsmanagement wird durchgeführt. Es wird geprüft, ob die notwendigen Ressourcen zur Verfügung stehen. Die persönlichen Bedürfnisse des*der Patient*in und die beeinträchtigungsbedingten Anforderungen werden mit den Möglichkeiten, die im Rahmen der Pflege berücksichtigt werden können, abgeglichen.
- Alle pflege- und behandlungsrelevanten Informationen werden erfasst.

Krankenhausaufenthalt

- Pflege- und Behandlungsabläufe müssen auf die besondere Situation des*der Patienten*in abgestimmt werden.
- Die Kommunikation mit dem*der Patient*in ist sicherzustellen: verständliche Sprache (leichte Sprache), unterstützte Kommunikation durch technische Hilfsmittel. – Von zentraler Bedeutung für den Erfolg der Krankenbehandlung

erweist sich die gelingende oder nicht gelingende Kommunikation zwischen Patient*in und Pflegekräfte.

- Spezielle Unterstützungen sind für beeinträchtigte Patient*innen bereitzustellen (z. B. Mobilitätshilfen).
- Verstehen und verstanden werden, fördern eine vertrauensvolle Beziehung zwischen Patient*in und Pflegekraft. Nichtverstehen oder Missverstehen von Bedürfnissen oder Problemen führen oft zu demütigenden Situationen für die Patient*innen.
- Ggf. müssen klinische Experten für die Pflege von Patient*innen mit komplexen Beeinträchtigungen eingestellt werden. In Einzelfällen muss eine 1:1 Pflege realisiert werden.

Entlassung aus dem Krankenhaus

- Im Rahmen eines Entlassungsassessments wird der Pflegeverlauf und der Pflegestatus zur Sicherung der Kontinuität der Versorgung nach dem Krankenhausaufenthalt erfasst und dokumentiert.
- Der*die Patient*in und Angehörige werden informiert bzgl. veränderter Bedürfnisse nach dem Krankenhausaufenthalt.

Eine bisher ungewöhnliche Form der Unterstützung während eines Krankenhausaufenthaltes schlägt ein Betroffener („Ich bin Tetraplegiker") vor:

„Beispiel: In der Nachschicht sind 2 Schwestern/Pfleger, tagsüber 10 Schwestern/Pfleger/Auszubildende. Bis zur Übergabe um 20 Uhr müssen dann möglichst alle Patienten, die nicht allein ins Bett kommen, im Bett sein. Hier ist man dann von seinem ambulanten Pflegedienst abhängig. Grundsätzlich zahlt das Sozialamt keine Pflegeleistungen, wenn man sich im Krankenhaus befindet. Es gibt aber Pflegedienste, die stellen ihren Klienten auch Leistungen in der Klinik zur Verfügung. So kann der Klient 4–6 Stunden Pflegeleistung seines regelmäßigen Pflegedienstes in Anspruch nehmen und Stoßzeiten überbrücken und/oder zeitintensive Pflegetätigkeiten durchführen lassen, ohne auf das Krankenhauspersonal angewiesen zu sein. Dies scheint mir eine gute Lösung zu sein, um auch im Krankenhaus seine individuellen Bedürfnisse zu erfüllen" (Lang 2020, S. 1).

Die Berücksichtigung der individuellen Bedürfnisse im Sinne der Teilhabegerechtigkeit sind ein zentrales Anliegen einer inklusiven Pflege. Um dies zu realisieren, müssen auch kreative und unkonventionelle Wege eingeschlagen werden.

9.3.5   Kerndimension: Geschlecht

Die „European Agency for Gender Equality", eine Agentur der Europäischen Union, hat 2013 den „Gender Equality Index" aufgelegt. Dieser Index macht den Stand der Gleichstellung von Männern und Frauen in allen EU-Mitgliedsländern vergleichbar. In der Kategorie „Zugang zur Gesundheitsversorgung" liegt der Wert in Deutschland 2019 bei 90,5 %. Zwar ist aufgrund dieser Zahl die Gleichstellung im Gesundheitsbereich in Deutschland (auch im Vergleich zum EU-Durchschnitt 88,1 %) relativ hoch, allerdings zeigt die Zahl auch, dass noch ein Unterschied besteht zwischen Mann und Frau was die Gesundheitsversorgung anbetrifft (vgl. EIGE 2019, S. 1 f.). Frauen können nicht im gleichen Umfang vom Gesundheitssystem profitieren wie Männer. Dies kann mit der noch bestehenden Ungleichverteilung von Einkommen und Vermögen zusammenhängen. Frauen sind hier benachteiligt (vgl. Statista 2020, S. 1 f; ZEIT-ONLINE 2020, S. 1 f; Köllen 2014, S. 530).

Im deutschsprachigen Raum hat sich in den letzten Jahren „Gender" als Fachbegriff für „Geschlecht" etabliert. Mit dem deutschen Wort „Geschlecht" ist das Risiko verbunden, dass über eine binäre rein biologische Zuordnung unberücksichtigt bleibt, dass „Geschlecht" immer biologische, kulturelle, politische und soziale Komponenten beinhaltet, die sich historisch verändern können (vgl. Smykalla 2006, S. 1). Aus diesem Grunde wird im Rahmen dieser Kerndimension das Diversitätsmerkmal „Geschlecht" eher im Sinne von „Gender" verstanden.

> *„ 'Gender' ist der englische Begriff für das, was im Deutschen als 'soziales Geschlecht' bezeichnet wird. Gemeint sind die individuelle Identität und soziale Rolle jedes Menschen in Bezug auf das Geschlecht und wie diese in einer Gesellschaft bewertet werden. Ursprünglich wurde dabei vom biologischen Geschlecht (Sex) direkt auf das soziale Geschlecht (Gender) geschlossen und über die Veränderbarkeit des sozialen Geschlechts diskutiert; so etwa ob eine 'biologische' Frau auf die soziale Rolle als Mutter festgelegt sei" (Richter 2015, S. 1).*

Heute setzt sich immer mehr die Ansicht durch, dass das biologische Geschlecht und das soziale Geschlecht unabhängig voneinander sind und dass das biologische Geschlecht nicht eindeutig sein muss. Hierbei gibt es zwei Möglichkeiten. Erstens kann das biologische Geschlecht unklar sein, weil eine binäre Geschlechterzuordnung nicht möglich ist oder die Zuordnung von der betreffenden Person abgelehnt wird. Dieser Tatbestand schlägt sich im dritten Geschlecht „divers" nieder. Der Deutsche Ethikrat vertritt die Meinung, dass das Selbstbestimmungsrecht und das Diskriminierungsverbot dazu führen, dass jeder Mensch das Recht hat nach dem empfundenen Geschlecht behandelt zu werden. Die dichotomische Zuordnung in „männlich" und „weiblich" widerspricht dem Menschenrecht. Zweitens muss sich ein biologischer Mann, selbst dann, wenn sein Geschlecht eindeutig ist, noch lange nicht als „sozialer Mann" verstehen (vgl. Richter 2015, S. 1; Deutscher Ethikrat 2012, S. 139). So kann etwa ein „biologischer Mann", der in einer gleichgeschlechtlichen Partnerschaft lebt, bei der Erziehung eines Kindes die soziale Rolle der Mutter übernehmen. Diese von einem männlichen Patienten gelebte soziale Rolle, muss bei einer gendersensiblen Pflege akzeptiert werden (Beispiel: Das Kind besucht den Patienten zusammen mit dem Lebenspartner.). Wenn auch die Genderdebatte in verschiedenen Gesellschaftsbereichen Einzug genommen hat, in der Pflege wird das Thema bisher weitgehend ignoriert (vgl. Kossatz 2012, S. 2). Da die binäre Geschlechterzuordnung noch stark im Bewusstsein verankert ist, müssen die Pflegekräfte darauf achten, dass sie die Patient*innen nicht nur mit ihrem biologischen Geschlecht, sondern auch in ihrer sozialen Geschlechterrolle wahrnehmen. Das Wissen um genderspezifische Verhaltensweisen, die sich aus biologischen Faktoren und aus sozialen Faktoren ergeben, ist ein wichtiger Aspekt für die Gestaltung einer individuellen, patientenorientierten Pflege (vgl. Smykalla 2006, S. 3 f.). Hier geht es um die Genderkompetenz der Pflegekraft. Genderkompetenz ist die Bereitschaft und die Fähigkeit der Pflegekraft bei der Pflege Genderaspekte (Facetten des biologischen und sozialen Geschlechts) zu erkennen und zu bearbeiten (vgl. Zentrum für transdisziplinäre Geschlechterstudien 2012, S. 1). Zur Teilhabegerechtigkeit gehört, dass jede*r Patient*in in seiner genderspezifischen Ausrichtung akzeptiert wird. Dies kann in der Hektik des Pflegealltags schon mal schwierig werden, denn die Zweigeschlechtlichkeit erscheint als Einteilungsprinzip natürlich und kann als verinnerlichtes Muster eine spontane Reaktion bestimmen. Die „natürliche" Einteilung in „männlich" und „weiblich" birgt die Gefahr in sich, dass vermeintliche geschlechtsspezifische Zuschreibungen, wie etwa bestimmte Fähigkeiten, Einstellungen, Begabungen und Kompetenzen, vorschnell den Patient*innen zugeschrieben werden („Geschlechterstereotypen"). In der Einschätzung der Pflegekraft treffen wohlmöglich aufgrund der bisherigen Pflegeerfahrungen die zugeschriebenen Dispositionen harmonisch mit der Position des*der Patient*in zusammen, was dazu führt, dass sich die Geschlechterdichotomie weiter verfestigt. Dieser Gefahr muss sich eine gendersensible Pflegekraft bewusst sein (vgl. Backes et al. 2008, S. 24; Kühl o. J., S. 3). Ein weiteres Problem im Hinblick auf die Schaffung einer Gendergerechtigkeit im Handlungsfeld Pflege besteht darin, dass Gender häufig nur auf weibliche Patienten fokussiert wird. Dies kann damit zusammenhängen, dass es die Frauenbewegung in verschiedenen Ländern war, die die Geschlechterverhältnisse und die damit verbundene

Diskriminierung auf die Agenda setzten. Erst seit ca. 15 Jahren wird „Gender" auch auf die Männer bezogen (vgl. Heusinger/Kammerer 2013, S. 9).

Betrachtet man die Pflegesettings unter binären Gesichtspunkten, zeigen die beiden Geschlechter ein unterschiedliches Körper- und Krankheitsbewusstsein auf. Außerdem ist die Kommunikation der beiden Geschlechter unterschiedlich. So werden Symptome anders geäußert. Weibliche Patienten sprechen eher über psychosomatische und körperliche Symptome. Sie zeigen eher Gefühlsregungen. Männliche Patienten äußern sich weniger über Krankheitssymptome, Ängste werden eher verdrängt. Das Sprechen über Gefühle ist bei Männern immer noch tabuisiert. Dies kann mit der traditionellen Rolle der Männer zusammenhängen. Krankheit und Pflege sind mit der Gefahr des Verlustes an Unabhängigkeit assoziiert (vgl. Heusinger/Kammerer 2013, S. 11 f.). In der Literatur wird betont, *„dass insbesondere Männer unter dem Verlust von Unabhängigkeit leiden, da dies eine zentrale Eigenschaft ist, die maßgeblich zum männlichen Identitäts- und Selbstwertgefühl beiträgt" (Heusinger/Kammerer 2013, S. 12).*

Weibliche und männliche Patienten zeigen ein unterschiedliches Gesundheitsverhalten. Diese unterschiedlichen Verhaltensfacetten sind für eine individuell angepasste Pflege relevant. Zu den geschlechtsspezifischen Verhaltensmerkmalen gehören (vgl. Pflegeportal 2020, S. 1–3).

- Frauen halten Therapieschemata eher ein als Männer.
- Konfliktbehaftete Lebens- und Familiensituationen wirken sich bei Frauen eher negativ auf den Krankheitsverlauf aus als bei Männern.
- Für Männer ist die Krankenrolle nicht mit dem Selbstbild vereinbar. Dadurch wird die Krankheit lange negiert oder heruntergespielt. Dies kann dazu führen, dass Versorgungsmaßnahmen zu spät ergriffen werden und die Prognose ungünstig ist.
- Männer sind risikobereiter. Dies hat zur Folge, dass sie rücksichtsloser mit ihrem Körper und ihrer Gesundheit umgehen.
- Frauen haben eine niedrigere Schmerzschwelle als Männer. Dadurch werden sie schnell als „wehleidig" bezeichnet.
- Frauen sind häufig irritiert, wenn sie von männlichem Pflegepersonal versorgt werden.
- Männer aus anderen Kulturbereichen (z. B. muslimische Männer) erkennen nicht ohne weiteres an, wenn sie von einer „fremden" weiblichen Person gepflegt werden.
- Männlichen Patienten fällt es leichter mit weiblichen Pflegekräften über Emotionen zu sprechen als mit Pflegern.

Die persönliche Ansprache sowie das Sprechen über Personen entsprechend ihres Geschlechts und ihrer geschlechtlichen Identität sind ein wichtiger Aspekt einer wertschätzenden Kommunikation. Es ist darauf zu achten, dass sich die Ansprache nach der Selbstauskunft richtet und nicht danach, wie beispielsweise die Pflegekraft das Geschlecht wahrnimmt. Ansprachen wie „Hallo Frau Schmitz" oder „Hallo Herr Müller" reproduzieren das binäre Geschlechtermodell. Genderneutral oder -inklusiv sind Ansprachen wie „Hallo Rita Schmitz" oder „Hallo Peter Müller" oder „Guten Morgen Fritz Muster". Bei schriftlichen Informationen ist z. B. die geschlechtsneutrale Anrede „Liebe*r Peter Müller" oder „Sehr geehrte*r Rita Schnell" möglich. Die Pflegekraft sollte eine respektvolle Sprache verwenden, die allen Geschlechtern gerecht wird. Es ist darauf achten, dass nicht durch eine unbedachte und unerwünschte Ansprache/Anrede der*die Patient*in irritiert wird. Dies kann das Verhältnis zwischen Pflegekraft und Patient*in beeinträchtigen (vgl. Universität Bremen 2018, S. 1 f.; Fuchs et al. 2017, S. 44 f.).

Die Pflegekräfte müssen mit Blick auf die Gendergerechtigkeit darauf achten, dass unbewusste Rollenklischees nicht die Kommunikation zwischen den Patient*innen und Pflegekräften belasten. Dies kann den Pflegeerfolg gefährden. Aus diesem Grunde ist es wichtig, dass das Pflegepersonal das Pflegehandeln unter Gendergesichtspunkten immer wieder reflektiert.

9.3.6   Kerndimension: Religion/Weltanschauung

Bei einer „inklusiven Pflege" ist im Rahmen dieses Diversitätsmerkmals darauf zu achten, dass die individuellen Bedürfnisse und Einstellungen der Patient*innen, die mit „Religion/Weltanschauung" verbunden sind, berücksichtigt werden. Ein entsprechender Anspruch ergibt sich aus Artikel 7 der Pflege-Charta (vgl. Bundesministerium für Familie 2019, S. 3 f, 6 f.).

> *„Sie können erwarten, dass Ihre kulturelle, weltanschauliche und religiösen Werte, Gewohnheiten und Bedürfnisse bei der Pflege, Betreuung und Behandlung im Sinne einer kultursensiblen Pflege so weit wie möglich berücksichtigt werden. Sofern Sie Rituale oder religiöse Handlungen wie Beten, Fasten oder Waschungen ausüben möchten, sollten Sie die erforderliche Unterstützung dafür erhalten. Wenn Sie wünschen, sollte eine Person hinzugezogen werden, die Ihre Religionsgemeinschaft oder Ihre Weltanschauung betrifft" (Bundesministerium für Familie 2019, S. 20).*

Die Berücksichtigung der individuellen religiösen Bedürfnisse und Weltanschauungen entspricht nicht nur dem Leitbild der Inklusion, vielmehr können die

Berücksichtigung der religiösen Bedürfnisse und die Rücksicht auf Weltanschauungen des*der Patient*in bei der Pflege unterstützend und ressourcenfördernd wirken (vgl. Diözesan-Caritasverband 2016, S. 3).

> *„Religion stellt ein klassisches Sinndeutungssystem mit Transzendenzbezug dar, sie ist eine Sinnressource, die dem Menschen in Bezug auf ein Unbedingtes, auf Letztgültiges, auf Selbst- und Weltdeutung für sein Leben zur Verfügung stellt" (Könermann 2015, S. 5).*

Im Jahre 2018 gehörten 53,2 Prozent der Bevölkerung in Deutschland der katholischen und evangelischen Kirche an. Die größte Gruppe unter den nichtchristlichen Menschen sind die Muslime. Ihr Anteil betrug 5,1 Prozent (vgl. fowid 2020, S. 1 f.). Es kann davon ausgegangen werden, dass der Anteil der Muslime in den nächsten Jahren im Vergleich zu den christlichen Konfessionen steigen wird (vgl. statista 2015, S. 1).

> *„(...) Weltanschauung (ist) ein für die Lebensführung eines Menschen verbindliches und identitätsstiftendes Verständnis des menschlichen Lebens und der Welt, welches von einer relevanten Zahl anderer geteilt wird" (Heinrichs/Weinbach 2016, S. 23).*

Als Weltanschauungen werden u. a. genannt: die Anthroposophie, der Pazifismus, der Atheismus, das Freimaurertum und der Humanismus (vgl. Heinrichs/Weinbach 2016, S. 23).

Teilhabegerechtigkeit in dieser Kerndimension erfordert, dass bei der Pflege auch die Bedürfnisse religiöser Minderheiten berücksichtigt werden. Zu diesen Minderheiten gehören in Deutschland u. a. die Personen, die als Religionszugehörigkeit „jüdisch" (Anteil 2018: 0,1 Prozent), „buddhistisch" (Anteil 2018: 0,2 Prozent) oder „hinduistisch" (Anteil 2018: 0,1 Prozent) angeben (vgl. fowid 2020, S. 1).

Wenn auch der Lebensbereich „Religion" in unserer Gesellschaft im Vergleich zu den Lebensbereichen „Familie" und „Freunde" insgesamt eine relativ geringe Bedeutung hat, spielt die Religion bei den Patient*innen über 60 Jahren eine größere Rolle (vgl. Polak/Müller 2013, S. 11–14.). Es kann davon ausgegangen werden, dass aufgrund zeitgeschichtlicher Erfahrungen und Prägungen das Religiöse bei älteren Patienten in der Lebensdeutung und Lebensbewältigung stärker präsent ist (vgl. Diözesan-Caritasverband 2016, S. 4). Aufgrund der demografischen Entwicklung wird diese Patientengruppe in den nächsten Jahren weiter zunehmen (vgl. Statistische Ämter 2010, S. 15).

Religiöse und weltanschaulich fundierte Bedürfnisse und Forderungen haben im Bereich der Pflege mit unterschiedlichen Akzentuierungen Bedeutung. Die

Bedürfnisse und Forderungen können sich auf die folgenden Aspekte beziehen (vgl. Diözesan-Caritasverband 2016, S. 3; Wunn 2006, S. 91–97):

• Einrichtung des Krankenzimmers
Die Möbel werden zur Religionsausübung umgestellt. So kann etwa in einem Zimmer Platz geschaffen werden für das Gebetsritual (Richtung Mekka oder Jerusalem). Manchem Buddhisten ist es aufgrund der Unreinheit der Körperöffnungen wichtig, dass das Bett nicht in Richtung einer Buddha-Statue aufgestellt ist. Passende religiöse Symbole werden ins Zimmer gestellt, unpassende entfernt. Ggf. wird für einen christlichen Patienten/eine christliche Patientin im Zimmer ein Kreuz oder eine Heiligenfigur aufgestellt. Bei Patient*innen mit einer hinduistischen Religionszugehörigkeit kann im Zimmer Platz geschaffen werden für kleine Götterfiguren, -bilder und Opfergaben. Wenn gewünscht, sollte z. B. für eine(n) buddhistisch orientierte(n) Patient*in ein kleiner Altar mit einer Buddha-Statue aufgebaut werden, damit meditiert werden kann (vgl. Dürr 2019, S. 11, 30, 46, 54 f.).

• Persönliche Glaubenspraxis in Gebeten und Ritualen
Gebetszeiten und Gebetsrituale werden berücksichtigt. Die Bibel, der Koran oder andere heilige Schriften werden passend mit einer Gebetskette oder einem Rosenkranz auf dem Zimmer bereitgelegt. Ggf. werden Gebetszeiten erfragt und dafür gesorgt, dass in dieser Zeit Ruhe auf den Zimmern eingeräumt wird (vgl. Dürr 2019, S. 10 f., 27 f., 45 f., 53; Gülal 2017, S. 20–24).

• Teilnahme an Gottesdiensten
In vielen Krankenhäusern gibt es Kapellen für die christlichen Patient*innen. Kleine Gebetsräume für Patient*innen mit anderen Religionszugehörigkeiten werden hergerichtet, damit diese Patient*innen auch Gottesdienste feiern können (z. B. für das Freitagsgebet und Gebete am Schabbat) (vgl. Dürr 2019, S. 11, 29 f.).

• Religionsspezifische Fest und Feiertage
Religionsspezifische Feste und Feiertage werden berücksichtigt (vgl. Dürr 2019, S. 11, 28, 46, 54; Giese 2018, S. 1–24). Es besteht die Möglichkeit, dass die Pflegekräfte die entsprechenden Termine im Kalender auf dem Stationszimmer notieren. Ein in der Pflegepraxis immer wieder auftretendes Problem ist -insbesondere an Festtagen- das Besuchsverhalten der Angehörigen von muslimischen Patient*innen. Die große Zahl der auftauchenden Familienangehörigen aber auch laute Äußerungen der Anteilnahme sorgen für Stress im Pflegealltag. Was die Besuche der Angehörigen anbetrifft, so gehört dies zu den familiären und religiösen Pflichten. Es ist auch eine Erleichterung für den Kranken, der

sich umsorgt fühlt. Ferner ist das mit dem Besuch verbundenen Gemeinschafts-
gefühl und die mit dem Besuch verbundene Anerkennung und Achtung ein sehr
wichtiger Faktor für die individuelle Genesung des*der Patient*in. In einem ein-
fühlsamen und vertrauensvollen Gespräch mit dem*der Patient*in, verbunden mit
der Bitte den Besucherraum aufzusuchen, kann die Problematik entschärft werden
(vgl. Bose/Terpstra 2012, S. 33).

• Bedürfnisse und Rituale in Bezug auf Ernährung
Für einzelne Religionen gibt es besondere Speisevorschriften, die bei der Grundpflege im Rahmen der Ernährung zu berücksichtigen sind. So unterscheiden die
islamischen Speisevorschriften die Lebensmittel in „halal" (erlaubte) und „haram"
(nicht erlaubte) Lebensmittel. Nicht erlaubt sind u. a. Fleisch und andere Produkte
vom Schwein (z. B. Wurstwaren) und Fische ohne Schuppen (z. B. Aal, Hummer) (vgl. Dürr 2019, S. 14 f.; Bose/Terpstra 2012, S. 27; Becker et al. 1998,
S. 24). Auch im Judentum wird zwischen erlaubten (koscheren) und nicht erlaubten (nicht-koscheren) Lebensmitteln unterschieden. Schweinefleisch, Meerestiere
ohne Schuppen (z. B. Aal, Hummer, Muscheln) sind verboten (vgl. Dürr 2019,
S. 33 f.) Die meisten Hindus und Buddhisten ernähren sich vegetarisch (vgl. Dürr
2019, 49, 55). Die Speisevorschriften haben auch Auswirkungen auf Arzneimittel.
So dürfen sie bestimmte Bestandteile nicht enthalten, die auch im Rahmen der
Speisevorschriften verboten sind (z. B. Schweingelatine in Kapseln) (vgl. Dürr
2019, S. 17, 37, 50, 55; Ilkilic 2006, S. 1112 f.)

• Bedürfnisse in Bezug auf Körperpflege und Hygiene
In verschiedenen Religionen hat die Körperpflege einen hohen Stellenwert. So ist
z. B. für die Muslime und Juden die Reinigung des Körpers ein wichtiges Ritual,
u. a. vor dem Gebet (vgl. Dürr 2019, S. 8–16, 21). Muslime und orthodoxe Juden
dürfen nur vom selben Geschlecht gewaschen werden (vgl. Dürr 2019, S. 12 f.,
31; Becker et al. 198, S. 68 f.). Das kann allerdings im Pflegealltag schwierig
werden, da 84,5 Prozent der Pflegekräfte weiblich sind (vgl. Meißner 2016, S. 1).
Einige Patient*innen haben aufgrund eines religiösen Hintergrundes ein ausgeprägtes Schamgefühl, welches z. B. bei der Grundpflege zu respektieren ist. So
ist es im Extremfall sogar möglich, dass ein muslimischer Mann darauf besteht
bei der täglichen Pflege seiner Frau anwesend zu sein oder mitzuhelfen (vgl. Ilkilic 2006, S. 112). Bei muslimischen, jüdischen und hinduistischen Patient*innen
sind geschlechtspezifische Besonderheiten zu beachten (vgl. Dürr 2019, S. 13,
31 f., 47 f., 54 f.).

• Kommunikation
In Gesprächen zwischen der Pflegekraft und den Patient*innen kann im Einzelnen geklärt werden, welche religionsspezifischen Bedürfnisse vorliegen, die im

Rahmen der Pflege zu beachten sind. Eine solche Absprache erscheint wichtig, da selbst nach Angabe der Religionszugehörigkeit im Rahmen der Selbstauskunft, für die Pflegekraft nicht ohne weiteres erkennbar ist, welche Bedeutung die Religion für den*die Patient*in hat. Im Extremfall hat Religion für den*die Patient*in eine lebensbestimmende Bedeutung, andere Patienten*innen sind nur nominell Mitglieder einer Religionsgemeinschaft (vgl. bpb 2012, S. 2). Die Pflegekraft muss sich auch darauf einstellen, dass die Patient*innen mit einem anderen kulturellen Hintergrund auftretende Beschwerden und Schmerzen anders kommunizieren. Die einen sind sehr zurückhaltend, andere tragen ihr Schmerzempfinden laut dramatisierend mit viel Mimik und Gestik vor. Einfühlsame Pflegekräfte werden genau auf die Körpersprache des*der Patient*in achten, um die passende Pflegeentscheidung zu treffen. Falls notwendig muss ein kompetenter Übersetzer als Vermittler hinzugezogen werden (vgl. Dürr 2019, S. 18–20). Bei der Kommunikation mit Hindus ist daran zu denken, dass das Schütteln des Kopfes von einer Schulter zur anderen im Gegensatz zu unserem Kulturkreis Zustimmung bedeutet (vgl. Dürr 2019, S. 51).

Es gibt im Pflegeprozess z. B. nicht *die* christliche, *die* muslimische oder *die* Patientin mit einer bestimmten Religionszugehörigkeit oder Weltanschauung. Es gibt verschiedene „Religions- und Weltanschauungsintensitäten", die in der pflegerischen Praxis zu verschiedenen Präferenzen, Prioritäten und zu unterschiedlichen Entscheidungen führen. Diese Heterogenität im religiösen und weltanschaulichen Bereich führt dazu, dass routinisierte Entscheidungs- und Handlungsformen nach bestimmten Schablonen in der pflegerischen Praxis untauglich sind. Es gibt deshalb keine Patentrezepte im Umgang mit religiösen und weltanschaulichen Einstellungen. Aus diesem Grunde sollten die folgenden allgemeinen Grundsätze in Bezug auf das Diversitätsmerkmal „Religion/Weltanschauung" handlungsleitend sein: Das Pflegepersonal sollte die Pflegehandlungen nicht nur aus der Perspektive der Standesregeln bzw. der Berufsordnung betrachten, sondern auch gegenüber dem*der betroffenen Patient*in rechtfertigen, der*die von diesem Handeln betroffen ist. Die ethische Legitimation des pflegerischen Handelns im Verhältnis zu den individuellen Bedürfnissen des*der Patient*in erfordert eine Verständigung über das Wertesystem und die Präferenzen des Patienten. Dies kann über eine vertrauensvolle interaktive Kommunikation erreicht werden. Aufgrund der Bedeutung einer solchen Kommunikation müssen für eine gelungene Verständigung erforderliche Maßnahmen ergriffen werden (z. B. Einschaltung eines*einer Dolmetscher*in oder einer sprachversierten Pflegekraft). Jeder*Jede Patient*in ist im Bereich „Religion/Weltanschauung" mit seinen individuellen Bedürfnissen und Einstellungen wahrzunehmen und zu behandeln. Wird er schubladenhaft „nur" als Mitglied seiner sozial-religiösen Gruppe wahrgenommen, wird die Pflegekraft dieser Individualität nicht gerecht (vgl. Ilkilic 2006, S. 1112).

Zwischenfazit IV

Ist die Inklusion als Leitprinzip im Krankenhaus unternehmenspolitisch verankert und von allen, die es angeht, gewollt, dann geht es darum, dass sich der konstruktive Umgang mit Vielfalt und die Realisierung von Teilhabegerechtigkeit auch im Pflegehandeln niederschlägt. Mit der Leitidee Inklusion ist ein verändertes Pflegeverständnis verbunden. Der*die Patient*in mit seinen*ihren Bedürfnissen und Anliegen steht im Mittelpunkt des Pflegehandelns. Ausgangspunkt für eine „inklusive Pflege" ist die Erfassung der individuellen Bedürfnisse des*der Patient*in. Der Nährboden für eine individualisierte Pflege ist eine interaktive wertschätzende Kommunikation. Diese Kommunikation bildet die Voraussetzung dafür, dass die für die Pflege relevanten Dimensionen und Merkmale beim Patienten/bei der Patientin erfasst werden. Beim Pflegehandeln sind diese dann sensibel zu berücksichtigen.

„Auch der weiteste Weg beginnt mit dem ersten Schritt (Lao-tse)". Inklusion im Handlungsfeld Pflege kommt nicht von heute auf morgen. Der konstruktive Umgang mit Vielfalt gelingt nur dann, wenn die Pflegekraft es will.

Umgang mit Diversität/Vielfalt lernen   10

Was von den Pflegekräften erwartet wird, muss gelernt werden. Kompetenzen im Umgang mit Vielfalt und eine handlungsorientierte Umsetzung der Leitidee Inklusion können im Rahmen von Fort- und Weiterbildungsveranstaltungen erworben werden. In der beruflichen Erstausbildung können die angehenden Pflegekräfte, durch den Erwerb entsprechender Kompetenzen, auf den konstruktiven Umgang mit Vielfalt im Handlungsfeld Pflege vorbereitet werden.

10.1 Fort- und Weiterbildung[1]

Der konstruktive Umgang mit Vielfalt, um Inklusion im Handlungsfeld Pflege nachhaltig zu implementieren, erfordert eine lernende Organisation. Gelernt wird hier einerseits im Pflegealltag, z. B. in Form des Selbstlernens, wenn Patient*innen im Kontext von Pflegehandlungen explizit oder implizit bestimmte Bedürfnisse formulieren und die Pflegekraft adäquat reagieren möchte. Lernen muss aber auch stattfinden in organisierten Fort- und Weiterbildungsveranstaltungen in denen systematisch und didaktisch fundiert jene Kompetenzen aufgebaut werden, die zum konstruktiven Umgang mit Vielfalt befähigen (vgl. Bolten 2019,

---

[1]Bei einer Fortbildung steht eine konkrete Weiterqualifizierung im Fokus, die sich auf die derzeit ausgeübte Tätigkeit, z. B. als Pflegekraft bezieht. Hierbei geht es um die gezielte Aneignung weiterführender Fähigkeiten und Fertigkeiten, die für die Ausübung neuer, veränderter oder erweiterter Aufgaben im Beruf ausgerichtet sind. Eine Weiterbildung muss nicht in einem direkten Bezug zur aktuellen Tätigkeit (z. B. als Pflegekraft) stehen. Bei der Weiterbildung geht es in erster Linie darum, das eigene Qualifikationsprofil auszubauen. Der Erwerb von Zusatzqualifikationen, z. B. als Diversitätsmanager*in, ist möglich (vgl. Bildungsagentur 2020, S. 1).

S. 1–9; Droste 2015, S. 51–58). Für den konstruktiven Umgang mit Vielfalt in
der Pflege hat hierbei die interkulturelle Kompetenz eine besondere Bedeutung.
Sie gilt als die Schlüsselkompetenz des 21. Jahrhunderts. Angesichts des Plura-
lisierungsprozesses in unserer Gesellschaft werden die ethnische, religiöse und
kulturelle Heterogenität zunehmen. Für die Pflegekräfte ist diese gesellschaftliche
Veränderung mit dem folgenden Anforderungsprofil verknüpft: Sie müssen einerseits bereit und fähig sein, die Bedürfnisse zu erkennen, die mit den verschiedenen
Diversitätsmerkmalen verbunden sind. Andererseits müssen sie in der Lage sein,
auf der zwischenmenschlichen Ebene mit kultureller Vielfalt und den verschiedensten Einstellungen, Werten, Glaubenssystemen und Lebensweisen konstruktiv
umzugehen (vgl. Bertelsmann 2008, S. 4).

> *„Interkulturelle Kompetenz ist die Fähigkeit, in interkulturellen Situationen effektiv
> und angemessen zu agieren; sie wird durch bestimmte Einstellungen, emotionale
> Aspekte, (inter-) kulturelles Wissen, spezielle Fähigkeiten und Fertigkeiten sowie
> allgemeine Reflexionskompetenz befördert" (Bertelsmann 2008, S. 4).*

Wenn es auch in Deutschland für Pflegekräfte keine Fortbildungspflicht gibt, wie
in Österreich (§ 63 GuKG – Gesundheits- und Krankenpflegegesetz), kann doch
davon ausgegangen werden, dass mit Blick auf die zunehmende Diversität und die
demografischen Veränderungen in unserer Gesellschaft regelmäßig diversitätsbe-
zogene Fortbildungen wahrgenommen werden müssen. Entsprechende Anreizsys-
teme müssten vom Krankenhaus geschaffen werden (z. B. Fortbildungen während
der Arbeitszeit bei Übernahme der Kosten).

Aufgrund der hohen Arbeitsbelastung und der zum Teil dünnen Personalde-
cke ist es vielen Krankenhäusern kaum möglich Pflegekräfte für ganztägige oder
sogar mehrtägige Fortbildungsveranstaltungen abzustellen. Der Durchdringungs-
grad solcher Veranstaltungen ist niedrig, weil nur wenig Pflegekräfte teilnehmen.
Viele brauchen aber diversitätsbezogenes Wissen für ihre tägliche Arbeit (vgl.
Droste et al. 2015, S. 54). Ausbildungsangebote zum „Diversity Manager*in" zeigen, dass offensichtlich im Pflegebereich die Etablierung von DiM auf Interesse
stößt (vgl. living-diversity 2018).

In Anlehnung an das didaktische Dreieck sind bei der Durchführung von Fort-
und Weiter -bildungsveranstaltungen in Bezug auf Vielfalt folgende Bezugsgrößen
zu berücksichtigen:

- Vielfalt, z. B. repräsentiert durch die persönlichkeitsbezogenen Kerndimensionen (Gender, Nationalität/Ethnizität, Religion/Weltanschauung, sexuelle Orientierung, Behinderung, Alter), ist **Lerngegenstand**. Der Umgang mit der

Vielfalt wird handlungsorientiert gelernt. Pflegebezogen ist die Patientenperspektive zu berücksichtigen. So können z. B. in praxisnahen Situationen Patient*innen mit bestimmten Diversitätsmerkmalen individuellen Bedürfnissen zugeordnet werden (z. B. bei einer bestimmten religiösen Orientierung oder einer bestimmten Behinderung). Passende Pflegehandlungen können dann von den Fortbildungsteilnehmern eruiert und im Rahmen einer Simulation realisiert werden.

- Vielfalt bei den **Lernenden** erfordert offene Lernsituationen, die den Weiterbildungsteilnehmern die Möglichkeit geben, entsprechend der individuellen Lernbedürfnisse zu lernen. Da sich der konstruktive Umgang mit Vielfalt im zwischenmenschlichen Bereich abspielt (Patient*in – Pflegekraft) bietet sich der Einsatz kooperativer Lernformen an. Gerade diese Lernformen eröffnen die Möglichkeit individuelle Potentiale und Sichtweisen in den Unterricht einzubringen und durch einen intensiven Austausch beim gemeinsamen Lernen Vorurteile abzubauen. Auch ist darauf zu achten, dass etwa die Weiterbildungsinfrastruktur barrierefrei ist. Hierzu zählen die materielle Lernumgebung und auch die didaktischen Bedingungen. Bei der Beurteilung der Barrierefreiheit müssen die drei Phasen der Teilnahme „Anmeldung, Durchführung der Veranstaltung und ggf. Prüfung" berücksichtigt werden. Bei der Beurteilung der Barrierefreiheit ist auf die einzelnen Teilnehmer*innen mit ihren Möglichkeiten abzustellen. Lebensältere Teilnehmer*innen haben andere Bedürfnisse (z. B. Ausweitung der Lernzeit, praxisnahe Beispiele) als jene Personen, die die deutsche Sprache noch nicht so gut beherrschen oder nicht so gut lesen können (Bereitstellung von Texten in leichter Sprache) (vgl. Bundesministerium für Arbeit 2018; iBoB 2018, S. 3–10.) Der Lernende mit seinen individuellen biografischen und soziokulturellen Bedingungen muss der zentrale Bezugspunkt für didaktische Entscheidungen sein (vgl. Mandl/Kopp 2006, S. 117–126).

- Die didaktischen Entscheidungen werden vom **Lehrenden** getroffen. Vielfalt auf der Seite der Lehrenden erhöht deren Sensibilität im Umgang mit vielfältigen Weiterbildungsteilnehmern. Denn die Dozenten sind einerseits selbst zu Sensibilisierungs- und Reflexionsprozesse gegenüber Diversität aufgerufen, andererseits sollen sie ja auch bei den Weiterbildungsteilnehmer*innen ein entsprechendes Bewusstsein vermitteln. Hilfreich sind Dozent*innen, die in ihrer Person Facetten der Kerndimensionen verkörpern. Da allerdings nicht davon ausgegangen werden kann, dass entsprechendes Weiterbildungspersonal zur Verfügung steht, ist es wichtig, dass die pädagogischen Akteure qualifiziert sind. Gegebenenfalls können auch – bei bestimmten Themenstellungen-Dozenten über Vereine oder Selbsthilforganisationen für die Durchführung einer Fortbildungsmaßnahme gewonnen werden. Dies gilt besonders dann, wenn die Patient*innen mit sehr speziellen Diversitätsmerkmalen im Fokus der Veranstaltung stehen. Es kann davon ausgegangen werden, dass die betreffende Organisation die Bedürfnisse ihrer Mitglieder kennt (vgl. Kimmelmann 2009, S. 10).

In der Anfangsphase der Förderung von Vielfalt im Unternehmen werden verstärkt Fort- und Weiterbildungsmaßnahmen als „Anschubfinanzierung" durchzuführen sein. Die Diversitätskompetenz muss implementiert werden. Aufgrund der zu erwartenden Heterogenität bei den Patient*innen können die Vielzahl der Persönlichkeits- und Bedürfnisausprägungen nicht allein durch spezielle Fort- und Weiterbildungsveranstaltungen abgebildet werden. Neben dem fremdgesteuerten Lernen ist zur „Bewältigung von Vielfalt" ein hohes Maß an „autodidaktischem Lernen" erforderlich, um die individuellen Bedürfnisse der Patient*innen/Kund*innen zu berücksichtigen. Dies kommt allerdings auch dem Lernbedürfnis der Erwachsenen entgegen. So bestimmen insbesondere drei Merkmale das Lernen im Erwachsenenalter: „es ist aktivitätsorientiert und vorzugsweise selbstgesteuert; es orientiert sich an arbeitsplatznahen kognitiven, sozialen und materiellen Tools und verläuft im Wesentlichen situiert" (Gerstenmaier/Mandl 2009, S. 172). Allerdings muss auch das „Selbstlernen" gelernt werden. Um lebenslanges Lernen oder wie im vorliegenden Fall berufsbegleitendes Lernen sicherzustellen, muss diese Selbstlernkompetenz erworben werden. Die Kompetenz zum Selbstlernen kann z. B. als Fortbildungsmodul „Lernen am Arbeitsplatz" angeboten werden und so indirekt zum sensiblen Umgang mit Vielfalt beitragen (vgl. Klafki 2003, S. 19–26; Reiserer/Madl 2002, S. 935 f.). Über Intranet oder Internet können bei „Vielfaltsfragen" Informationen relativ schnell und ohne großen Aufwand eingeholt werden.

Die Ausführungen zur Fort- und Weiterbildung haben in erster Linie einen Bezug zum Krankenhaus bzw. zur Qualifizierung des Personals. Durch Bildungsmaßnahmen soll der konstruktive Umgang mit Vielfalt und heterogenen Patient*innen gefördert und professionalisiert werden. Diese unternehmenspolitische Ausrichtung hat allerdings in der Summe, wenn viele Menschen im Pflegeunternehmen Vielfalt realisieren, auch eine politische Dimension. Die Intention der UN-BRK entfaltet sich. Denn mit der Ratifizierung der UN-BRK hat jeder das uneingeschränkte Recht auf Teilhabe an allen Lebensbereichen in unserer Gesellschaft. Hierzu zählen auch die Bereiche „Gesundheit und Pflege" und „Bildung". Insofern leisten die Unternehmen der Pflege mit Ihrem „Votum für Vielfalt" einen gesellschaftlichen Beitrag zur Inklusion im Handlungsfeld Pflege.

10.2 Berufliche Erstausbildung

Die Pflegeausbildung erfolgt sowohl auf den verschiedenen Stationen im Krankenhaus als auch an staatlich anerkannten Krankenpflegeschulen, die mit den Krankenhäusern verbunden sind. Da die Gesamtverantwortung für die Ausbildung die Schule trägt, steht bei der Frage nach dem Umgang mit Vielfalt und wie die Pflegeausbildung inklusiv gestaltet werden kann, die Arbeit in der Schule im Vordergrund (§ 4 Krankenpflegegesetz).

Das Ausbildungsziel wird wie folgt beschrieben (§ 3 Absatz 1, Krankenpflegegesetz):

„Die Ausbildung (...) soll entsprechend dem allgemein anerkannten Stand pflegewissenschaftlicher, medizinischer und weiterer bezugswissenschaftlicher Erkenntnisse fachliche, personale, soziale und methodische Kompetenzen zur verantwortlichen Mitwirkung insbesondere bei der Heilung, Erkennung und Verhütung von Krankheiten vermitteln. Die Pflege im Sinne von Satz 1 ist dabei unter Einbeziehung präventiver, rehabilitativer und palliativer Maßnahmen auf die Wiedererlangung, Verbesserung, Erhaltung und Förderung der physischen und psychischen Gesundheit der zu pflegenden Menschen auszurichten. Dabei sind die unterschiedlichen Pflege- und Lebenssituationen sowie Lebensphasen und die Selbständigkeit und Selbstbestimmung der Menschen zu berücksichtigen (Ausbildungsziel)."

Im Ausbildungsziel wird implizit die Vielfalt der Menschen in unterschiedlichen Pflegesituationen angesprochen (letzter Satz). Diese Vielfalt kann sich in den verschiedenen personenbezogenen Kerndimensionen von Diversität äußern.

Im Hinblick auf den konstruktiven Umgang mit Vielfalt im Sinne einer inklusiven Pflege, die die demografischen, aber auch die epidemiologischen Veränderungen berücksichtigt (z. B. Zunahme chronischer Krankheiten, wie etwa Diabetes; Epidemien, Pandemien) (vgl. aerzteblatt 2019, S. 1 f), sind im Unterricht zwei Blickrichtungen relevant:

- Vielfalt, Inklusion und der Umgang mit Verschiedenheit als **Lerngegenstand,**
- Vielfalt, Inklusion und der konstruktive Umgang mit Verschiedenheit als **Unterrichtsprinzip.**

• Vielfalt, Inklusion und der Umgang mit Verschiedenheit als Lerngegenstand
Die Vielfalt der zu pflegenden Personen wächst nicht nur in kultureller, sozialer, religiöser und persönlicher Hinsicht, sondern auch im Hinblick auf die individuellen physischen und psychischen Fähigkeiten. Die Berücksichtigung der verschiedenen individuellen Bedürfnisse und Fähigkeiten muss die zukünftige Pflegekraft lernen.

Lerngegenstand bzw. die Lerninhalte werden durch das Curriculum festgelegt. Ferner werden hier die didaktischen Grundsätze, die für den Unterricht handlungsleitend sind, beschrieben. In dem „Curriculum für den Modellversuch – Erprobung einer Ausbildung in der Alten-, Kranken- und Kinderkrankenpflege mit generalistischer Ausrichtung"[2], wird der Umgang mit Vielfalt/Diversity als wichtig angesehen (vgl. Hundenborn/Brühe o. J., S. 53, 56).

Bezüge zur „Vielfalt/Diversity" werden u. a. wie folgt hergestellt:

> *„Beruflich Pflegende leisten ihren Dienst in einer Gesellschaft, die durch kultur- und geschlechtsspezifische Unterschiede, durch unterschiedliche Wertorientierungen, durch soziale Ungleichheiten und Ungerechtigkeiten, durch unterschiedliche Lebens- und Risikolagen gekennzeichnet sind. Fremdheit, Verschiedenheit und Ungleichheit gehören zum Hintergrund des täglichen pflegerischen Handelns. Die Schere zwischen armen und reichen Menschen öffnet sich auch in unserer Gesellschaft immer weiter. (.............) Traditionelle Muster der Zugehörigkeit und Familienstrukturen verändern sich rapide und werden durch alternative Lebensformen ergänzt oder ersetzt. Menschen, die aus Kriegs-, Katastrophen- und Hungerregionen der Welt kommen, sind physisch und psychisch oft traumatisiert. Menschen aus anderen Ländern, die in den 1960er Jahren als Arbeitskräfte nach Deutschland kamen, leben heute bereits in deutschen Altenhilfeeinrichtungen. Ihre individuellen und kollektiven Biografien unterscheiden sich deutlich von denen deutscher Bürgerinnen und Bürger. Die so genannte dritte Generation zeigt erhebliche Integrationsprobleme und wird damit auch zu einer Herausforderung in pflegerischen Handlungsfeldern. Menschen anderer Länder und Kulturen sind aus ambulanten und stationären Einrichtungen der Kranken- und Altenhilfe nicht mehr wegzudenken. Die Berufsgruppe der Pflegenden selbst ist multikulturell geprägt. (....)"* (Hundenborn/Brühe o. J., S. 56).

Vielfalt/Diversität wird explizit in der Lerneinheit „Mit Verschiedenheit umgehen" thematisiert. Der konstruktive Umgang mit „Vielfalt/Diversität" ist Unterrichtsprinzip. So gibt es auch in anderen Lerneinheiten immer wieder Anregungen, Diversitätsgesichtspunkte aufzugreifen, um auf diesem Wege den Umgang mit Verschiedenheit zur selbstverständlichen Auseinandersetzung zu machen (vgl. Hundenborn/Brühe o. J., S. 11 f.).

Wird der konstruktive Umgang mit Verschiedenheit zum Unterrichtsprinzip in der beruflichen Erstausbildung der Pflegekräfte, dann bedeutet dies (vgl. Staatliches Seminar 2020, S. 1):

- Alle Lerneinheiten und Themenstellungen sollen immer dann, wenn es sich anbietet, zum bewussten und konstruktiven Umgang mit Vielfalt beitragen.

---

[2]Die neue generalistische Pflegeausbildung gilt für alle Ausbildungen, die ab dem 1. Januar 2020 begonnen wurden (vgl. Bundesministerium für Gesundheit 2018).

- Diversitätskompetenz kann sich nur entwickeln, wenn sie integrativ und wieder-
  holend thematisiert wir.
- Die Förderung der Diversitätskompetenz findet an beiden Lernorten statt (Schule
  und Krankenhaus).
- Jede Unterrichtsstunde ist auch eine „Vielfaltsstunde".

Das Thema „Umgang mit Vielfalt" wird in der Lerneinheit „Mit Verschiedenheit
umgehen" im Umfang von 20 Unterrichtsstunden exemplarisch behandelt. Interessant ist in diesem Zusammenhang, dass die Begriffe Vielfalt und Verschiedenheit
im Zusammenhang mit dem demografischen Wandel und den Kerndimensionen von
Diversität im alten Lehrplan von 1998/überarbeitet 2003 noch nicht vorkommen
(vgl. Ministerium für Gesundheit 2003; Hundenborn/Brühe o. J., S. 189).

Die für den konstruktiven Umgang mit Vielfalt/Diversität in der Pflege relevante
Kompetenzen können im Rahmen der Lerneinheit „Mit Verschiedenheit umgehen"
systematisch vermittelt werden. Hierzu gehören u. a. …

- die Kompetenz der Pflegenden Bedürfnisse und Problemlagen von Menschen
  mit anderer soziokultureller Herkunft zu erfassen,
- die Kompetenz der Pflegenden im Umgang mit kultureller und religiöser Vielfalt,
- die Kompetenz der Pflegenden, Handicaps der*des Patient*innen, Bedürfnisse und Barrieren zu erfassen und entsprechende „Lösungen" bereitzustellen
  (Texte/Anweisungen in leichter Sprache abfassen, Übersetzer, Gebärdensprach-
  dolmetscher, Zimmer für Assistenz),
- die Kompetenz der Pflegenden, die sexuelle Identität des*der Patient*in wahrzunehmen, um professionell arbeiten zu können.
- die Kompetenz der Pflegenden geistig bzw. körperlich beeinträchtigte Personen
  adäquat zu versorgen.

Im Lernbereich II des Curriculums werden Alter, Behinderung und Krankheit als
gesellschaftliche Phänomene, Sichtweisen und Einstellungen in der Gesellschaft
erarbeitet (vgl. Hundenborn/Brühe o. J., S. 166).

Das Bewusstsein für das Konflikt – und Chancenpotenzial, das mit der kulturellen Vielfalt in der Gesellschaft, im professionellen und im privaten Umfeld
verbunden ist, wächst. Angesichts der Pluralisierungsprozesse in unserer Gesellschaft werden die ethnische, religiöse und kulturelle Heterogenität wie auch die
Kontakte zwischen Menschen mit verschiedenen kulturellen Werten und Normen
weiter zunehmen. Umso wichtiger wird in den kommenden Jahren die Bereitschaft
und Fähigkeit sein, auf zwischenmenschlicher Ebene mit kultureller Vielfalt und mit

verschiedensten Einstellungen, Werten, Normen, Glaubenssystemen und Lebensweisen konstruktiv umgehen zu können (vgl. Bertelsmann Stiftung 2008, S. 4). Diese Kompetenz ist für die Pflegekräfte von Bedeutung, da die Berücksichtigung der individuellen Einstellungen und Sichtweisen der Patient*innen im Pflegeprozess wesentlich zum Pflegeerfolg beiträgt.

• **Vielfalt, Inklusion und der konstruktive Umgang mit Verschiedenheit als Unterrichtsprinzip**
Um das vorhandene Ausbildungspotenzial für den Bereich Pflege auszuschöpfen, erscheint es notwendig, sich von der*dem (auch gedachten) „idealen Standardbewerber*in für Pflegeberufe" zu verabschieden. Der*die ideale Standardbewerber*in hat bisher z. B. die folgenden Merkmale: sichere Beherrschung der deutschen Sprache in Wort und Schrift; bestimmte Durchschnittsnote im Abschlusszeugnis; in Deutsch, Mathematik, Biologie, Chemie mindestens befriedigende Leistungen; BMI max. 25; keine chronische Erkrankung; keine oder nur geringe Behinderung im Sinne des § 2 SGB IX. Ein verändertes Einstellungsverhalten führt zu einer höheren Diversität in den Lerngruppen. Der Umgang mit Verschiedenheit im Unterricht im Sinne „exemplarischen Lernens" (vgl. Wagenschein o. J., 4 f.) ist eine gute Vorbereitung für die spätere eigenverantwortliche Tätigkeit als Pflegekraft. Bereits im Unterricht wird der konstruktive Umgang mit Vielfalt gelernt.

Zu berücksichtigen ist auch der politische und gesellschaftliche „Druck", der mit der Unterzeichnung der UN-BRK verbunden ist und der gerade bei Pflegeeinrichtungen in kommunaler Trägerschaft besteht, nämlich allen Menschen die uneingeschränkte Teilhabe an allen Lebensbereichen zu ermöglichen (vgl. § 1 IGG). Dazu gehört auch die Absolvierung einer Ausbildung in einem entsprechend der Neigung ausgewählten Beruf. Wird dieser Anspruch für alle realisiert, dann wird die Heterogenität in den Lerngruppen deutlich wachsen. Dies kann auch eine Botschaft an die Pflege sein: Vielfalt/Diversität wird wertgeschätzt.

Leitfaden „Inklusion im Handlungsfeld Pflege" 11

Die Zielperspektive der UN-Behindertenrechtskonvention (UB-BRK) ist die Umsetzung der Inklusion in allen Lebensbereichen unserer Gesellschaft. Zu diesen Lebensbereichen gehört auch die Pflege im Krankenhaus. Der konstruktive Umgang mit Vielfalt und der Ausbau einer umfassenden Teilhabe beschreiben den Prozess der Inklusion. Öffentliche Einrichtungen, Organisationen und Unternehmen haben die Intentionen der UN-BRK aufgegriffen und in Form von Aktions- und Maßnahmenplänen ihre speziellen Ziele und Maßnahmen für die Umsetzung der Inklusion beschrieben (vgl. Deutsches Institut für Menschenrechte 2019; Commerzbank 2018; Bistum Limburg 2015).

11.1 „Indexe für Inklusion" – Erfahrungen

Als Hilfen zur Umsetzung von Inklusion liegen für verschiedene Lebens- und Arbeitsbereiche Handreichungen und Implementierungshilfen vor, die z. B. unter der Bezeichnung „Index für Inklusion" veröffentlicht wurden. Diese Indexe sind Leitfäden für die Entwicklung von inklusivem Denken und Handeln in Einrichtungen und Unternehmen. Der erste Index für Inklusion wurde im Jahre 2003 für den schulischen Bereich von den britischen Pädagogen Tony Booth und Mel Ainscow entwickelt. Ines Boban und Andreas Hinz haben diesen Index übersetzt und an deutsche Verhältnisse angepasst (vgl. Booth/Ainscow 2003). Da sich der Index für Inklusion im Bereich Schule als Hilfsmittel zur Gestaltung eines inklusiven Lernortes bewährt hat, ist er auf andere Lebensbereiche übertragen worden (vgl. Aktion Mensch 2020). So gibt es auch einen „Index für Inklusion" für den kommunalen Bereich. Die Idee zu dieser Adaption kam auch aus England. Die britische Gemeinde Suffolk hat auf der Basis des index for inclusion (Booth &

K. Wessel, *Inklusion im Handlungsfeld Pflege*, https://doi.org/10.1007/978-3-658-34021-6_11

Ainscow) ein eigenes Handbuch für den kommunalen Bereich entwickelt (vgl. Brokamp et al. 2011, S. 22) Es gibt aber auch Indexe für – Inklusion im und durch Sport, – Inklusion in Kindertagesstätten, – Inklusion in der Jugendarbeit (vgl. Deutscher Behindertensportverband 2014; Meyer/Kieslinger 2014; Booth et al. 2006). Auch die Evangelische Kirche im Rheinland hat für ihren Bereich einen „Index für Inklusion" als Orientierungshilfe entwickelt. Der Titel des Handbuches lautet: „Da kann ja Jede(r) kommen – Inklusion und kirchliche Praxis". Dieses Handbuch wird als Arbeitsinstrument verstanden (vgl. Ahrens et al. 2013, S. 6).

„Es soll dazu verhelfen, das Thema „Inklusion" auf verschiedenen Ebenen und Handlungsfeldern kirchlicher Praxis in den Blick zu nehmen, es persönlich und gemeinschaftlich zu bedenken und weiterzuentwickeln" (Ahrens et al. 2013, S. 6).

Mittlerweile liegen auch Erfahrungen zur Arbeit mit dem kommunalen Index für Inklusion vor.

„Das Praxishandbuch „Inklusion vor Ort" stößt auf großes Interesse und wird inzwischen in vielen Kommunen, Einrichtungen und Initiativen genutzt. Auf zahlreichen Fachtagungen wird der Kommunale Index für Inklusion vorgestellt und die Arbeit mit den Index-Fragen in Workshops vertieft. Viele Kommunen und Einzelinitiativen suchen die Zusammenarbeit mit der MJG. Es besteht derzeit ein großer Entwicklungsbedarf für nachhaltige inklusive Prozesse. Aus diesem Grund initiiert die Stiftung eine Fortbildung für Moderator/innen, die mithilfe des Kommunalen Index für Inklusion kommunale Prozesse begleiten können. Die Wirkungen und Eigeninitiativen sind sehr vielfältig" (Brokamp/Lawrence 2013, S. 6).[1]

11.2   Entwicklung eines Leitfadens – Ziel und Vorgehensweise

Die bisherigen Erfahrungen haben gezeigt, dass „Indexe zur Inklusion" bzw. entsprechende „Handreichungen zur Inklusion" wertvolle Hilfen sind für die Implementierung inklusiven Denkens und Handelns in Institutionen und Unternehmen. Für die im Handlungsfeld Pflege tätigen Krankenhäuser und Pflegekräfte wurde im Rahmen dieser Arbeit ein „Leitfaden für Inklusion im Handlungsfeld Pflege" entwickelt (Abschnitt 11.4). Orientierungshilfen für die Erstellung dieses Leitfadens waren (vgl. Heimling/Ueffing 2018; Ahrens et al. 2013; Montag Stiftung 2012; Brokamp et al. 2011; Booth/Ainscow 2003):

---

[1] Mit Stiftung und MJG ist die Montag Stiftung Jugend und Gesellschaft gemeint. Sie hat den kommunalen Index für Inklusion entwickelt (vgl. Montag Stiftung 2012).

- der „Kommunale Index für Inklusion – Arbeitsbuch", herausgegeben von der Montag Stiftung Jugend und Gesellschaft,
- der „Index für Inklusion" von Ines Boban und Andreas Hinz,
- „Inklusion vor Ort", Der kommunale Index für Inklusion – ein Praxishandbuch, herausgegeben von der Montag Stiftung Jugend und Gesellschaft,
- „Da kann ja Jede(r) kommen – Inklusion und kirchliche Praxis, eine Orientierungshilfe der evangelischen Kirche im Rheinland", herausgegeben von der Abteilung im Landeskirchenamt und dem Pädagogisch-Theologischen Institut der EKiR und
- Leitfaden für inklusive Kindertageseinrichtungen, Bestandsaufnahme und Entwicklung, herausgegeben vom Deutschen Jugendinstitut e. V.

Mit dem Leitfaden „Inklusion im Handlungsfeld Pflege" soll das folgende Ziel erreicht werden:

> Der Leitfaden soll dazu verhelfen, das Thema Inklusion im Unternehmen Krankenhaus in den Blick zu nehmen. Der mit der Leitidee Inklusion verbundene konstruktive Umgang mit Vielfalt und die Ermöglichung von Teilhabe kann mit Hilfe des Leitfadens von einer einzelnen Pflegekraft und/oder im Pflegeteam bedacht, reflektiert und weiterentwickelt werden. Bestehende inklusive Handlungsweisen und Strukturen im Handlungsfeld Pflege können zunächst mit Hilfe des Leitfadens „bilanzierend" erfasst werden. Anschließend soll das Pflegehandeln kritisch reflektiert und im Sinne des „inklusiven Geistes" weiterentwickelt werden.

Das Unternehmen Krankenhaus wird verstanden als ein soziales System, welches sich durch die Dimensionen „Kultur, Struktur und Praktiken" konstituiert und von anderen Unternehmen unterscheidet. Zwischen diesen Dimensionen besteht ein Wechselwirkungsmechanismus. Zum Beispiel hat das Leitbild eines Krankenhauses (Kultur) Einfluss auf Pflegeanleitungen (Struktur), die Pflegeanleitung hat Einfluss auf die Pflegehandlungen (Praktiken). Ändern sich im Laufe der Zeit die Patientenmerkmale hat dies Einfluss auf das Pflegehandeln. Dies kann zu einer Änderung des Leitbildes führen.

In Anlehnung an den „Kommunalen Index für Inklusion" wird der Leitfaden in drei Bezugsbereiche gegliedert: Kultur, Strukturen, Praktiken. Diese Bezugsbereiche werden inhaltlich durch Merkmale für inklusives Handeln und Denken präzisiert. Der Bereich „Kultur" stellt eher ab auf die Leitidee des Handelns, auf den Umgang miteinander, die Qualität der Zusammenarbeit und das Selbstverständnis der Organisation „Krankenhaus". Es geht um die Unternehmenskultur. Die Merkmale „Strukturen" erfassen die verschiedenen Ebenen, Bereiche, Vorgehensweisen und Standards im Krankenhaus. Bei den „Praktiken" stehen die verschiedenen Aktivitäten und das konkrete Handeln im Krankenhaus im Vordergrund. Hier geht es u. a. um die tägliche Praxis in der Pflege. Den einzelnen Merkmalen der Bezugsbereiche werden Fragen zugeordnet. Diese Fragen unterstützen eine detaillierte Betrachtung des Unternehmens, damit klar wird, was bereits „inklusiv" ist und wo noch „Baustellen" sind, die bearbeitet werden müssen (vgl. Montag Stiftung 2012, S. 5–75).

Bei den Merkmalen für inklusives Denken und Handeln und den zugeordneten Fragen, werden jene Aspekte berücksichtigt, die für ein Krankenhaus und den Bereich Pflege besonders relevant sind. Hierbei werden die im Rahmen dieser Arbeit gewonnenen Erkenntnisse genutzt und in den Leitfaden integriert. Auf Erfahrungswissen der Autorin aus der Pflegepraxis wird ebenfalls zurückgegriffen.

Der Leitfaden selbst sollte, wenn er im Krankenhaus eingesetzt wird aber auch Gegenstand der Reflexion sein. So muss kritisch geprüft werden, ob die Fragen geeignet sind die Prinzipien der Inklusion nachhaltig im Unternehmen zu etablieren. Ferner muss festgestellt werden, ob weitere Merkmale wichtig sind, die dann durch zusätzliche Fragen zu präzisieren sind.

Der „Kommunale Index für Inklusion" wurde als Grundlage für den krankenhausspezifischen Leitfaden ausgewählt, da er besonders auf Unternehmen abstellt, die als öffentliche Einrichtung von vielen Menschen, auch in konfliktgeladenen Lebenssituationen, aufgesucht werden. Aus diesem Grunde können eher lebensbereichsübergreifende Merkmale und Fragen vom „Kommunalen Index" übernommen werden. Immer da, wo es bei den Merkmalen oder Fragen notwendig erscheint, werden in Bezug auf das Krankenhaus und die Pflege Präzisierungen oder Hinweise für das Praxishandeln vorgenommen.

Der Einsatz des Leitfadens „Inklusion im Handlungsfeld Pflege" kann wie folgt ablaufen (vgl. Deutscher Behindertensportverband 2014, S. 37–42):

- Der Prozess beginnt: Wenn möglich schließen sich mehrere Pflegkräfte zu einem „Inklusionsteam" zusammen. Die Teammitglieder sollten im Vorfeld miteinander eine gemeinsame Sichtweise von Inklusion entwickeln und sich im Hinblick auf die weitere Vorgehensweise abstimmen. Ggf. kann die*der Inklusionsbeauftragte des Krankenhauses als „kritische*r Freund*in" hinzugezogen werden.

- Die Pflegesituationen bzw. die Situation im Krankenhaus beleuchten: Die Situation im Krankenhaus und in der Pflege werden mit Hilfe der Merkmale und Fragen „inklusiv" analysiert. Hierbei kann man sich aus Zeitgründen oder aus Gründen der Arbeitsbelastung auf einzelne Merkmalsbereiche oder Fragen beschränken. „Inklusive" Stärken und Schwächen werden identifiziert.
- Prioritäten werden festlegen: Hier werden pflegebezogen Ziele/Prioritäten festgelegt. Was soll bis wann umgesetzt werden? Welche inklusiven Ziele sind auch unter Berücksichtigung der Rahmenbedingungen realisierbar? Kleine Schritt sind oft nachhaltiger als vermeintlich „große Würfe". Es gilt: Viele inklusive Tropfen ergeben einen inklusiven See.
- Prioritäten werden umgesetzt: Die gesetzten Prioritäten können wie eine Checkliste abgearbeitet werden. Sie können aber auch als Orientierungshilfen für das Pflegehandeln dienen.
- Der Prozess wird reflektiert: In dieser Phase wird der bisherige Prozess der Implementierung der Inklusion im Handlungsfeld Pflege reflektiert. Eingesetzte Fragen werden anders formuliert, wenn sie sich als Analyseinstrument nicht bewährt haben. Fragen zur individuellen Situation im Krankenhaus werden ergänzt. Folgende Fragen zum Prozess werden gestellt: Welche Verbesserungen haben sich ergeben? Gab es Rückmeldungen von den Patient*innen? Wie können Entwicklungen nachhaltiger gestaltet werden? Welche Investitionen müssen realisiert werden?

11.3 Leitfaden „Inklusion im Handlungsfeld Pflege" – Perspektive

Die Ergebnisse der Leitfadenarbeit können als Basis für die Erstellung eines Aktionsplanes „Inklusion im Handlungsfeld Pflege" genutzt werden. In diesem Aktionsplan werden dann jene Aktivitäten und Handlungen zusammengestellt, die mit dazu beitragen sollen, dass das Leitbild der Inklusion beim Pflegehandeln berücksichtigt wird.

Da der Leitfaden prozesshaft eingesetzt wird und die individuelle Situation in einem Krankenhaus abbildet, wird auch der daraus entstehende Aktionsplan spezifisch sein. Er muss entsprechend dem Inklusionsfortschritt immer wieder überarbeitet werden. Über einen Soll-Ist-Abgleich kann dann festgestellt werden, was innerhalb des Betrachtungszeitraums zusätzlich in Sachen Inklusion erreicht wurde. Es wird sich hierbei auch herausstellen, dass einzelne Bereiche aus dem Blickfeld geraten sind und vernachlässigt wurden. Hier muss dann nachgebessert werden. Mit Hilfe des Leitfadens und des Aktionsplanes können Fortschritte bei der „inklusiven Pflege" dokumentiert werden. Diese Dokumentation gibt dann auch Auskunft darüber, inwieweit im betreffenden Krankenhaus „Inklusion im Handlungsfeld Pflege" umgesetzt wurde. Fortschritte bei der Inklusion stützen einerseits die Umsetzung der UN-BRK, andererseits dienen sie auch der Profilierung des Krankenhauses. Mit der zunehmenden Heterogenisierung unserer Gesellschaft wird der kreative Umgang mit Vielfalt in Zukunft ein Garant für den Unternehmenserfolg und -krankenhausbezogen- für den Pflegeerfolg sein. Inklusion im Handlungsfeld Pflege ist der Weg.

„Wege entstehen dadurch, dass man sie geht."

(Franz Kafka 1883–1924)

11.4   Leitfaden „Inklusion im Handlungsfeld Pflege" – Checkliste

Leitfaden

„Inklusion im Handlungsfeld Pflege"
Dieser Leitfaden besteht aus einer Art „Checkliste" mit Fragen, die dabei helfen sollen, das Handlungsfeld Pflege im Krankenhaus, welches wesentlich durch die individuellen Krankenhausstrukturen bestimmt wird, auf Aspekte wie Vielfalt, Teilhabegerechtigkeit, Ausgrenzung und Diskriminierung zu überprüfen. Die Fragen sollen den inneren Dialog anregen und bei der Planung und der Umsetzung inklusiver Werte in der Pflege helfen.

Die Fragen sind ein Angebot. Es wird keine bestimmte methodische Vorgehensweise bei der Bearbeitung erwartet. Eine Pflegekraft kann die Fragen der Reihe nach durchgehen, sich einzelne Fragen aussuchen, mit dem Pflegeteam diskutieren oder auch Moderator*innen beantragen, die z. B. im Rahmen einer „pflegebegleitenden Fortbildung" eine fragenbezogene Rückmeldung geben. Wichtig ist auf jeden Fall, dass die Pflegekraft oder das Team durch den Leitfaden auf mögliche Verbesserungen im Handlungsfeld Pflege aufmerksam werden, diese diskutieren und versuchen sie umzusetzen (vgl. Montag Stiftung 2012, S. 4 f.).

Anhand der „Merkmale für inklusives Denken und Handeln" die als Einstieg für die Betrachtung dienen, wird evaluiert inwieweit im Krankenhaus und in der Pflege der „inklusive Geist" verbreitet ist. Anschließend werden die Merkmale durch Fragen präzisiert.

Merkmale für inklusives Denken und Handeln

A. Kultur

A.1 Alle Besucher*innen werden freundlich empfangen.

A.2 Alle Patient*innen werden freundlich einfühlsam empfangen.

A.3 Im Leitbild des Krankenhauses werden die inklusiven Prinzipien berücksichtigt.

A.4 Jede*r wird mit Respekt behandelt und wertgeschätzt.

A.5 Gute und konstruktive Kommunikation stärkt das Engagement von allen.

A.6 Es besteht eine gemeinsame Verpflichtung zu inklusivem Handeln.

A.7 Jede*r einzelne wird als Mitarbeiter*in und Mensch wertgeschätzt.

A.8 Mitarbeiter*innen unterstützen sich gegenseitig.

A.9 Alle Stellen, Abteilungen und Stationen arbeiten gut zusammen.

A.10 Es wird alles getan, um diskriminierende Praktiken zu beseitigen.

A.11 Die Zusammenarbeit mit externen Partnern (u. a. Hausarzt, Pflegeheim, Familienangehörige, Medizinischer Dienst) ist gut.

B. Strukturen

B.1 Die öffentlichen Bereiche des Gebäudes sind für alle frei und offen zugänglich.

B.2 Es gibt Standards, an denen sich alle orientieren können und diese sind „für alle die es im Unternehmen angeht" zugänglich.

B.3 Alle tragen zu einer gelungenen Planung bei.

B.4 Vorgehensweisen und Strukturen sind aufeinander abgestimmt.

B.5 Die „Aufnahmepraxis" ist fair und für alle nachvollziehbar.

B.6 Neue Mitarbeiter*innen werden eingearbeitet und im „Pflegealltag" unterstützt.

B.7 Der Umgang mit allen Mitarbeiter*innen ist fair.

B.8 Fortbildungsangebote helfen, Vielfalt wertzuschätzen und im Pflegealltag zu berücksichtigen.

B.9 Externe Partner (u. a. Ärzte, Einrichtungen der Rehabilitation, Lieferanten) unterstützen den inklusiven Ansatz.

C. Praktiken

C.1 Angebote und Leistungen sind barrierefrei und bedarfsgerecht.

C.2 In allen Praktiken zeigt sich ein Verständnis von Vielfalt und Teilhabe.

C.3 Die Führungsebene und das Führungspersonal unterstützt inklusive Praktiken.

C.4   Jede*r ist für das eigene „inklusive" Lernen mitverantwortlich.
C.5   Alle planen und arbeiten partnerschaftlich zusammen.
C.6   Die Selbstständigkeit von Einzelnen und Gruppen wird unterstützt.
C.7   Erfahrungswissen und Informationen werden geteilt.
C.8   Kompetenzen werden voll erschlossen und genutzt.
C.9   Ressourcen werden genutzt, um die Teilhabe aller zu fördern
C.10 Niemand wird zurückgewiesen.

Mit den folgenden Fragen werden die Merkmale im Hinblick auf die Arbeit im Krankenhaus und dem Handeln im Pflegealltag konkretisiert. Zur Auseinandersetzung mit dem Stand der Inklusion im Krankenhaus sind die Fragen ein Angebot. Das heißt: Mit den Fragen kann ganz individuell, auch unsystematisch, gearbeitet werden. Insofern gibt die Reihenfolge der Fragen kein methodisches Vorgehen vor. So können sich einzelne Personen, Teams und/oder Moderator*innen von Fortbildungen Fragen aussuchen und diese durchgehen. Jeder einzelne kann für sich so feststellen, inwieweit der Inklusionsgedanke im Unternehmen verbreitet ist. Mit Hilfe des Leitfadens können mögliche Verbesserungen im Unternehmen und im Pflegeumfeld aufgedeckt werden, um dann Schritt für Schritt die Intentionen der Inklusion umzusetzen, denn Inklusion ist ein Prozess (vgl. Montag Stiftung 2012, S. 5). Der Leitfaden ist als Arbeitsinstrument anzusehen, der an die individuelle Situation im Krankenhaus angepasst werden kann. Er ist eine Orientierungshilfe. Aus diesem Grunde können Fragen, die die Situation im Krankenhaus nicht ganz treffen, geändert werden. Fragen können ergänzt werden. Fragen können auch eliminiert werden. Wichtig ist, dass mit den Fragen die Inklusion im Handlungsfeld Pflege des jeweiligen Krankenhauses abgebildet und weiterentwickelt wird.

A. Fragen zu den Kulturmerkmalen

A.1 Alle Besucher*innen werden freundlich empfangen.

1. Erleben alle Besucher*innen den ersten Kontakt mit dem Krankenhaus als freundlich und offen?
2. Repräsentiert der Empfangsbereich des Krankenhauses das gesamte Spektrum der Besucher*innen (z. B. durch Darstellung ethnischer Vielfalt auf Bildern und Plakaten)?
3. Sind Informationen über die Angebote des Krankenhauses allen Besucher*innen zugänglich (z. B. in anderen Sprachen, in Blindenschrift/Braille, in Gebärdensprache etc.)?

4. Werden unterschiedliche soziale und kulturelle Gruppen durch Aushänge und Beschilderungen angemessen angesprochen?

5. Sind die angebotenen Leistungen des Krankenhauses (z. B. Besucherräume, Cafeteria, Gebetsräume) allen zugänglich, einschließlich Menschen anderer Ethnien und Kulturen, Asylbewerbern, Menschen mit Beeinträchtigungen etc. (beispielsweise durch Wegweiser und Aushänge in verschiedenen Sprachen)?

6. Stehen Übersetzer*innen für verschiedene Sprachen und Gebärdensprache zur Verfügung?

7. Geht aus dem Informationsmaterial des Krankenhauses deutlich hervor, dass die angebotenen Leistungen selbstverständlich allen sozialen und kulturellen Gruppen zur Verfügung stehen?

A.2 Alle Patient*innen werden freundlich einfühlsam empfangen.

1. Erleben die Patient*innen den ersten Kontakt mit dem Krankenhaus als freundlich und offen?

2. Repräsentiert der Empfangsbereich des Krankenhauses das gesamte Spektrum der Patient*innen (z. B. durch Darstellung ethnischer Vielfalt auf Bildern und Plakaten)?

3. Sind Informationen über die Angebote des Krankenhauses allen Besucher*innen zugänglich (z. B. in anderen Sprachen, in Blindenschrift/Braille, in Gebärdensprache etc.)?

4. Werden unterschiedliche soziale und kulturelle Gruppen durch Aushänge und Beschilderungen angemessen angesprochen?

5. Sind die angebotenen Leistungen des Krankenhauses allen zugänglich, einschließlich Menschen anderer Ethnien und Kulturen, Asylbewerbern, Menschen mit Beeinträchtigungen etc. (beispielsweise durch Plakate in verschiedenen Sprachen)?

6. Stehen Übersetzer*innen für verschiedene Sprachen und Gebärdensprache zur Verfügung?

7. Geht aus dem Informationsmaterial des Krankenhauses deutlich hervor, dass die angebotenen Leistungen selbstverständlich allen sozialen und kulturellen Gruppen zur Verfügung stehen?

8. Wurde eine umfängliche „Pflegerische Anamnese" durchgeführt und dokumentiert?

9. Wurden verschiedene „Vielfaltsmerkmale" erfasst, die für die Pflege von Bedeutung sind?

Als Sensibilisierungsmedium und Impuls für die Erfassung von verschiedenen „**Vielfaltsmerkmale**" kann das Vier-Dimensionen-Modell herangezogen werden (Abbildung 11.1).

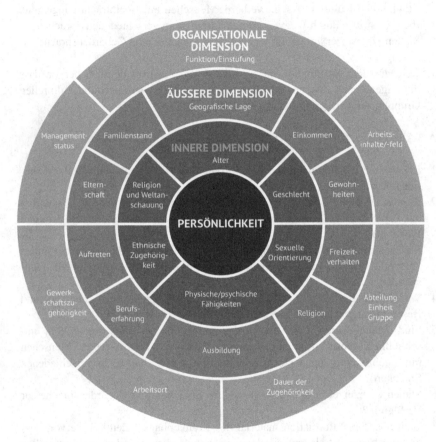

Abbildung 11.1   Vielfaltsmerkmale nach Gardenswartz/Rowe. (Quelle: www.vielfalt-man agen.at)

10. Werden die Bedürfnisse, Präferenzen, Gewohnheiten und Wünsche der Pati-
    ent*innen bei der Aufnahme differenziert erfasst?

11. Wird auf die persönlichkeitsbezogenen Merkmale und individuelle Wünsche (Alter, Geschlecht, sexuelle Orientierung, Ethnische Zugehörigkeit, Physische Fähigkeiten etc.) Rücksicht genommen?

12. Erleben die Patient*innen den ersten Kontakt mit dem Pflegepersonal als einfühlsam und empathisch?

13. Wird die Kommunikation mit dem Pflegepersonal als wertschätzend empfunden?

14. Sind sich die Pflegekräfte darüber im Klaren, dass es Stereotypen und Vorurteile gibt, die die Einstellung gegenüber den Patient*innen beeinflussen und damit auch Auswirkungen auf das pflegerische Handeln haben?

A.3 Im Leitbild des Krankenhauses werden die inklusiven Prinzipien berücksichtigt.

1. Werden Inklusion, der konstruktive Umgang mit Vielfalt und Teilhabegerechtigkeit als handlungsleitende Prinzipien im Leitbild hervorgehoben?

2. Kennen die Mitarbeiter*innen die im Leitbild formulierten inklusiven Prinzipien?

3. Werden die im Leitbild dokumentierten inklusiven Prinzipien in der Öffentlichkeit (z. B. über Internetauftritt) bekannt gemacht?

4. Identifizieren sich Unternehmensleitung und die Führungskräfte mit dem inklusiven Denken und Handeln?

A.4 Jede*r wird mit Respekt behandelt und wertgeschätzt.

1. Werden alle Patient*innen/Mitarbeiter*innen mit Respekt angesprochen, so wie sie es gerne möchten, z. B. mit der korrekten Aussprache ihres Namens und gendergemäß?

2. Werden Patient*innen verständnisvoll behandelt, wenn sie in einer Situation verletzt, verärgert oder enttäuscht reagieren?

3. Werden Menschen mit Beeinträchtigungen und/oder mit anderen Einstellungen (ethnisch, religiös, geschlechtlich etc.) ebenso wertgeschätzt wie andere?

4. Respektieren die Pflegekräfte und das Krankenhaus unterschiedliche religiöse Orientierungen und Weltanschauungen der Patient*innen und Mitarbeiter*innen?

A.5 Gute und konstruktive Kommunikation stärkt das Engagement von allen.

1. Sind Informationen über Angebote und Leistungen des Krankenhauses für alle gut zugänglich und verständlich (z. B. auch in leichter Sprache)?
2. Werden unterschiedliche Kommunikationsmittel genutzt (z. B. Flyer, Webseiten in verschiedenen Sprachen, Materialien in Blindenschrift/Braille und Gebärdensprache, audiovisuelle Medien, persönliche Empfehlungen etc.)?
3. Wissen verschiedene Zielgruppen, wo und wie sie Angebote und Leistungen des Krankenhauses anfragen und erhalten können?
4. Erhalten Mitarbeiter*innen Rückmeldungen von den Patient*innen über die erbrachten Pflegehandlungen (Feedback: positiv und negativ)?
5. Wird durch die Verwendung spezieller Kommunikationsmittel (z. B. Kommunikation nur über Internet und E-Mail) möglich, die Kontaktaufnahme für bestimmte Patient*innen und Familienmitgliedern erschwert?
6. Werden die Informationsmaterialien für Patient*innen regelmäßig auf den neusten Stand gebracht?
7. Werden alle Mitarbeiter*innen über Änderungen bei Angeboten und Leistungen umfassend informiert? Gibt es für alle Patient*innen Anlaufstellen für Rückfragen und weitere Informationen?
8. Werden Mitarbeiter*innen über strukturelle und personelle Veränderungen in anderen Abteilungen, Bereichen, Stationen informiert?

A.6 Es besteht eine gemeinsame Verpflichtung zu inklusivem Handeln.

1. Fühlen sich alle Stellen, Abteilungen, Stationen, Mitarbeiter*innen gemeinsam verpflichtet, eine inklusive Kultur zu etablieren?
2. In welcher Weise übernehmen alle beteiligten Stellen und Abteilungen, Mitarbeiter*innen Verantwortung für eine inklusive Kultur?
3. Besteht bei allen Mitarbeiter*innen ein grundlegendes Verständnis des Begriffes Inklusion in Abgrenzung zur Integration?
4. Hat das Ziel, eine inklusive Kultur im Krankenhaus aufzubauen, bei allen einen hohen Stellenwert?
5. Wird Vielfalt höher wertgeschätzt als Konformität und „Normalität"?
6. Wird der Wunsch nach Teilhabe an den verschiedenen Angeboten und Leistungen im Krankenhaus respektiert und wenn irgendwie möglich realisiert?
7. Wird Vielfalt, z. B. bei den Mitarbeiter*innen, als Bereicherung und Entwicklungsmotor gesehen und nicht als Problem, das es zu lösen gilt?

8. Gibt es eine gemeinsame Verpflichtung, mangelnde Chancengleichheit auf allen Ebenen zu beseitigen?

9. Wünscht und fördert das Krankenhaus ein kritisches und selbstkritisches Hinterfragen von Haltungen, die eine inklusive Kultur behindern?

10. Wird Inklusion von allen als kontinuierlicher Prozess verstanden?

A.7 Jede*r einzelne wird als Mitarbeiter*in und Mensch wertgeschätzt.

1. Erhalten alle Mitarbeiter*innen frühzeitige und genaue Informationen, z. B. über Veränderungen im Krankenhaus, in Abteilungen, auf Stationen, wenn diese für die Arbeit in der Pflege wichtig sind?

2. Bezieht das Unternehmen Mitarbeiter*innen bei Verbesserungsvorschlägen, z. B. Inklusion und Vielfalt betreffend, mit ein?

3. Sehen sich alle Mitarbeiter*innen zugleich als Lehrende und als Lernende?

4. Fühlen sich alle Mitarbeiter*innen respektiert und unterstützt?

5. Ist die Art und Weise, wie das Krankenhaus Personen und Bevölkerungsgruppen anspricht, ein gutes Vorbild?

6. Reagiert das Pflegepersonal angemessen auf wichtige Ereignisse, wie z. B. Feiertage, Fastentage, kultursensibel?

7. Wird auch das Bedürfnis der Mitarbeiter*innen kulturelle, religiöse Feiertage zu begehen, z. B. durch Gewährung von Urlaub, unterstützt?

8. Wird die kulturelle Identität aller Menschen anerkannt, nicht nur die von ausgewählten, z. B. weißen oder europäisch geprägten ethnischen Minderheiten?

9. Werden Mitarbeiter*innen verständnisvoll behandelt, wenn sie in einer Situation (z. B. aufgrund ihrer Biografie und der bisherigen Lebensumstände) verletzt, verärgert, enttäuscht reagieren oder überfordert sind?

10. Ist es für Mitarbeiter*innen selbstverständlich, sich über bestimmte Personen, Personengruppen oder ethische Zugehörigkeiten nicht lustig zu machen oder diese zu verunglimpfen?

11. Gehen Mitarbeiter*innen davon aus, dass sie bestehende Praktiken, Abläufe und Verhaltensweisen im Krankenhaus hinterfragen und verändern können?

A.8 Mitarbeiter*innen unterstützen sich gegenseitig.

1. Besteht für Mitarbeiter*innen die Möglichkeit, Probleme am Arbeitsplatz unkompliziert („Kommunikation der stets offenen Türe") mit ihren Vorgesetzten/ihrer Vorgesetzen zu besprechen? Stehen den Mitarbeiter*innen Vorgesetzte für Rückfragen zur Verfügung?

2. Helfen sich Kolleg*innen (z. B. auch ohne Vorbehalte gegenüber einer ethnischen Zugehörigkeit) gegenseitig, wenn jemand Hilfe braucht?
3. Werden Netzwerke und Unterstützungsangebote für Mitarbeiter*innen aktiv gefördert (z. B. für Migrantinnen und Migranten, Menschen mit Beeinträchtigungen z. B. auch in Form chronischer Erkrankungen wie Morbus Crohn, Diabetes etc.)?
4. Ist es für alle Mitarbeiter*innen selbstverständlich, dass jegliche Form von Diskriminierung z. B. Rassismus, Sexismus, abwertendes Verhalten gegenüber Menschen mit Beeinträchtigung etc. zurückzuweisen ist?
5. Kennen und akzeptieren Mitarbeiter*innen gegenseitig ihre Stärken und Schwächen?
6. Sind Mitarbeiterbesprechungen so organisiert, dass möglichst viele Mitarbeiter*innen teilnehmen können, auch diejenigen mit familiären Verpflichtungen?

A.9 Alle Stellen, Abteilungen und Stationen arbeiten gut zusammen.

1. Werden alle Stellen, Abteilungen und Stationen ermutigt, einen aktiven Beitrag zur Weiterentwicklung der Inklusion zu leisten?
2. Nehmen Mitarbeiter*innen verschiedener Stellen, Abteilungen und Stationen gemeinsam an Fortbildungen zum Umgang mit Vielfalt teil?
3. Fühlen sich Mitarbeiter*innen aller Stellen, Abteilungen und Stationen (z. B. auch Empfang, Verwaltung, IT-Bereich etc.) der Leitidee der Inklusion verpflichtet?

A.10 Es wird alles getan, um diskriminierende Praktiken zu beseitigen.

1. Ist die Organisation/Einrichtung bestrebt, Diskriminierungen jeder Art zu beseitigen?
2. Ist Mitarbeiter*innen bewusst, dass Intoleranz gegen jede Art von Vielfalt und „Anderssein" diskriminierend ist?
3. Ist es für Mitarbeiter*innen selbstverständlich, abwertende Bezeichnungen zu vermeiden?
4. Ist den Mitarbeiter*innen bewusst, dass das Krankenhaus in Bezug auf Mitarbeiter*innen und Patient*innen die Vielfalt der Gesamtbevölkerung widerspiegeln sollte?
5. Wird wahrgenommen, wenn unbeabsichtigt ethnische Minderheiten und andere Personen- und Bevölkerungsgruppen ausgegrenzt werden?
6. Ist Mitarbeiter*innen bewusst, dass verschiedene Kulturen und Religionen verschiedene Werte und Einstellungen haben?

7. Werden stereotype Aufgaben, die evtl. als diskriminierend empfunden werden, gerecht verteilt (z. B. bestimmte Patient*innen waschen, Bettenmachen, Exkremente entsorgen)?

8. Werden Lesben, Schwule, Bisexuelle und Transsexuelle von den Pflegekräften und den Mitarbeiter*innen des Krankenhauses als Teil der menschlichen Vielfalt wertgeschätzt?

9. Ist den Mitarbeiter*innen bewusst, dass „Behinderung" erst dann entsteht, wenn Menschen mit körperlichen Beeinträchtigungen oder bestimmten Bedürfnissen und Einstellungen auf Ablehnung und institutionelle Barrieren stoßen? Ist den Mitarbeiter*innen klar: „Menschen sind nicht behindert sie werden behindert."

10. Wissen Mitarbeiter*innen, wann sie im Hinblick auf bestimmte Personen (z. B. im Hinblick auf die Kerndimensionen von Vielfalt) weitere Informationen benötigen? Wissen sie, wo sie diese Informationen erhalten können? Stehen entsprechende Informationspools „barrierefrei" zur Verfügung?

11. Werden bestimmte Patient*innen aufgrund von Haltungen, Einstellungen, Beeinträchtigungen oder aber auch aufgrund ihrer finanziellen Situation (Armut) von Leistungen ausgeschlossen?

A.11 Die Zusammenarbeit mit externen Partnern (u. a. Hausarzt, Altenheim, Familienangehörige, Medizinischer Dienst) ist gut.

1. Werden externe Partner (u. a. Hausärztin/Hausarzt, Altenheim, Familienangehörige, Medizinischer Dienst, Interessensverbände) vor der Leistungserbringung angehört? Werden ihre Hinweise und Anregungen zur Leistungserbringung berücksichtigt?

2. Haben externe Stellen oder Partner Anlass, den Kontakt mit dem Krankenhaus zu scheuen? Wurden Schritte unternommen, um diese Scheu abzubauen?

3. Haben externe Partner Gelegenheit, die Qualität von Leistungen mit dem Krankenhaus zu thematisieren?

4. Wird eine Kooperation mit verschiedenen Interessensgruppen und Partnern angestrebt, um sicherzustellen, dass die Pflegeleistung unter Berücksichtigung der Patient*innen – Merkmale qualitativ hochwertig erbracht wird?

5. Werden Erfahrung und Kompetenz der externen Partner von allen Mitarbeiter*innen geschätzt?

6. Fühlen sich Interessensgruppen und Partner, z. B. im Hinblick auf ihre Ratschläge, wertgeschätzt?

7. Begegnen sich alle Patient*innen, externe Gruppen und Partner sowie Mitarbeiter*innen mit Respekt?

8. Können Interessensgruppen und Partner darauf vertrauen, dass ihre Bedürfnisse und Interessen vom Krankenhaus ernst genommen werden?

B. Fragen zu den Strukturmerkmalen

B.1 Die öffentlichen Bereiche des Gebäudes sind für alle frei und offen zugänglich.

1. Sind alle Gebäude, Gebäudeteile, Eingangsbereiche und Verbindungswege im Krankenhaus barrierefrei?
2. Wurde überprüft, ob alle Eingänge und öffentlichen Bereiche im Krankenhaus den gesetzlichen Anforderungen nach einem barrierefreien Zugang entsprechen?
3. Können Menschen, die auf einen Rollstuhl oder Gehilfen angewiesen sind, ohne fremde Hilfe alle Gebäudeteile erreichen und alle Einrichtungen nutzen?
4. Werden bei Modernisierungs- und/oder Erweiterungsmaßnahmen barrierefreie Zugänge geplant?
5. Sind barrierefreie Toiletten vorhanden und gut sichtbar ausgeschildert?
6. Werden die Bedürfnisse hör- und sehbehinderter Menschen bei der barrierefreien Gestaltung des Krankenhauses berücksichtigt?
7. Werden Selbsthilfe-Organisationen von Menschen mit Beeinträchtigung zur barrierefreien Umgestaltung des Unternehmens hinzugezogen?

Folgende Selbsthilfeorganisationen können zum Beispiel hinzugezogen werden:
- Bundesarbeitsgemeinschaft Selbsthilfe von Menschen mit Behinderung und chronischer Erkrankung und ihren Angehörigen e. V.
- Deutsche Gesellschaft der Hörbehinderten – Selbsthilfe und Fachverbände e. V.
- Blinden- und Sehbehindertenverein Westfalen e. V.
- Deutsche Alzheimer Gesellschaft e. V., Selbsthilfe Demenz

B.2 Es gibt Standards, an denen sich alle orientieren können und diese sind „für alle die es im Krankenhaus angeht" zugänglich.

1. Verfügt das Krankenhaus über dokumentierte Standards zum Umgang mit Vielfalt, an denen sich jeder orientieren kann?

2. Sind diese Standards für jeden zugänglich (zum Beispiel über den Internetauftritt des Krankenhauses und über Intranet)?
3. Kennen die Personen, die im Krankenhaus arbeiten und die Personen, die die Leistungen des Krankenhauses in Anspruch nehmen, diese Standards zum Umgang mit Vielfalt?
4. Enthalten die Standards Leitlinien, wie der konstruktive Umgang mit Vielfalt im Pflegealltag umgesetzt werden kann?
5. Wird die Einhaltung dieser Leitlinien evaluiert?

B.3 Alle tragen zu einer gelungenen Planung bei.

1. Werden alle Mitarbeiter*innen sowie Patient*innen um Feedback und Verbesserungsvorschläge gebeten?
2. Werden die Wünsche von Mitarbeiter*innen und Patient*innen in Planungsprozesse einbezogen („Patientenparlament")?
3. Werden Mitarbeiter*innen und die Interessensvertretungen der Patient*innen bei Planungsschritten und Entscheidungen einbezogen?
4. Sind Leitlinien, Ziele und Initiativen des Krankenhauses allen Mitarbeiter*innen bekannt?
5. Werden Interessensverbände und Selbsthilfeorganisationen bei Planungsschritten und Entscheidungen mit einbezogen?

B.4 Vorgehensweisen und Strukturen sind aufeinander abgestimmt.

1. Betrachten Mitarbeiter*innen Leitlinien (u. a. zum Umgang mit Vielfalt) als Teil einer umfassenden Strategie zur Verbesserung des eigenen Angebots und zur Sicherung einer guten Wettbewerbsposition?
2. Sind Leitlinien für bestimmte Abläufe, Vorgehensweisen und den Umgang mit Vielfalt (verschiedene Vielfaltsdimensionen) vorhanden, gut zugänglich und verständlich (ggf. auch abgefasst in leichter Sprache)? Werden Ansprechpartner für Rückfragen genannt?
3. Stehen Personen zur Verfügung, die für neue, der deutschen Sprachen noch nicht so mächtigen, Mitarbeiter*innen Übersetzungsleistungen erbringen können?
4. Stehen für alle Diversitätsfragen Ansprechpartner*innen zur Verfügung?
5. Sind Mitarbeiter*innen über die Maßnahmen und Vorgehensweisen im Umgang mit Vielfalt gut informiert?
6. Gibt es eine „Personalreserve", wenn z. B. chronisch-kranke Mitarbeiter*innen ungeplant Arbeitsleistungen kurzzeitig nicht verrichten können?

B.5 Die „Aufnahmepraxis" ist fair und für alle nachvollziehbar.

1. Werden alle Patient*innen, soweit Kapazität und entsprechende Fachkunde vorhanden sind, aufgenommen?
2. Fließen einzelne personenbezogene Merkmale (z. B. Behinderung, ethnische Zugehörigkeit, Alter, sexuelle Orientierung, Art der Versicherung) explizit oder implizit in die Aufnahmeentscheidung ein?
3. Sind die Informationen und die Formulare zur Aufnahme übersichtlich und verständlich? Stehen bei Bedarf auch Unterlagen in „leichter Sprache" und in Fremdsprachen zur Verfügung?
4. Stehen bei der Aufnahme ggf. Fremdsprachen- und Gebärdensprachendolmetscher zur Verfügung? Werden bei der Aufnahme blinder oder sehbehinderter Patienten*innen Schriftstücke, die für die Aufnahme relevant sind, in Großdruck, Brailleschrift, im Audioformat vorgelegt oder den Patient*innen vorgelesen?
5. Werden bei der Aufnahme die verschiedenen „Vielfaltsdimensionen" im Hinblick auf die Leistungserbringung erfasst und verarbeitet?
6. Haben die Personen, die nicht aufgenommen wurden, das Recht, z. B. in einem Gespräch, die Gründe für die Nichtaufnahme zu erfahren?

B.6 Neue Mitarbeiter*innen werden eingearbeitet und im „Pflegealltag" unterstützt.

1. Gibt es Einführungsseminare/-programme für alle neue Pflegekräfte?
2. Berücksichtigen die Einführungsprogramme unterschiedliche Erstsprachen und Fähigkeiten von Pflegekräften?
3. Sind die Themen „Inklusion" und „Vielfalt" Bestandteil der Einführungsprogramme? Werden Beispiele für inklusives Verhalten und den konstruktiven Umgang mit Vielfalt gegeben?
4. Gibt es ein Mentorensystem/Patenschaftssystem zur Unterstützung neuer Pflegekräfte? Stehen auch Mentor*innen/Pat*innen mit Fremdsprachenkompetenz zur Verfügung?
5. Erkundigt sich die Krankenhaus-/Stationsleitung nach einigen Wochen bei den neuen Pflegekräften danach, ob sie sich gut aufgenommen fühlen?
6. Ist neuen Pflegekräften bekannt, wer im Fall von Konflikten oder Problemen ansprechbar ist. Stehen auch Ansprechpartner*innen mit interkultureller Kompetenz zur Verfügung?
7. Setzen sich erfahrene Mitarbeiter*innen dafür ein, dass sich alle neuen Kolleg*innen akzeptiert fühlen (z. B. indem sie die Worte „wir" und „uns" nicht in ausgrenzender Weise verwenden)?

8. Werden neue Pflegekräfte motiviert, Fachwissen und Kompetenzen aus früheren Tätigkeiten und/oder Erfahrungswissen aufgrund ihrer persönlichen Merkmale (z. B. Familiensituation, Beeinträchtigung, Ethnische Zugehörigkeit, sexuelle Orientierung) in die neue Arbeit einzubringen?

9. Werden die Beobachtungen, Erfahrungen und Eindrücke neuer Pflegekräfte geschätzt, weil sie als Impulse „von außen" für das Unternehmen wertvoll sein können?

B.7 Der Umgang mit allen Mitarbeiter*innen ist fair.

1. Gibt es klare Regelungen zum Verhalten bei Problemen am Arbeitsplatz, sexueller Belästigung, Diskriminierungen, Disziplinar- und Beschwerdefällen? Sind diese Regelungen allen Mitarbeiter*innen bekannt, zugänglich und für alle verständlich?

2. Dokumentiert das Unternehmen Fälle von sexueller Belästigung, Diskriminierungen, am Arbeitsplatz, Verstöße gegen das Disziplinarrecht und Beschwerden?

3. Werden Führungskräfte geschult, Diskriminierungen und Vorurteilen jeder Art, einschließlich Rassismus, Sexismus, Homophobie etc., entgegenzutreten?

4. Wird Beschwerden und Hinweisen auf Diskriminierung und Vorurteile umgehend nachgegangen?

5. Stehen Modelle des Jobsharing und der flexiblen Arbeitszeitgestaltung allen Mitarbeiter*innen zur Verfügung?

6. Können alle Mitarbeiter*innen regelmäßig an Fortbildungsveranstaltungen teilnehmen? Werden auch Fortbildungen zur Verbesserung der interkulturellen Kompetenz, der Sprach- und Kommunikationskompetenz angeboten?

7. Stehen Hilfs- und Beratungsangebote (z. B. psychologische Betreuung) allen Mitarbeiter*innen zur Verfügung?

B.8 Fortbildungsangebote helfen, Vielfalt wertzuschätzen und im Pflegealltag zu berücksichtigen.

1. Fördert das Krankenhaus Teamarbeit und bietet es Maßnahmen an, um Pflegekräfte für die Bedürfnisse unterschiedlicher Bevölkerungsgruppen zu sensibilisieren?

2. Gibt es für die Pflegekräfte Schulungsangebote zu Fragen der Gleichstellung, z. B. von Menschen unterschiedlichen Geschlechts, Herkunft, sexueller Orientierung sowie mit physischen oder anderen Einschränkungen?

3. Wird das Problem „Vorurteil" thematisiert und werden Strategien angeboten, um mit Vorurteilen zur Förderung der Teilhabegerechtigkeit umzugehen?

4. Ist das Auswahlverfahren für die Teilnahme an Fortbildungen offen, transparent und fair?
5. Wird der persönliche Fortbildungsbedarf in regelmäßigen Mitarbeitergesprächen mit den Pflegekräften thematisiert?
6. Sind die Fortbildungsangebote auf die speziellen Anforderungen der Pflege und auf den Umgang mit Vielfalt zugeschnitten?
7. Werden die Bedürfnisse der Pflegekräfte hinsichtlich Ort, Zeitpunkt und Dauer der Fortbildung berücksichtigt?
8. Sind die Fortbildungsangebote auf die verschiedenen Mitarbeitergruppen und deren Fortbildungsbedürfnisse zugeschnitten?
9. Werden die Fortbildungen für alle Mitarbeiter*innen klar und verständlich ausgeschrieben? Wird in den Fortbildungen auf eine für alle verständliche und nichtdiskriminierende Sprache geachtet?

B.9 Externe Partner (u. a. Ärzte, Einrichtungen der Rehabilitation, Lieferanten) unterstützen den inklusiven Ansatz.

1. Setzt sich das Krankenhaus auch bei externen Partnern für inklusives Handeln ein?
2. Werden externe Partner angehalten, sich ebenfalls einem inklusiven Handeln zu verpflichten?
3. Wird von externen Partnern erwartet, dass sie ebenfalls über Richtlinien zur Berücksichtigung von Vielfalt und zur Förderung der Inklusion verfügen, die einer Kooperation zugrunde gelegt werden können?
4. Wird die Zusammenarbeit mit externen Partnern, die den inklusiven Ansatz in der Pflege unterstützen, gefördert?

C. Fragen zu den Praktiken-Merkmalen

C.1 Angebote und Leistungen sind barrierefrei und bedarfsgerecht.

1. Gibt es Informationspakete zur Begrüßung neuer Pflegekräfte und bei der Aufnahme neuer Patient*innen?
2. Ist die Ansprache in Briefen und Mitteilungen freundlich, offen und gendergerecht?
3. Sind die mündlichen und schriftlichen Mitteilungen an die Pflegekräfte und Patient*innen umgangssprachlich verständlich formuliert?
4. Findet bei geplanten Veränderungen des Leistungsangebots eine Befragung der potenziellen Nutzer*innen statt?

5. Erhalten die Teilnehmer*innen solcher Befragungen Rückmeldung über die Ergebnisse?

6. Gibt es Fortbildungsangebote für Mitarbeiter*innen zu alternativen Kommunikationsarten wie Lippenlesen oder Gebärdensprache? Gibt es Fortbildungsangebote zur „Leichten Sprache"?

C.2 In allen Praktiken zeigt sich ein Verständnis von Vielfalt und Teilhabe.

1. Werden Pflegekräfte ermutigt, sich mit anderen Ansichten auseinanderzusetzen?

2. Sind Pflegekräfte es gewohnt, mit Menschen anderer Herkunft, Nationalität, sexueller Orientierung bzw. Personen mit körperlicher oder anderer Beeinträchtigung etc. zusammenzuarbeiten?

3. Vermeiden Pflegekräfte diskriminierende Bemerkungen, z. B. sexistischer, rassistischer, schwulen- und lesbenfeindlicher oder anderer Art?

4. Zeigen Pflegekräfte, dass sie andere Ansichten/Lebensformen respektieren und wertschätzen?

5. Werden Diskriminierung und religiöse Vorurteile in den Pflegeteams thematisiert?

6. Werden eingefahrene Meinungen und Verhaltensweisen hinterfragt?

7. Ist Pflegekräften bewusst, wie groß der körperliche und mentale Aufwand für Menschen mit Beeinträchtigungen oder chronischen Erkrankungen ist und wie ermüdend es für sie sein kann, bestimmte Handlungen durchzuführen?

8. Ist den Pflegekräften bewusst, wie groß die seelische Belastung ist, wenn die persönlichen Einstellungen und Bedürfnisse der Patient*innen (z. B. hinsichtlich der sexuellen Orientierung, des kulturellen Hintergrundes, der religiösen Ausrichtung) mit den Möglichkeiten diese zu realisieren bzw. nach diesen zu leben im Ungleichgewicht stehen?

9. Werden Pflegekräfte ermutigt, sich mit vorgegebenen Behandlungspfaden und SOPs kritisch auseinanderzusetzen?

10. Werden bei Bedarf vorgegebene Behandlungspfade und/oder SOPs patientenbezogen modifiziert?

C.3 Die Führungsebene und das Führungspersonal unterstützt inklusive Praktiken.

1. Werden alle Führungskräfte in Personalführung geschult? Beziehen sich die Schulungen auch auf die Förderung der interkulturellen Kompetenz als eines der „Vielfaltsanforderungen"?

2. Praktizieren alle Führungskräfte eine Unternehmenspolitik der Vielfalt und Inklusion?
3. Sind alle Führungskräfte geschult, sich korrekt und verständlich auszudrücken? Beherrschen sie die „Leichte Sprache"?
4. Stellen die Führungskräfte sicher, dass alle Mitarbeiter*innen ihre Meinung äußern können?

C.4 Jede*r ist für das eigene „inklusive" Lernen mitverantwortlich.

1. Wird Inklusion als ein Lernprozess verstanden an dem alle Mitarbeiter*innen im Krankenhaus teilnehmen?
2. Werden Mitarbeiter*innen auf allen Ebenen ermutigt, sich für diesen Lernprozess auch einzeln verantwortlich zu fühlen? Ist den Pflegekräften klar, dass Weiterbildung zum konstruktiven Umgang mit Vielfalt notwendig ist?
3. Sind Mitarbeiter*innen aller Ebenen und Bereiche des Krankenhauses in die Planung von Fortbildungsabläufen und Schwerpunkten einbezogen?
4. Gibt es ein Verzeichnis geeigneter und verfügbarer Medien und Materialien zum Selbstlernen?
5. Ist die Nutzung von Fortbildungsmaterialien (z. B. zum Umgang mit verschiedenen Vielfaltsdimensionen) während der Arbeitszeit erlaubt?

C.5 Alle planen und arbeiten partnerschaftlich zusammen.

1. Nehmen Pflegekräfte konstruktive Kritik von Kolleg*innen und Patient*innen gerne an?
2. Setzen Pflegekräfte Anregungen von Kolleg*innen um?
3. Arbeiten Pflegekräfte gemeinsam zusammen mit anderen Berufsgruppen an der Lösung von Problemen?
4. Wird in Teams gemeinsam dafür gesorgt, dass alle Mitglieder des Teams teilhaben?
5. Kann jede*r eine Weiterentwicklung von Angeboten und Leistungen anregen?

C.6 Die Selbstständigkeit von Einzelnen und Gruppen wird unterstützt.

1. Werden Angebote und Leistungen nicht einfach abgeliefert, sondern mit denen abgestimmt, die die Angebote und Leistungen in Anspruch nehmen? Wird bei der Entwicklung von Angeboten und Leistungen bereits im Vorfeld auf „Vielfaltsmerkmale" Rücksicht genommen?

2. Werden Pflegekräfte geschult und ermutigt, technische Kommunikationshilfen (z. B. für Hörgeschädigte oder Sehbeeinträchtigte) einzusetzen?
3. Werden Pflegekräfte geschult und ermutigt, Texte in leichter Sprache abzufassen?
4. Vermeiden Pflegekräfte gegenüber Patient*innen die Haltung, dass sie am besten wissen, was zu tun ist?
5. Versuchen Pflegekräfte, sich in die Situation von Patient*innen hineinzuversetzen, um deren Bedürfnisse und Einstellungen zu verstehen?

C.7 Erfahrungswissen und Informationen werden geteilt

1. Gibt es ein Verzeichnis von Organisationen, Vereine, Einrichtungen, Kompetenzträgern (z. B. lokale Initiativen, Gruppen, Kirchengemeinden, Verbände, Dolmetscher*innen), die die eigene Arbeit in der Pflege unterstützen könnten?
2. Sind diese Verzeichnisse und die entsprechenden Informationen für die Pflegekräfte zugänglich (z. B. Intranet oder Dokumentationsordner)?
3. Werden diese Verzeichnisse regelmäßig gepflegt und aktualisiert (Kontaktadressen, Telefonnummer, E-Mail- Adresse, Ansprechpartner*in etc.)?
4. Werden Anforderungen bei bestimmten Pflegemaßnahmen mit anderen Einrichtungen, Stellen, Institutionen (z. B. Pflegeeinrichtungen, Wohngemeinschaft, Familie, Hausarzt, Krankenkasse) besprochen?
5. Wird den Personen und Institutionen, die Informationen bereitgestellt haben, gedankt? Erhalten Personen und Institutionen, die bei der Einholung von Informationen behilflich sind, eine Erstattung der Auslagen?
6. Werden die Ergebnisse von Befragungen, die eingeholten Informationen dokumentiert und für die Pflegekräfte in geeigneter Form bereitgestellt?
7. Werden zwischen den Pflegekräften regelmäßig (z. B. Teambesprechungen) Erfahrungswissen und im Pflegealltag gewonnene Erkenntnisse ausgetauscht?
8. Ist es den Pflegekräfte möglich an der Weiterentwicklung von Pflegekonzepten mitzuarbeiten?

C.8 Kompetenzen werden voll erschlossen und genutzt.

1. Werden Pflegekräfte ermutigt, all ihre Kenntnisse, Erfahrungen und Kompetenzen einzubringen, auch über ihren engeren Aufgabenbereich „Pflege" hinaus?
2. Werden die Pflegekräfte ermutigt, ihre Kenntnisse und Fähigkeiten zu erweitern?
3. Wird die Vielfalt der sprachlichen Kompetenzen bei den Mitarbeiter*innen im Krankenhaus als Ressource genutzt?

4. Wird die im Krankenhaus, bei den entsprechenden Mitarbeiter*innen, vorhandene kulturelle und sprachliche Kompetenz, z. B. im Umgang mit Patienten*innen, genutzt?
5. Bieten Mitarbeiter*innen, die über besondere Kompetenzen verfügen, Kolleg*innen ihre Hilfe an?
6. Wird die Vielfalt der Herkunft und Kultur aller Mitarbeiter*innen für Angebote und im Prozess der Leistungserbringung genutzt?
7. Entwickeln Pflegekräfte selbst Ideen, um die Angebote und Leistungen unter den Aspekten Vielfalt und Teilhabe zu verbessern?

C.9 Ressourcen werden genutzt, um die Teilhabe aller zu fördern.

1. Haben alle Pflegekräfte Zugang zu den Online-Informationssystemen des Unternehmens (z. B. zum Abrufen von Informationen zu einzelnen Vielfaltsdimensionen)?
2. Werden E-Mail und Internet von den Pflegekräften eingesetzt, um Mitwirkung und Teilhabe zu fördern?
3. Werden alle Informationssysteme (z. B. Telefonnummern, Adressen, Organisationsstrukturen, Ansprechpartner für bestimmte Angelegenheiten etc.) regelmäßig aktualisiert und auch den Pflegekräften zur Verfügung gestellt, die ggf. nicht über einen eigenen Internetzugang/E-Mail-Adresse verfügen?
4. Sind Arbeitsabläufe einfach und klar strukturiert, so dass alle sie verstehen und diese für sie nachvollziehbar sind?
5. Sind die konventionelle und die elektronische Datenverwaltung auf dem neuesten Stand und sind alle für die Arbeit erforderlichen Dokumentationen gut zugänglich und übersichtlich?
6. Unterstützt das elektronische Informationssystem die Arbeit der Pflegekräfte in allen pflegerelevanten Bereichen?
7. Werden alle Pflegekräfte angemessen in IT-Anwendungen geschult?

C.10 Niemand wird zurückgewiesen.

1. Ermutigt das Unternehmen dazu, jeder Person Unterstützung anzubieten?
2. Halten bestimmte Vorleistungen (z. B. Vorschüsse, Mobilitätshilfen, Bereitstellung eines Dolmetschers/einer Dolmetscherin) bedürftige und/oder andere Patient*innen davon ab, Pflegeleistungen in Anspruch zu nehmen?
3. Halten Anmeldeformalitäten (z. B. Identitätsnachweis, Angabe bestimmter Persönlichkeitsmerkmale) Patient*innen davon ab, Pflegeleistungen in Anspruch zu nehmen?

4. Werden auch schwierige und sich nicht nach der Norm verhaltende Personen tolerant und zuvorkommend behandelt und wird versucht, ihnen zu helfen?
5. Wird den Bedürfnissen der Patient*innen angemessen Zeit gewidmet, selbst dann, wenn es den „normalen" Zeitrahmen sprengt?
6. Werden Patient*innen aufgrund einer „Aufwands- und/oder Risikoselektion" bzw. aus ökonomischen Gründen (DRGs) abgewiesen?
7. Werden Patient*innen denen, z. B. aufgrund einer Spezialisierung des Krankenhauses, nicht geholfen werden kann, Alternativen aufgezeigt?

Der Leitfaden mit den Merkmalen und dem Fragenkatalog sind ein Angebot, um den Umgang mit Vielfalt und Teilhabe im Krankenhausbereich zu reflektieren. Über die Beantwortung der Fragen kann jeder einzelne für sich, ein bestimmtes Team und/oder die Krankenhausleitung Anhaltspunkte dafür bekommen, wie Inklusion im Handlungsfeld Pflege umgesetzt werden kann und welche Aktivitäten dafür notwendig sind. Über die Beantwortung der Fragen wird auch deutlich, welche Leistungen im Krankenhaus bereits für Vielfalt, Teilhabe und Inklusion erbracht wurden. Diese Beiträge können dann der Grundstock sein für eine Art Inklusionsinventur. Diese wiederum kann den Ausgangspunkt bilden für einen krankenhaus- oder pflegespezifischen „Aktionsplan Inklusion". In einem „Aktionsplan inklusive Pflege" können dann jene Aktivitäten perspektivisch aufgelistet werden, die in der nächsten Zeit auf dem weiteren Inklusionsweg entfaltet werden müssen.

Der Leitfaden kann allerdings auch als Grundlage für eine empirische Arbeit genutzt werden, die wissenschaftlich untersucht in welchem Umfange im Handlungsfeld Pflege Inklusion und Teilhabe umgesetzt wird.

Zusammenfassung und Ausblick 12

Die UN-Behindertenrechtskonvention vom 26. März 2009 hat dazu geführt, dass der Begriff „Behinderung" in seiner Bedeutung neu diskutiert wurde (vgl. Schmuhl 2010, S. 90 f.). Im Rahmen dieser Diskussion kam es zu einem fundamentalen Wechsel in der Perspektive. Die der UN-BRK innewohnende Leitidee der Inklusion hat dazu beigetragen, dass das medizinische Modell von Behinderung (Defizitorientierung) durch das menschenrechtliche Modell von Behinderung (Bedürfnisorientierung) abgelöst wurde. Dies hat auch Auswirkungen auf das Handlungsfeld Pflege im Krankenhaus. Die individuellen Bedürfnisse und Anliegen der Patient*innen rücken stärker in den Fokus des pflegerischen Handelns. So haben die Pflegekräfte die Aufgabe das Pflegehandeln an den individuellen Merkmalen und Besonderheiten der Patient*innen auszurichten. Das gilt auch dann, wenn vorgegebene Clinical Pathways verlassen werden müssen.

Die vorliegende Arbeit wurde als Literaturarbeit durchgeführt. Die Ergebnisse der Literaturarbeit wurden in Anlehnung an die Forschungsfragen zusammengetragen. Durch die Ausführungen in der Arbeit wurden die Forschungsfragen beantwortet. Zusammenfassend weisen die Antworten daraufhin, dass ...

- die Umsetzung der Leitidee der Inklusion im Handlungsfeld Pflege durch bestimmte Anforderungen und Herausforderungen, die systemisch bedingt sind, erschwert wird und dass eine inklusive Unternehmenskultur notwendig ist (Kapitel 6).
- Hemmnisse, wie etwa die Ökonomisierung der Krankenhäuser, SOPs, Vorurteile und Armut reflektiert, modifiziert und ggf. überwunden werden müssen (Kapitel 7).

- Diversitätsmanagement eine Unternehmensstrategie ist, die zu einem Unternehmenskulturwandel führt und dazu beiträgt Inklusion im Handlungsfeld Pflege nachhaltig zu implementieren (Kapitel 8).
- die Berücksichtigung der Kerndimensionen und die Ausrichtung des Pflegehandelns an den individuellen Bedürfnissen der zu pflegenden Personen als Gelingensbedingungen den konstruktiven Umgang mit Vielfalt fördern, eine bedürfnisgerechte, uneingeschränkte Teilhabe ermöglichen und dadurch Inklusion im Handlungsfeld Pflege umgesetzt wird (Kapitel 9).
- der Umgang mit Diversität/Vielfalt im Rahmen der Erstausbildung und der Fort- und Weiterbildung gelernt werden muss (Kapitel 10).
- bestimmte Merkmale und Fragen bedeutungsvoll sind, um Inklusion im Unternehmen zu implementieren (Kapitel 11)

„Inklusion im Handlungsfeld Pflege" lässt sich nicht von heute auf morgen realisieren. Inklusion muss unternehmenspolitisch gewollt und in den jeweiligen Pflegesituationen „gekonnt" sein. Das Unternehmen Krankenhaus wird zum lernenden System. Die Pflegekräfte müssen durch eine entsprechende Aus- und Fortbildung jene Kompetenzen erwerben, die für einen konstruktiven Umgang mit Vielfalt notwendig sind. Die Leitidee der Inklusion im Pflegehandeln und die damit verbundene Teilhabegerechtigkeit deckt sich mit dem Präambel-Text im ICN-Ethikkodex für Pflegende: *„Pflege wird mit Respekt und ohne Wertung des Alters, der Hautfarbe, des Glaubens, der Kultur, einer Behinderung oder Krankheit, des Geschlechts, der sexuellen Orientierung, der Nationalität, der politischen Einstellung, der ethnischen Zugehörigkeit oder des sozialen Status ausgeübt" (DBfK 2014, S. 1)*. Die Anforderungen an die Umsetzung der Leitidee Inklusion im Handlungsfeld Pflege zeigt, dass in Zukunft zur Professionalisierung der Pflegekräfte emotionales, soziales und ethisches Engagement am Krankenbett gehört (vgl. Lubatsch 2012, S. 4 f.). Aber …

„Inklusion lässt sich nicht einfach verordnen. Sie hängt wesentlich auch von den Einstellungen, Erfahrungen und Vorurteilen ab. Es muss in den Köpfen noch viel passieren, bis wir die Andersheit von Menschen als Gleichheit erleben" (Fornefeld 2020, S. 1).

Diese Arbeit soll einen Beitrag dazu leisten. In der Krankenpflege muss gelten: Es ist normal verschieden zu sein.

Literatur

Aerzteblatt.de (2018): *Ausländische Fachkräfte gegen den Personalmangel in der Pflege*. 3. April 2018. Herunterladbar unter: https://www.aerzteblatt.de/nachrichten/92187/Auslae ndische-Fachkraefte-gegen-den-Personalmangel-in-der-Pflege (25.03.2020)

Aerzteblatt.de (2018a): *In Krankenhäusern fehlen rund 80.000 Pflegekräfte*. 18. Juni 2018. Herunterladbar unter: https://www.aerzteblatt.de/nachrichten/95898/In-Krankenha eusern-fehlen-rund-80-000-Pflegekraefte (25.03.2020)

Aerzteblatt.de (2018b): *Pflege: Spahn will mehr Personal, Grüne bringen Flüchtlinge ins Spiel*. 30. April 2018. Herunterladbar unter: https://www.aerzteblatt.de/nachri chten/94823/Pflege-Spahn-will-mehr-Personal-Gruene-bringen-Fluechtlinge-ins-Spiel (27.03.2020)

Aerzteblatt.de (2019): *Global Health – Die zehn größten Bedrohungen für die globale Gesundheit im Jahr 2019: Bedrohung #3 – Die globale Influenzapandemie*. 15. April 2019. Herunterladbar unter: https://www.aerzteblatt.de/blog/102468/Die-zehn-groess ten-Bedrohungen-fuer-die-globale-Gesundheit-im-Jahr-2019-Bedrohung-3-Die-globale-Influenzapandemie (30.03.2020)

AG Demenz im Krankenhaus (2007): *Empfehlungen für den Umgang mit Menschen mit Demenz im Krankenhaus*. Herausgeber: Landesvereinigung für Gesundheit Nds. Herunterladbar als pdf-Datei unter: https://www.alzheimer-niedersachsen.de/Empfehlungen.pdf (28.03.2020)

Agentur für Querschnittsziele im ESF – 3QZ (o. J.): *Menschen mit Beeinträchtigungen*. Herunterladbar unter: https://www.esf-querschnittsziele.de/antidiskriminierung/esf-zielgruppen/menschen-mit-beeintraechtigungen.html (25.03.2020)

Ahrens, Sabine/Clüver, Wolf/König, Ingrid/Schaper, Dorothee/Schmidt, Rainer/Schuster, Michaela/Wüst, Katrin (2013): *Da kann ja jede(r) kommen – Inklusion und kirchliche Praxis – Eine Orientierungshilfe*. Herausgeber: Evangelische Kirche im Rheinland und Pädagogisch-Theologisches Institut der Evangelischen Kirche im Rheinland. Herunterladbar als pdf-Datei unter: https://www.ekir.de/pti/Downloads/Da-kann-ja-jeder-kommen.pdf (30.03.2020)

© Der/die Herausgeber bzw. der/die Autor(en), exklusiv lizenziert durch Springer Fachmedien Wiesbaden GmbH, ein Teil von Springer Nature 2021
K. Wessel, *Inklusion im Handlungsfeld Pflege*,
https://doi.org/10.1007/978-3-658-34021-6

Aichele, Valentin (2008): *Die UN-Behindertenrechtskonvention und ihr Fakultativprotokoll – Ein Beitrag zur Ratifikationsdebatte.* Herausgeber: Deutsche Institut für Menschenrechte Berlin. Herunterladbar als pdf-Datei unter: https://www.institut-fuer-menschenr echte.de/uploads/tx_commerce/policy_paper_9_die_un_behindertenrechtskonvention_ und_ihr_fakultativprotokoll.pdf (23.03.2020)

Aichele, Valentin (2019): Eine Dekade UN-Behindertenrechtskonvention in Deutschland. In: Aus Politik und Zeitgeschichte, *Menschen mit Behinderungen.* APuZ Zeitschrift der Bundeszentrale für politische Bildung, Beilage zur Wochenzeitung – Das Parlament. 69.Jahrgang, 6–7/2019, 4. Februar 2019, S. 4–10. Herunterladbar als pdf-Datei unter: https:// www.bpb.de/system/files/dokument_pdf/APuZ_2019-06-07_online.pdf (23.03.2020)

Aktion Mensch e. V. (2020): *Der Index für Inklusion – Für alle, die sich auf den Weg machen wollen.* Herunterladbar unter: https://www.aktion-mensch.de/inklusion/bildung/impulse/ index-fuer-inklusion.html (30.03.2020)

Albrecht, Günter/Ernst, Helmut/Westhoff, Gisela/Zauritz, Manuela (2014): *Bildungskonzepte für heterogene Gruppen – Anregungen zum Umgang mit Vielfalt und Heterogenität in der beruflichen Bildung -Kompendium – Neue Wege in die duale Ausbildung – Heterogenität als Chance für die Fachkräftesicherung.* Herausgeber: BiBB – Bundesinstitut für Berufsbildung. August 2014. Herunterladbar als pdf-datei unter: https://www.bibb.de/dokumente_archiv/pdf/2014_08_13_23944_BIBB_Kompen dium_Modellversuch_Lay120814_neu.pdf (28.03.2020)

Albrecht, Martin/Loos, Stefan/Möllenkamp, Meilin/Sander, Monika/Schiffhorst, Guido/Stengel, Verena (2017): *Faktencheck Pflegepersonal im KrankenhausInternationale Empirie und Status quo in Deutschland.* Faktencheck Gesundheit. Herausgeber: Bertelsmann Stiftung Gütersloh. Herunterladbar als pdf-Datei unter: https://faktencheckgesundheit.de/fileadmin/files/BSt/Publikationen/GrauePublikationen/VV_FC_Pflegeper sonal_final.pdf (25.03.2020)

Allmendinger, Jutta (2017): *Geschlechtergerechtigkeit: Zur Teilhabe von Frauen und Männern in Deutschland.* In: Diehl, Elke (Herausgeberin): Teilhabe für alle?! Lebensrealitäten zwischen Diskriminierung und Partizipation, S. 130–157. Schriftenreihe: bpb – Bundeszentrale für politische Bildung, Bonn 2017: Herunterladbar als pdf-Datei unter: https://www.bpb.de/system/files/dokument_pdf/10155_Teilhabe_fuer_alle_ ba_171019.pdf (28.03.2020)

Althaus, Sandra (2018): *Berufliches Handeln von Pflegefachkräften im Spannungsfeld von Individualisierung und Standardisierung.* Ergebnisse einer qualitativen Studie im Setting Pflegeheim. Dissertation Erziehungswissenschaftlichen Fakultät der Universität Erfurt 2018. Herunterladbar als pdf-Datei unter: https://www.db-thueringen.de/servlets/MCRFil eNodeServlet/dbt_derivate_00045251/althaus.pdf (25.03.2020)

Altgeld, Thomas (2016): *Diversity und Diversity Management/Vielfalt gestalten.* Herausgeber: Bundeszentrale für gesundheitliche Aufklärung. Herunterladbar unter: https://www. leitbegriffe.bzga.de/systematisches-verzeichnis/strategien-handlungsansaetze-und-met hoden/diversity-und-diversity-management-vielfalt-gestalten/ (27.03.2020)

Althaus, Fabrice/Hudelson, Patricia/Domenig, Dagmar/Gree, Alexander R./Bodenmann, Patrick (2010): *Transkulturelle Kompetenz in der medizinischen Praxis – Bedürfnisse, Mittel, Wirkung.* In: Schweit Med Forum 2010; 10, S. 79–83. Herunterladbar als pdf-Datei unter: https://medicalforum.ch/journalfile/view/article/ezm_smf/de/smf.2010.07077/899 3e0750d00b8e9f4a1ccd65b940fe7fbe21cd9/smf_2010_07077.pdf/rsrc/jf (28.03.2020)

Amadori, Kerstin (2019): *Aller Anfang ist schwer: demenzsensible (Not-)Aufnahme und Anamnese*. In: Horneber, Markus/Püllen, Rupert/Hübner, Janine (Hrsg.), Das demenzsensible Krankenhaus – Grundlagen und Praxis einer patientenorientierten Betreuung und Versorgung. S. 111–132. Stuttgart: W. Kohlhammer Verlag.

Antidiskriminierungsstelle des Bundes (2019): *Allgemeines Gleichbehandlungsgesetz (AGG)*. Herunterladbar als pdf-Datei unter: https://www.antidiskriminierungsstelle.de/SharedDocs/Downloads/DE/publikationen/AGG/agg_gleichbehandlungsgesetz.pdf?_blob=publicationFile (25.03.2020)

Arant, Regina/Dragolov, Georgi/Gernig, Björn/Boehnke, Klaus (2019): *Zusammenhalt in Vielfalt – Das Vielfaltsbarometer 2019 der Robert Bosch Stiftung*. Herausgeber: Robert Bosch Stiftung. Herunterladbar als pdf-datei unter: https://www.bosch-stiftung.de/sites/default/files/publications/pdf/2019-03/Vielfaltsbarometer%202019_Studie%20Zusammenhalt%20in%20Vielfalt.pdf (28.03.2020)

Bachmann, Anne (2012). *Lebenssituationen und Diskriminierungserfahrungen schwuler und bisexueller Männer* – Eine Studie des Instituts für Psychologie der Christian-Albrechts-Universität zu Kiel. Herunterladbar als pdf-Datei unter: https://www.berlin.de/sen/lads/_assets/schwerpunkte/lsbti/materialien/schriftenreihe/g-32-studie-sb-diskr-bachmann_bf.pdf (29.03.2020)

Backes, Gertrud M./Amrhein, Ludwig/Wolfinger, Martina (2008): *Gender in der Pflege Herausforderungen für die Politik*. Expertise im Auftrag der Friedrich-Ebert-Stiftung, Bonn. Expertisen und Dokumentationen zur Wirtschafts- und Sozialpolitik, August 2008. Herunterladbar als pdf-Datei unter: https://library.fes.de/pdf-files/wiso/05587.pdf (30.03.2020)

Baig, Samira (2010): *Diversity-Management zur Überwindung von Diskriminierung?* In: Hormel, Ulrike/Scherr, Albert (Herausgeber), Diskriminierung – Grundlagen und Forschungsergebnisse. S. 345–260. Wiesbaden: VS Verlag für Sozialwissenschaften.

Bamberg, Stefan (2016): *Angstfrei im Krankenhaus*. Herausgeber: Diakonie Deutschland. Herunterladbar unter: https://www.diakonie.de/journal/angstfrei-im-krankenhaus (25.03.2020)

Bandelow, Borwin (2015): *Das Angstbuch – Woher Ängste kommen und wie man sie bekämpfen kann*. Reinbek bei Hamburg: Rowohlt Taschenbuch Verlag.

Bartholomeyczik, Sabine/Rieder, Evelyn (2018): *Ökonomisierung und Standardisierung zum Vorteil der Pflege?* Herausgeber: Verlag ZHAW Departement Gesundheit Institut für Pflege Winterthur. Herunterladbar als pdf-Datei unter: https://www.zhaw.ch/storage/gesundheit/institute-zentren/ipf/upload/themenmagazin-zursache-4-print-zhaw-gesundheit.pdf (25.03.2020)

Bayerische Staatskanzlei – Bayern Recht (2019): *Bayerisches Gesetz zur Gleichstellung, Integration und Teilhabe von Menschen mit Behinderung (Bayerisches Behindertengleichstellungsgesetz – BayBGG)*. Vom 9. Juli 2003. Aktuelle Fassung: 26. März 2019. Herunterladbar unter: https://www.gesetze-bayern.de/(X(1)S(givygxei0qpxwjvvpnxtw2bf))/Content/Document/BayBGG/true?AspxAutoDetectCookieSupport=1 (25.03.2020)

Bayerisches Staatsministerium für Arbeit und Soziales, Familie und Integration (2014): *Schwerpunkte der bayerischen Politik für Menschen mit Behinderung im Lichte der UN-Behindertenrechtskonvention. Aktionsplan*. Herunterladbar als pdf-Datei unter: https://www.stmas.bayern.de/imperia/md/content/stmas/stmas_inet/inklusion/3.8.1.2.1_aktionsplan.pdf (25.03.2020)

Bayerisches Staatsministerium für Gesundheit und Pflege (2015): *Menschen mit Behinderung im Krankenhaus – Hinweise zum Krankenhausaufenthalt insbesondere von Menschen mit geistiger und mehrfacher Behinderung.* Herunterladbar als pdf-Datei unter: https://www.isl-ev.de/attachments/article/1445/Bayern_Menschen%20mit%20Behinderung%20im%20Krankenhaus.pdf (25.03.2020)

Bayerisches Staatsministerium für Umwelt und Gesundheit (StMUG) (2011): *Betreuung von demenzkranken Menschen im Allgemeinkrankenhaus.* 20 Empfehlungen für Krankenhausträger zur verbesserten Versorgung von Patienten mit kognitiven Einschränkungen. November 2011. Herunterladbar als pdf-Datei unter: https://www.bkg-online.de/media/file/14766.17-2016-135-dl.pdf (28.03.2020)

Beauftragte der Bundesregierung für die Belange der Menschen mit Behinderungen (2017): *Die UN-Behindertenrechtskonvention – Übereinkommen über die Rechte von Menschen mit Behinderungen.* Berlin. Herunterladbar unter: https://www.behindertenbeauftragte.de/SharedDocs/Publikationen/UN_Konvention_deutsch.pdf?__blob=publicationFile &v=2 (23.03.2020)

Beauftragter der Sächsischen Staatsregierung für die Belange von Menschen mit Behinderungen (2017): *Sächsisches Inklusionsgesetz Überlegungen des Beauftragten der Sächsischen Staatsregierung für die Belange von Menschen mit Behinderungen zu einem Sächsischen Inklusionsgesetz.* Herunterladbar als pdf-Datei unter: https://www.behindern.verhindern. sachsen.de/download/saechsisches-inklusionsgesetz-barrierefrei.pdf (25.03.2020)

Becker, Silke A./Wunderer, Eva/Schultz-Gambard, Jürgen (1998): *Muslimische Patienten – Ein Leitfaden zur interkulturellen Verständigung in Krankenhaus und Praxis.* Germering/München: W. Zuckschwerdt Verlag.

Beer, Brigitte/Hammer, Gerlinde/Kuhr, Gundi (2008): *Integration von Diversity in die Altenpflege – Ein Leitfaden für Pflegeeinrichtungen.* Bremen, Dezember 2008. Herunterladbar als pdf-Datei unter: https://www.iaw.uni-bremen.de/pflege/proAktiv_download/Leitfaden_Diversity.pdf (27.03.2020)

Behrens, Johann/Langer, Gero (2016): *Evidence based Nursing and Caring – Methoden und Ethik der Pflegepraxis und Versorgungsforschung – Vertrauensvolle Entzauberung der „Wissenschaft".* Bern: Hogrefe Verlag.

Benkert, Christine (2016):*Was ist Inklusion – aus Sicht verschiedener Disziplinen?* Herausgeberin: Helen Knauf, Bielefeld. Herunterladbar unter: https://inklusion.hypotheses.org/ 1539 (23.03.2020)

Berger, Sarah/Dietz, Annette (2016): *Handlungsempfehlung – Vielfalt im Unternehmen/Diversity Management.* Herausgeber: Institut der deutschen Wirtschaft Köln e. V. August 2016. Herunterladbar als pdf-Datei unter: https://www.kofa.de/fileadmin/Dateiiste/Publikationen/Handlungsempfehlungen/DiversityManagement.pdf (27.03.2020)

Bergmann, Werner (2006): *Was sind Vorurteile?* bpb – Bundeszentrale für politische Bildung. Herunterladbar unter: https://www.bpb.de/izpb/9680/was-sind-vorurteile?p=all (26.03.2020)

Berswordt-Wallrabe von, Martin (2009): *Kritik an den Expertenstandards und klare Hinweise auf Haftungsfallen.* In: Rechtsdepesche. 3. Januar 2009. Herunterladbar unter: https://www.rechtsdepesche.de/kritik-an-den-expertenstandards-und-klare-hinweise-auf-haftungsfallen/ (26.03.2020)

Bertelsmann Stiftung und Fondazione Cariplo (2008): *Interkulturelle Kompetenz–Die Schlüsselkompetenz im 21.Jahrhundert?* Gütersloh/Mailand, Oktober 2008. Herunterladbar als pdf-Dtei unter: https://www.bertelsmann-stiftung.de/fileadmin/files/BSt/Presse/imported/downloads/xcms_bst_dms_30236_30237_2.pdf (30.03.2020)

Bethel – v. Bodelschwinghsche Stiftungen Bethel (2019): *Projekt „Klinik inklusiv" abgeschlossen.* Herunterladbar unter: https://www.bethel.de/aktuelles/aktuelles-detail/artikel/projekt-klinik-inklusiv-abgeschlossen-1.html?no_cache=1&cHash=89597e27f0b7cb9 9ab762121916c94d7 (29.03.2020)

Bethel – Krankenhaus Mara (2020): *Zentrum für Behindertenmedizin.* Herunterladbar unter: https://www.mara.de/zentrum-fuer-behindertenmedizin.html (25.03.2020)

Beutler, Walter (2014): *Inklusion – ein Paradigmenwechsel.* Herausgeber: Stiftung My*Handycap,* St.Gallen. Herunterladbar unter: https://www.myhandicap.ch/recht-behind erung/inklusion/inklusion-statt-integration/ (23.03.2020)

Bickel, Horst (2018): *Die Häufigkeit von Demenzerkrankungen.* Herausgeber: Deutsche Alzheimer Gesellschaft – Selbsthilfe Demenz, Berlin. Herunterladbar als pdf-Datei unter: https://www.deutsche-alzheimer.de/fileadmin/alz/pdf/factsheets/infoblatt1_h aeufigkeit_demenzerkrankungen_dalzg.pdf (28.03.2020)

Bickel, Horst/Schäufele, Martina/Hendlmeier, Heßler-Kaufmann, Ingrid und Johannes B. (2019): *Demenz im Allgemeinkrankenhaus – Ergebnisse einer epidemiologischen Feldstudie General Hospital Study (GHoSt).* Herausgeber: Robert-Bosch-Stiftung. Herunterladbar als pdf-Datei unter: https://www.bosch-stiftung.de/sites/default/filcs/public ations/pdf/2019-11/Demenz_im_Allgemeinkrankenhaus_Ergebnisse_einer_epidemiolo gischen_Studie_GHoSt.pdf (28.03.2020)

Biermann, Ursula (2007): *Wenn die Gesundheit zum Kostenfaktor wird – Die Diskriminierung älterer Patienten in Deutschland nimmt überhand.* Deutschlandfunk. Herunterladbar unter: https://www.deutschlandfunk.de/wenn-die-gesundheit-zum-kostenfaktor-wiid. 724.de.html?dram:article_id=98846 (26.03.2020)

Bildungsagentur Rheinland (2020): *Fort- und Weiterbildung.* Herunterladbar unter: https:// bildungsagentur-rheinland.de/fort-und-weiterbildung/ (30.03.2020)

Binder-Fritz, Christine (2013): *Kultursensible Pflege und transkulturelle PatientInnenbetreuung in Österreich: Erfahrungen-Konzepte-Perspektiven.* In: Harold, Barbara (Hrsg.), Wege zur transkulturellen Pflege – Mit Kommunikation Brücken bauen, S. 13–34. Wien: Facultas Verlags- und Buchhandels AG.

Bischof, Marina J./Sack, Claudia (2018): *Einarbeitung ausländischer Pflegefachpersonen Integration mit Hand und Fuß.* In: Die Schwester Der Pfleger, Ausgabe 2/2018. Herunterladbar unter: https://www.bibliomed-pflege.de/zeitschriften/die-schwester-der-pfl eger/heftarchiv/ausgabe/artikel/sp-2-2018-den-abschied-wuerdig-begleiten/34263-integr ation-mit-hand-und-fuss/ (25.03.2020)

BISS – Bundesinteressenvertretung Schwuler Senioren (2016): *Pressemitteilung 11.05.2016 Urteile aufheben und Entschädigung jetzt! BISS startet Kampagne „Offene Rechnung: § 175 StGB".* Herunterladbar als pdf-datei unter: https://schwuleundalter.de/wp-content/ uploads/2016/05/2016_PM_Kampagne-Offene-Rechnung.pdf (29.03.2020)

Bistum Limburg (2015): *ZUM HANDELN GERUFENAKTIONSPLAN im Bistum Limburg mit Bischöflichem Ordinariat und Diözesancaritasverband Bistum Limburg – RUF UND ANTWORTENENGAGEMENTPLAN im Bistum Limburg mit Bischöflichem Ordinariat und Diözesancaritasverband Bistum Limburg – EINFACH ANFANGEN – BEWUSST WEITERMACHENHANDLUNGSEMPFEHLUNG. Umsetzung der UN-Konvention und die Rechte von Menschen mit Behinderung in den Gemeinden im*

Bistum Limburg. Herausgeber: Bischöfliches Ordinariat Limburg. Herunterladbar als pdf-Datei unter: https://inklusion.rlp.de/fileadmin/msagd/Inklusion/Inklusion_Dokume nte/Aktionsplan_Engagementplan.pdf (30.03.2020)

Blinden- und Sehbehindertenverband Thüringen e. V. Kreisorganisation Nordhausen (o. J.): *Tipps für den Umgang mit sehbehinderten und blinden Patienten*. Herunterladbar als pdf-Datei unter: https://augenallerlei.de/sites/www.augenallerlei.de/files/file/Sonstige/ Tipps%20f%FCr%20Patienten.pdf (30.03.2020)

Blum, Karl/Löffert, Sabine/Offermanns, Matthias/Steffen, Petra (2019): *KRANKENHAUS-BAROMETER 2019 – Umfrage 2019*. Herausgeber: Deutsche Krankenhaus Institut, Bonn. Dezember 2019. Herunterladbar als pdf-Datei unter: https://www.dki.de/sites/default/ files/2019-12/2019_Bericht%20KH%20Barometer_final.pdf (25.03.2020)

Blum, Karl/Steffen, Petra (2012): *Kultursensibilität der Krankenhäuserin Nordrhein-Westfalen*. Forschungsgutachten initiiert von der BKK vor Ort und vom Ministerium für Gesundheit, Emanzipation, Pflege und Alter des Landes Nordrhein-Westfalen. Herausgeber: Deutsches Krankenhaus Institut, Dezember 2012. Herunterladbar als pdf-Datei unter: https://www.mdi-health.de/_doc/nrw.pdf (28.03.2020)

Bösing, Sabine/Schädle, Josef (2017): *„Psychisch krank" – eine Abwärtsspirale in die Armut?* In: Herausgeber: Der Paritätische Gesamtverband Berlin. MENSCHENWÜRDE IST MENSCHENRECHT. Bericht zur Armutsentwicklung in Deutschland 2017. S. 67–76. Herunterladbar als pdf-Datei unter: https://www.dkhw.de/fileadmin/Redaktion/1_U nsere_Arbeit/1_Schwerpunkte/1_Kinderarmut/1.2_Armutsbericht_2016/armutsbericht-2017_aktuell.pdf (27.03.2020)

Boehringer Ingelheim (2020): *Inklusion bei Boehringer Ingelheim*. Inklusion als Erfolgsfaktor. Herunterladbar als pdf-Datei unter: https://www.boehringer-ingelheim.de/sites/de/ files/unternehmensprofil/diversity_inclusion/inklusion_bei_boehringer_ingelheim.pdf (27.03.2020)

Bolten, Jürgen (2019): *Thesen zum interkulturellen Lernen in der Schule*. Aus: J. Bolten/D. Schröter (Hrsg.): Interkulturelle Kommunikation. Sternenfels/Berlin 2001.Herunterlad-bar als pdf-Datei unter: https://iwk-jena.uni-jena.de/wp-content/uploads/2019/04/2001_T hesen_zum_ik_lernen_schule.pdf (30.03.2020)

Bose von, Alexandra/Terpstra, Jeannette (2012): *Muslimische Patienten pflegen – Praxisbuch für Betreuung und Kommunikation*. Berlin Heidelberg: Springer-Verlag.

bpb – Bundeszentrale für politische Bildung (2012): *Religionszugehörigkeit*. Herunterlad-bar unter: https://www.bpb.de/nachschlagen/zahlen-und-fakten/soziale-situation-in-deu tschland/145148/religionszugehoerigkeit (30.03.2020)

bpb – Bundeszentrale für politische Bildung (2014): *M 01.06 Stereotypen und Vorurteile*. Her-unterladbar unter: https://www.bpb.de/lernen/grafstat/fussball-und-nationalbewusstsein/ 130843/m-01-06-vorurteile-und-stereotypen (26.03.2020)

bpb – Bundeszentrale für politische Bildung (2019): *Bevölkerung mit Migrationshinter-grund I – In absoluten Zahlen, Anteile an der Gesamtbevölkerung in Prozent, 2018*. Herunterladbar unter: https://www.bpb.de/nachschlagen/zahlen-und-fakten/soziale-situat ion-in-deutschland/61646/migrationshintergrund-i (28.03.2020)

Brandt-Hörsting, Birgit (2019): *Wertschätzende Kommunikation für Pflegekräfte und Ärzte*. Paderborn: Junfermann Verlag.

Booth, Tony/Ainscow, Mel (2003). übersetzt, für deutschsprachige Verhältnisse bearbeitet und herausgegeben von Ines Boban & Andreas Hinz – *Index für Inklusion Lernen und*

Teilhabe in der Schule der Vielfalt entwickeln. Martin-Luther-Universität Halle-Wittenberg Fachbereich Erziehungswissenschaften. Herunterladbar als pdf-Datei unter: https://www. eenet.org.uk/resources/docs/Index%20German.pdf (30.03.2020)

Booth, Tony/Ainscow, Mel/Kingston, Denise (2006): *Index für Inklusion (Tageseinrichtungen für Kinder) Lernen, Partizipation und Spiel in der inklusiven Kindertageseinrichtung entwickeln.* Herausgeber der deutschsprachigen Fassung: Gewerkschaft Erziehung und Wissenschaft (GEW). Herunterladbar als pdf-Datei unter: https://www.eenet.org.uk/res ources/docs/Index%20EY%20German2.pdf (30.03.2020)

Brenner, Andrea/Maier, Edith/Fringer, André (2018): *Konfrontation mit dem Fremden.* In: PADUA (2018), 13 (5), S. 362–368.

Breuer, Ingeborg (2016): *Schubladen im Kopf – Wie Vorurteile unser Denken bestimmen.* Deutschlandfunk. 17.11.2016. Herunterladbar unter: https://www.deutschlandfunk.de/ schubladen-im-kopf-wie-vorurteile-unser-denken-bestimmen.1148.de.html?dram:art icle_id=371714 (26.03.2020)

Brokamp, Barbara/Eckmann, Caroline/Imhäuser, Karl-Heinz/Lawrenz, Wiebke/Patt, Raimund/Vockerodt, Yvonne (2011): *Inklusion vor Ort – Der Kommunale Index für Inklusion – ein Praxishandbuch.* Herausgeber: Montag Stiftung Jugend und Gesellschaft.

Brokamp, Barbara/Lawrence, Wiebke (2013): *Inklusion vor Ort – Erfahrungen mit dem Kommunalen Index für Inklusion.* In: Zeitschrift Für Inklusion, (2). Abgerufen von https://www. inklusion-online.net/index.php/inklusion-online/article/view/15 (30.03.2020)

Bundesärztekammer (2007): *Zunehmende Privatisierung von Krankenhäusern in Deutschland – Folgen für die ärztliche Tätigkeit.* Herunterladbar als pdf-Datei unter: https:// www.bundesaerztekammer.de/fileadmin/user_upload/downloads/Privatisierung_Kranke nhaeuser_2007.pdf (25.03.2020)

Bundesagentur für Arbeit (2012)· *Handlungsempfehlungen zum Aufbau eines Diversity Managements in der Bundesverwaltung.* Leitfaden Diversity Management, Oktober 2012. Herunterladbar als pdf-Datei unter: https://www.wir-sind-bund.de/SharedDocs/ Anlagen/WSB/DE/Downloads/leitfaden-diversity-management-projekt-29.pdf?__blob= publicationFile (27.03.2020)

Bundesanzeiger Verlag (2008): *Gesetz zu dem Übereinkommen der Vereinten Nationen vom 13. Dezember 2006 über die Rechte von Menschen mit Behinderungen sowie zu dem Fakultativprotokoll vom 13. Dezember 2006 zum Übereinkommen der Vereinten Nationen über die Rechte von Menschen mit Behinderungen,* in: Bundesgesetzblatt Jahrgang 2008 Teil II Nr. 35, ausgegeben zu Bonn am 31. Dezember 2008, S. 1419–1457. Herunterladbar als pdf-Datei unter: https://www.un.org/Depts/german/uebereinkommen/ar61106-dbgbl. pdf (20.03.2020)

Bundesministerium für Arbeit und Soziales (2016): *Zweiter Teilhabebericht der Bundesregierung über die Lebenslagen von Menschen mit Beeinträchtigungen, Teilhabe –Beeinträchtigung –Behinderung.* Bearbeitung: Engels, Dietrich/Engel, Heike/Schmitz, Alina. Herausgeber: Bundesministerium für Arbeit und Soziales, Referat Information, Monitoring, Bürgerservice, Bibliothek. Herunterladbar als pdf-Datei unter: https://www. bmas.de/SharedDocs/Downloads/DE/PDF-Publikationen/a125-16-teilhabebericht.pdf; jsessionid=59DA113BDB3ECF2CD872817D661E624A?__blob=publicationFile&v=9 (23.03.2020)

Bundesministerium für Arbeit und Soziales (2016a): *Behindertengleichstellungsgesetz*. Herunterladbar unter: https://www.bmas.de/DE/Schwerpunkte/Inklusion/behindertengleichstellungsgesetz.html (25.03.2020)

Bundesministerium für Arbeit und Soziales (2017): *Leitfaden zur konsequenten Einbeziehung der Belange von Menschen mit Behinderungen (Disability Mainstreaming)*. Herausgeber: Bundesministerium für Arbeit und Soziales, Referat Va1, Gleichstellung von Menschen mit Behinderungen. Herunterladbar als pdf-Datei unter: https://www.dguv.de/medien/inhalt/mediencenter/hintergrund/aktionsplan/leitfaden_dm.pdf (23.03.2020)

Bundesministerium für Arbeit und Soziales (2017a): *Lebenslagen in Deutschland Armuts- und Reichtumsberichterstattung der Bundesregierung – Der Fünfte Armuts-und Reichtumsbericht der Bundesregierung, Kurzfassung*. Herausgeber: BMAS – Referat Information, Monitoring, Bürgerservice, Bibliothek. Herunterladbar als pdf-Datei unter: https://www.armuts-und-reichtumsbericht.de/SharedDocs/Downloads/Berichte/5-arb-kurzfassung.pdf?__blob=publicationFile&v=4 (27.03.2020)

Bundesministerium für Arbeit und Soziales (2018): *Leichte Sprache – Ein Ratgeber*. Herunterladbar als pdf-Datei unter: https://www.bmas.de/SharedDocs/Downloads/DE/PDF-Publikationen/a752-ratgeber-leichte-sprache.pdf?__blob=publicationFile (28.03.2020)

Bundesministerium für Arbeit und Soziales (2020): *Bundesteilhabegesetz*. Herunterladbar unter: https://www.bmas.de/DE/Schwerpunkte/Inklusion/bundesteilhabegesetz.html (25.03.2020)

Bundesministerium für Familie, Senioren, Frauen und Jugend (2019): *Charta der Rechte hilfe- und pflegebedürftiger Menschen*. Herausgeber: Bundesministerium für Familie, Senioren, Frauen und Jugend Referat Öffentlichkeitsarbeit, Berlin und Bundesministerium für Gesundheit, Berlin. Herunterladbar als pdf-Datei unter: https://www.bmfsfj.de/blob/93450/534bd1b2e04282ca14bb725d684bdf20/charta-der-rechte-hilfe-und-pflegebeduerftiger-menschen-data.pdf (30.03.2020)

Bundesministerium für Gesundheit (2016): *IGeL – Was sind Individuelle Gesundheitsleistungen (IGeL)?* 28. April 2016. Herunterladbar unter: https://www.bundesgesundheitsministerium.de/service/begriffe-von-a-z/i/igel.html (27.03.2020)

Bundesministerium für Gesundheit (2017): *GKV-Versorgungsstärkungsgesetz*. 24. Oktober 2017. Herunterladbar unter: https://www.bundesgesundheitsministerium.de/service/begriffe-von-a-z/g/gkv-versorgungsstaerkungsgesetz.html (25.03.2020)

Bundesministerium für Gesundheit (2018): *Pflegeberufegesetz*. Herunterladbar unter: https://www.bundesgesundheitsministerium.de/pflegeberufegesetz.html (30.03.2020)

Bundesministerium für Gesundheit (2020): *Pflegepersonaluntergrenzen*. Herunterladbar unter: https://www.bundesgesundheitsministerium.de/personaluntergrenzen.html (25.03.2020)

Bundesministerium für Gesundheit (2020a): *Sofortprogramm Pflege*. Herunterladbar unter: https://www.bundesgesundheitsministerium.de/sofortprogramm-pflege.html#c13144 (25.03.2020)

Bundesministerium für Wirtschaft und Technologie (BMWi) (2012): *Chancen zur Gewinnung von Fachkräften in der Pflegewirtschaft Kurzfassung Studie im Auftrag des Bundesministeriums für Wirtschaft und Technologie*. Herunterladbar als pdf-Datei unter: https://www.bmwi.de/Redaktion/DE/Publikationen/Studien/chancen-zur-gewinnung-von-fachkraeften-in-der-pflegewirtschaft.pdf?__blob=publicationFile&v=10 (25.03.2020)

Cacace, Mirella/Pundt, Johanne (2019): *Einleitung*. In: Pundt, Johanne/Cacace, Mirella (Hrsg.): Diversität und gesundheitliche Chancengleichheit. S. 13–26. Bremen: Apollon University Press Verlag.

CarEMi – Care for Elderly Migrants (o. J.): *Eine Handreichung zur medizinischen und pflegerischen Versorgung von älteren Migrant_innen*. Herunterladbar als pdf-Datei unter: https://www.caremi.de/Handreichung-CarEMi-de.pdf (28.03.2020)

Charta der Vielfalt (2016): *Diversity in Deutschland – Studie anlässlich des 10-jährigen Bestehens der Charta der Vielfalt*. Herausgeber: Ernst&Young Stuttgart. Herunterladbar als pdf-Datei unter: https://www.charta-der-vielfalt.de/fileadmin/user_upload/Studien_Publikationen_Charta/STUDIE_DIVERSITY_IN_DEUTSCHLAND_2016-11.pdf (27.03.2020)

Charta der Vielfalt (2017): *Diversity Management – Mehrwert für den Mittelstand*. November 2017. Herunterladbar als pdf-Datei unter: https://www.charta-der-vielfalt.de/filead min/user_upload/Studien_Publikationen_Charta/Charta_der_Vielfalt-KMU-2017.pdf (27.03.2020)

Charta der Vielfalt (2017a): *Vielfalt, Chancengleichheit und Inklusion – Diversity Management in öffentlichen Verwaltungen und Einrichtungen*. November 2017. Herunterladbar als pdf-Datei unter: https://www.charta-der-vielfalt.de/fileadmin/user_upload/Studien_P ublikationen_Charta/Charta_der_Vielfalt-O%CC%88H-2017.pdf (27.03.2020)

Charta der Vielfalt (2019): *Kliniken der Stadt Köln*. Herunterladbar unter: https://www.cha rta-der-vielfalt.de/unterzeichnen-sie/unsere-unterzeichner-innen/liste/zeige/kliniken-der-stadt-koeln-ggmbh/ (27.03.2020)

Charta der Vielfalt (2020): *Unterzeichner_innen der Charta für Vielfalt*. Herunterladbar als pdf-Datei unter: https://www.charta-der-vielfalt.de/unterzeichnen-sie/unsere-unterz eichner-innen/ (24.03.2020)

Charta der Vielfalt (2020a): *Die Urkunde Charta der Vielfalt im Wortlaut Diversity als Chance – Die Charta der Vielfalt für Diversity in der Arbeitswelt*. Herunterladbar unter: https://www.charta-der-vielfalt.de/ueber-uns/ueber-die-initiative/urkunde-cha rta-der-vielfalt-im-wortlaut/ (26.03.2020)

Charta der Vielfalt (2020b): *Die Diversity Dimensionen*. Herunterladbar unter: https://www.charta-der-vielfalt.de/diversity-verstehen-leben/diversity-dimensionen/ (28.03.2020)

CityNEWS (2018): *Domstadt wächst weiter: Köln hat 1.084.795 Einwohner – Hier alle Statistiken, Daten und Fakten!* Herunterladbar unter: https://www.citynews-koeln.de/koeln-hat-1084795-einwohner-statistiken-daten-und-fakten-_id54053.html (28.03.2020)

CNE.magazin (2016): *Gefühl statt Gitter – Wie Sie freiheitsentziehende Maßnahmen vermeiden*. Herausgeber: Thieme Verlag, www.thieme.de/cne. 2/2016. Herunterladbar als pdf-Datei unter: https://www.alzheimer-bayern.de/images/downloads/wir_fuer_sie/projekte/demenz_im_krankenhaus/GefuehlstattGitter_16_02.pdf (28.03.2020)

Commerzbank AG (2018): *Group Human Resources, Diversity Management Gemeinsam verschieden. Aktionsplan der Commerzbank*. Herunterladbar als pdf-Datei unter: https://www.commerzbank.de/media/karriere/diversity_neu/Aktionsplan_Inklusion_Commer zbank_Barrierefrei_20180604.pdf (30.03.2020)

Controlling-Portal.de (2018): *Weiche Faktoren fördern Unternehmenserfolg*. Herunterladbar unter: https://www.controllingportal.de/Fachinfo/Konzepte/Weiche-Faktoren-foe rdern-Unternehmenserfolg.html (27.03.2020).

DBfK – Deutscher Berufsverband für Pflegeberufe (2014): *ICN-Ethikkodex für Pflegende.* Die Rechte der Originalfassung in Englisch (2012) liegen beim International Council of Nurses (ICN), 3, place Jean-Marteau, CH-1201 Genf. Herunterladbar als pdf-datei unter: https://www.wege-zur-pflege.de/fileadmin/daten/Pflege_Charta/Schulungsmat erial/Modul_5/Weiterfu%CC%88hrende_Materialien/M5-ICN-Ethikkodex-DBfK.pdf (24.03.2020)

DBSV – Deutscher Blinden- und Sehbehindertenverband e. V. (2016): *Taktile Beschriftungen. Orientierung für blinde und sehbehinderte Menschen in öffentlichen Gebäuden.* Herunterladbar als pdf-datei unter: https://www.dbsv.org/broschueren.html?file=files/ueber-dbsv/ publikationen/broschueren/DBSV-Broschuere-Taktile-Beschriftungen.pdf (30.03.2020)

DBSV – Deutscher Blinden- und Sehbehindertenverband e. V. (2016a): *Bodenindikatoren. Orientierung für blinde und sehbehinderte Menschen in öffentlichen Gebäuden.* Herunterladbar als pdf-datei unter: https://www.dbsv.org/broschueren.html?file=files/ueber-dbsv/ publikationen/broschueren/DBSV-Broschuere-Bodenindikatoren.pdf (30.03.2020)

DBSV – Deutscher Blinden- und Sehbehindertenverband e. V. (2016b): *Kontrastreiche Gestaltung öffentlich zugänglicher Gebäude.* Herunterladbar als pdf-datei unter: https://www.dbsv.org/broschueren.html?file=files/ueber-dbsv/publikationen/ broschueren/DBSV-Broschuere-Kontrastreiche-Gestaltung.pdf (30.03.2020)

DBSV – Deutscher Blinden- und Sehbehindertenverband e. V. (2019): *leserlich – Schritte zu einem inklusiven Kommunikationsdesign.* Herunterladbar als pdf-Datei unter: https://www.dbsv.org/broschueren.html?file=files/ueber-dbsv/publikationen/ broschueren/Leserlich_Broschuere2019_barrierefrei.pdf (30.03.2020)

Degener, Theresia (2009): *Die UN-Behindertenrechtskonvention als Inklusionsmotor.* In: RdJB 2/2009, S. 200–219. Herunterladbar als pdf-Datei unter: https://www.studenten werke.de/sites/default/files/un_behindertenrechtskonvention_degener2.pdf (24.03.2020)

Degener, Theresia (2015): *Die UN-Behindertenrechtskonvention – ein neues Verständnis von Behinderung.* In: Theresia Degener/Elke Diehl (Hrsg.) Handbuch Behindertenrechtskonvention Teilhabe als Menschenrecht – Inklusion als gesellschaftliche Aufgabe. S. 55–74. bpb – Bundeszentrale für politisches Bildung. https://www.teilhabeberatung.de/sites/def ault/files/media/uploads/Theresia%20Degener-Die%20UN-Behindertenrechtskonvent ion_0.pdf (25.03.2020)

Demenzportal (2019): Austroplant-Arzneimittel GmbH (Herausgeber): *Validation bei Demenz – Die Grundsätze,* Herunterladbar unter: https://demenz-portal.at/aktuelles/val idation-bei-demenz-die-grundsaetze/ (28.03.2020)

Destatis- Statistische Bundesamt (2016), Ältere Menschen in Deutschland und in der EU, Statistische Bundesamt, Wiesbaden (Herausgeber). Herunterladbar als pdf-Datei unter: https://www.bmfsfj.de/blob/93214/95d5fc19e3791f90f8d582d61b13a95e/aeltere-menschen-deutschland-eu-data.pdf (28.03.2020)

Destatis-Statistisches Bundesamt (2020): *Migration und Integration Ausländische Bevölkerung nach Geschlecht und ausgewählten Staatsangehörigkeiten am 31.12.2018.* Herunterladbar unter: https://www.destatis.de/DE/Themen/Gesellschaft-Umwelt/Bev oelkerung/Migration-Integration/Tabellen/auslaendische-bevoelkerung-geschlecht.html (28.03.2020)

Destatis-Statistische Bundesamt (2020a): *Migrationshintergrund.* Herunterladbar unter: https://www.destatis.de/DE/Themen/Gesellschaft-Umwelt/Bevoelkerung/Migration-Int egration/Glossar/migrationshintergrund.html (1.04.2020)

Der Tagesspiegel (2018): *Überlastung und Dauerstress – So hart sind die Arbeitsbedingungen in der Pflege.* 07.09.2018. Herunterladbar unter: https://www.tagesspiegel.de/wirtschaft/ueberlastung-und-dauerstress-so-hart-sind-die-arbeitsbedingungen-in-der-pflege/23009896.html (25.03.2020)

Deutsche Alzheimer Gesellschaft (o. J.): *Informationsbogen: ...Name des Patienten/der Patientin.... mit einer Demenz bei Aufnahme ins Krankenhaus.* Herausgeber: Deutsche Alzheimer Gesellschaft – Selbsthilfe Demenz, Berlin. Herunterladbar als pdf-Datei unter: https://www.deutsche-alzheimer.de/fileadmin/alz/broschueren/infobogen_krankenhaus.pdf (28.03.2020)

Deutsche Alzheimer Gesellschaft (o. J. a): *11 Tipps zur besseren Verständigung mit Menschen mit Demenz.* Herausgeber: Deutsche Alzheimer Gesellschaft – Selbsthilfe Demenz. Herunterladbar als pdf-Datei unter: https://www.deutsche-alzheimer.de/fileadmin/alz/broschueren/plakat_11tipps_zur_besseren_verstaendigung.pdf (28.03.2020)

Deutsche Alzheimer Gesellschaft (2019): *Patienten mit einer Demenz im Krankenhaus.* Begleitheft zum „Informationsbogen für Patienten mit einer Demenz bei Aufnahme ins Krankenhaus". Herausgeber: Deutsche Alzheimer Gesellschaft – Selbsthilfe Demenz, Berlin. Herunterladbar als pdf-Datei unter: https://www.deutsche-alzheimer.de/fileadmin/alz/broschueren/patienten_mit_demenz_im_krankenhaus_komplett.pdf (28.03.2020)

Deutsche Alzheimer Gesellschaft (2020): *Mit Demenz im Krankenhaus.* Herausgeber: Deutsche Alzheimer Gesellschaft – Selbsthilfe Demenz. Herunterladbar unter: https://www.deutsche-alzheimer.de/angehoerige/mit-demenz-im-krankenhaus.html (28.03.2020)

Deutscher Behindertensportverband e. V. (2014): *Index für Inklusion im und durch Sport. Ein Wegweiser zur Förderung der Vielfalt im organisierten Sport Deutschlands.* Herausgeber: Deutscher Behindertensportverband e. V. herunterladbar als pdf-Datei unter: https://www.dbs npc.de/files/dateien/sportentwicklung/inklusion/Index-fuer-Inklusion/2014_DBS_Index_fuer_Inklusion_im_und_durch_Sport.pdf (30.03.2020)

Deutscher Gehörlosen-Bund e. V. (2020): *Gehörlosenkultur.* Herunterladbar unter: https://www.gehoerlosen-bund.de/faq/geh%C3%B6rlosenkultur (30.03.2020)

Deutscher Gehörlosen-Bund e. V. (2020a): *Deutsche Gebärdensprache.* Herunterladbar unter: https://www.gehoerlosen-bund.de/faq/deutsche%20geb%C3%A4rdensprache%20(dgs) (30.03.2020)

Deutsche Gesellschaft für Geriatrie e. V. (2019): *Aktuelle Meldungen, Was ist Geriatrie?* Herunterladbar unter: https://www.dggeriatrie.de/nachwuchs/91-was-ist-geriatrie.html (28.03.2020)

Deutsches Institut für Menschenrechte (2019): *Stand der Aktions- und Maßnahmenpläne zur Umsetzung der UN-BRK in Bund und Ländern.* Berlin. Herunterladbar unter: https://www.institut-fuer-menschenrechte.de/monitoring-stelle-un-brk/monitoring/aktions-und-massnahmenplaene/ (25.03.2020)

Deutsches Institut für Menschenrechte (2020): *Die Monitoring-Stelle UN-Behindertenrechtskonvention.* Berlin. Herunterladbar unter: https://www.institut-fuer-menschenrechte.de/monitoring-stelle-un-brk/ueber-uns/ (25.03.2020)

Deutsches Institut für Menschenrechte (2020a): *Ergebnisse der Evaluierung des Bremer Landesaktionsplans zur Umsetzung der UN- Behindertenrechtskonvention.* Monitoring-Stelle UN-Behindertenrechtskonvention – Evaluations-Bericht. Januar 2020. Herunterladbar als pdf-Datei unter: https://www.institut-fuer-menschenrechte.de/fileadmin/user_upload/Publikationen/Weitere_Publikationen/Monitoring-Stelle_Evaluation_LAP_Bremen_2020.pdf (25.03.2020)

Deutsches Institut für Menschenrechte (2020b): *Auftrag des Instituts.* Berlin. Herunterladbar unter: https://www.institut-fuer-menschenrechte.de/ueber-uns/auftrag/ (25.03.2020)

Deutsches Institut für Menschenrechte (2020c): *Monitoring-Stelle veröffentlicht Evaluations-Bericht zum Bremer Aktionsplan.* Herunterladbar unter: https://www.institut-fuer-mensch enrechte.de/ueber-uns/auftrag/ (25.03.2020)

Destatis – Statistisches Bundesamt (2020): *7,8 Millionen schwerbehinderte Menschen leben in Deutschland.* Pressemitteilung Nr. 228 vom 25. Juni 2018. Herunter-ladbar unter: https://www.destatis.de/DE/Presse/Pressemitteilungen/2018/06/PD18_228_227.html (25.03.2020)

Deutsche Krankenhausgesellschaft (2018): *Eckdaten der Krankenhausstatistik.* 19.09.2018. Herunterladbar als pdf-Datei unter: https://www.dkgev.de/fileadmin/default/Mediapool/3_Service/3.2._Zahlen-Fakten/Eckdaten_Krankenhausstatistik.pdf (25.03.2020)

Deutscher Ethikrat (2012): *Intersexualität Stellungnahme.* Herausgegeben vom Deutschen Ethikrat. Berlin 2012. Herunterladbar als pdf-Datei unter: https://www.ethikrat.org/fileadmin/Publikationen/Stellungnahmen/deutsch/DER_StnIntersex_Deu_Online.pdf (30.03.2020).

Deutscher Ethikrat (2014): *Menschen mit Behinderung – Herausforderungen für das Kranken-haus.* 26. März 2014. Tagungszentrum Kardinal Wendel Haus, München. Herunterladbar unter: https://www.ethikrat.org/forum-bioethik/menschen-mit-behinderung-herausforder ungen-fuer-das-krankenhaus/ (25.03.2020)

Deutscher Schwerhörigenbund e. V. (2019): *Statistiken.* Herunterladbar unter: https://www.schwerhoerigen-netz.de/statistiken/?L=0 (30.03.2020)

DGUV-Deutsche Gesetzliche Unfallversicherung Spitzenverband (2020): *UN-Konvention über die Rechte von Menschen mit Behinderungen – Vision einer inklusiven Gesellschaft.* Kontakt: Institut für Arbeit und Gesundheit der Deutschen Gesetzlichen Unfallversiche-rung (IAG) Dr. Christian Bochmann. Herunterladbar als pdf-Datei unter: https://www.dguv.de/medien/inhalt/presse/hintergrund/aktionsplan/wissensbaustein.pdf (23.03.2020)

Diabetesinfo (2016): *AEDL 4: Sich pflegen.* Herunterladbar unter: https://www.diabetesinfo.de/profis/krankenpflege/aedl-4.html (30.03.2020)

Die Landesregierung NRW (2012): *Aktionsplan der Landesregierung. Umsetzung der UN-Behindertenrechtskonvention.* Beschlossen von der Landesregierung am 3. Juli 2012. Eine Gesellschaft für alle. Herunterladbar als pdf-Datei unter: https://www.mags.nrw/sites/def ault/files/asset/document/121115_endfassung_nrw-inklusiv.pdf (25.03.2020)

Diözesan-Caritasverband für das Erzbistum Köln e. V. (2016): *Wahrnehmung von und Umgang mit religiösen Bedürfnissen und Ressourcen älterer Menschen in der Pflege.* Religiösität im Alter. Herunterladbar als pdf-Datei unter: https://www.caritasnet.de/exp ort/sites/dicv/.content/.galleries/downloads/kranheit-gesundheit/Materialinformation_R eligiositaet_im_Alter.pdf (30.03.2020)

DiversityArtsCultur (o. J.): *Othering.* Wörterbuch. Herausgeber: Stiftung für kulturelle Wei-terbildung und Kulturberatung. Herunterladbar unter: https://www.diversity-arts-culture.berlin/woerterbuch/othering (28.03.2020)

DNQP – Deutschen Netzwerk für Qualitätsentwicklung in der Pflege (2013): *Auszug aus der Veröffentlichung zum in der Pflege 1. Aktualisierung 2013 einschließlich Kommen-tierung und Literaturstudie.* Herausgeber: Hochschule Osnabrück. Herunterladbar als pdf-Datei unter: https://www.dnqp.de/fileadmin/HSOS/Homepages/DNQP/Dateien/Exp ertenstandards/Sturzprophylaxe_in_der_Pflege/Sturz-Akt_Auszug.pdf (26.03.2020)

DNQP – Deutschen Netzwerk für Qualitätsentwicklung in der Pflege (2014): *Auszug aus der abschließenden Veröffentlichung Expertenstandard Förderung der Harnkontinenz in der Pflege 1. Aktualisierung 2014 einschließlich Kommentierungen und Literaturstudie.* Herausgeber: Hochschule Osnabrück. Herunterladbar als pdf-Datei unter: https://www.dnqp.de/fileadmin/HSOS/Homepages/DNQP/Dateien/Expertenstandards/Foerderung_der_Harnkontinenz_in_der_Pflege/Kontinenz_Akt_Auszug.pdf (26.03.2020)

Dömling, Gregor (2012): *,Kennzeichen kultursensibler Pflege'.* Herausgeber: Diakonie Deutschland – Evangelischer Bundesverbandin Kooperation mit Sozialwissenschaftliches Institut der EKD – Bundesakademie für Kirche und Diakonie Fachhochschule der Diakonie gem. GmbH. Berlin 2010 – 2012. Herunterladbar als pdf Datei unter: https://www.fh-diakonie.de/obj/Bilder_und_Dokumente/DiakonieCare/FH-D_DiakonieCare_Doemling-G_Kennzeichen-kultursensibler-Pflege_lang.pdf (28.03.2020)

Domenig, Dagmar (2013): *Ein Kommentar zur transkulturellen Kompetenz.* In: Harold, Barbara (Hrsg.), Wege zur transkulturellen Pflege – Mit Kommunikation Brücken bauen, S. 53–57. Wien: Facultas Verlags- und Buchhandels AG.

Dörscheln, Iris/Lachetta, Raphael/Schulz, Michael/Tacke, Doris (2013): *Pflege erwachsener Patient(inn)en mit Lern- und Körperbehinderungen im Akutkrankenhaus –ein systematisches Review.* Originalarbeit. Pflege 2013; 26 (1): 42–54. Herunterladbar als pdf-Datei unter: https://econtent.hogrefe.com/doi/pdf/10.1024/1012-5302/a000262 (29.03.2020)

Droste, Maria/Gün, Ali Kemal/Kiefer, Hedwig/Koch, Eckhardt/Naimi, Ilknur/Reinecke, Heike/Wächter, Marcus/Wesselman, Elisabeth (2015): *Das kultursensible Krankenhaus Ansätze zur interkulturellen Öffnung* – PRAXISRATGEBER erstellt vom bundesweiten Arbeitskreis Migration und öffentliche Gesundheit, Unterarbeitsgruppe Krankenhaus Herausgeber: Beauftragte der Bundesregierung für Migration, Flüchtlinge und Integration, Berlin 2015. Herunterladbar als pdf-Datei unter: https://www.bundesregierung.de/resource/blob/975292/729152/faf92058a4f377b8cb7c8ae889d677e5/das-kultursensible-krankenhaus-09-02-2015-download-ba-ib-data.pdf?download=1 (28.03.2020)

Dürr, Christine (2019): *Kultursensibel pflegen – Grundlagen zu Islam, Judentum, Hinduismus und Buddhismus für den Pflegealltag.* Berlin: DUZ Verlags- und Medienhaus GmbH.

Düwel, Philip (2019): *Pflegebudget – Was bedeutet die Ausgliederung für die Krankenhausfinanzierung?* reimbursement institute (Herausgeber). Herunterladbar unter: https://reimbursement.institute/blog/pflegebudget/ (26.03.2020)

EDUCALINGO (2020): *multikulturell.* Herunterladbar unter: https://educalingo.com/de/dic-de/multikulturell (1.04.2020)

Eichler, Martin/Pokora, Roman/Schwentner, Lukas/Blettner, Maria (2015): *Evidenzbasierte Medizin – Möglichkeiten und Grenzen.* Deutsches Ärzteblatt, Jg. 112, Heft 51–52, 21. Dezember 2015. Herunterladbar als pdf-Datei unter: https://www.aerzteblatt.de/pdf.asp?id=173361 (26.03.2020)

EIGE – European Institute for Gender Equality (2019): *Gender Equality Index – Comparing Health scores for 2019.* Herunterladbar unter: https://eige.europa.eu/gender-equality-index/2019/compare-countries/health/bar (30.03.2020)

Engels, Dietrich (2008): *„Lebenslagen"* in: B. Maelicke (Hrsg.), Lexikon der Sozialwirtschaft, Nomos-Verlag Baden-Baden 2008, S. 643–646. pdf-Dokument S. 1–5. Herunterladbar als pdf-datei unter: https://www.isg-institut.de/download/Artikel%20Lebenslagen.pdf (27.03.2020)

Feil, Naomi/de Klerk-Rubin, Vicki (2017): *Validation – Ein Weg zum Verständnis verwirrter alter Menschen*, München: Ernst Reinhardt Verlag.

Firlinger, Beate (2003): *Buch der Begriffe, Sprache-Behinderung-Integration*. Herausgeber: Integration: Österreich/Firlinger, Beate. Wien 2003. Herunterladbar als pdf-Datei unter: https://www.inklusiv-wohnen.de/files/Buch_der_Begriffe.pdf (28.03.2020)

Flick, Uwe (2009): *Sozialforschung – Methoden und Anwendungen. Ein Überblick für die BAStudiengänge*. Hamburg: Rowohlt Taschenbuch Verlag.

Förster, Jens (2007): *Kleine Einführung in das Schubladendenken – Vom Nutzen und Nachteil des Vorurteils*. München: Deutsche Verlags-Anstalt.

fowid – Forschungsgruppe Weltanschauungen in Deutschland (2020): *Religionszugehörigkeiten 2018*, Stand 3/2020. Herunterladbar unter: https://fowid.de/meldung/religionszugehoerigkeiten-2018 (30.03.2020)

Fornefeld, Barbara (2020): Zitate – Inklusion leben und erleben im IB. Hrsg.: Internationaler Bund (IB) Freier Träger der Jugend-, Sozial- und Bildungsarbeit e. V. Herunterladbar unter: https://inklusion.ib.de/informationen/zitate (28.05.2020)

Forum Bioethik (2014): *Menschen mit Behinderung – Herausforderungen für das Krankenhaus*. Tagungszentrum Kardinal Wendel Haus, München. Herunterladbar als pdf-Datei unter: https://www.ethikrat.org/fileadmin/PDF-Dateien/Veranstaltungen/fb-26-03-2014-simultanmitschrift.pdf (25.03.2020)

Forum-Wissen das ankommt (2018): *Einrichtungsmanagement und Pflege Kultursensible Pflege: Definition, Konzept und Tipps für die Praxis*. 12.11.2018. Herunterladbar unter: https://www.forum-verlag.com/themenwelten/gesundheitswesen-und-pflege/einrichtungsmanagement-und-pflege/kultursensible-pflege-definition-konzept-und-tipps-fuer-die-praxis (28.03.2020)

Franken, Georg (2014): *Inklusion und Teilhabe – Eine Begriffserklärung*. Herausgeber: Landesinitiative Demenz-Service NRW 2014 Private Universität Witten/Herdecke gGmbH, Department Pflegewissenschaft, Dialog- und Transferzentrum Demenz (DZD). Herunterladbar als pdf-Datei unter: https://dzd.blog.uni-wh.de/wp-content/uploads/2015/11/Inklusion-und-Teilhabe.pdf (24.03.2020)

Franzkowiak, Peter/Hurrelmann, Klaus (2018): *Gesundheit*. Herausgeber: BZgA – Bundeszentrale für gesundheitliche Aufklärung, letzte Aktualisierung am 13.06.2018. Herunterladbar unter: https://www.leitbegriffe.bzga.de/alphabetisches-verzeichnis/gesundheit/ (24.03.2020)

Friedrich-Ebert-Stiftung (2015): *Auswirkungen des demografischen Wandels im Einwanderungsland Deutschland* – Studie im Auftrag der Abteilung Wirtschafts- und Sozialpolitik der Friedrich-Ebert-Stiftung, Gesprächskreis Migration und Integration. Herausgeber: Abteilung Wirtschafts- und Sozialpolitik. Herunterladbar als pdf-Datei unter: https://library.fes.de/pdf-files/wiso/11612.pdf (23.03.2020)

Fuchs, Wiebke/Kempe-Schälicke, Conny-Hendrik/Richter, Eike/Franzen, Jannik (2017): *GESCHLECHTLICHE VIELFALT IM ÖFFENTLICHEN DIENST Empfehlungen zum Umgang mit Angleichung und Anerkennung des Geschlechts im öffentlichen Dienst*. Herausgeber: Bundesvereinigung Trans* e. V., Berlin, 8. Februar 2017. Herunterladbar unter: https://www.bundesverband-trans.de/download/5625/ (30.03.2020)

Fuerst, Melanie (2016): *Ein wichtiger Schritt in Richtung Inklusion: Wie gesellschaftsnahe, inklusive Projekte zum Abbau von Barrieren in den Köpfen der Menschen beitragen.*

Inklusion. Herausgeberin: Knauf, Helen. Herunterladbar unter: https://inklusion.hypoth eses.org/1575 (27.03.2020)

Gangl, Verena (2015): „Gesundheit" ist mehrdimensional. Grundlagen einer Gesundheitsbildung – In: MagazinErwachsenenbildung.at (2015) 24. Herunterladbar als pdf-Datei unter: https://www.pedocs.de/volltexte/2015/10361/pdf/Erwachsenenbildung_24_2015_Gangl_Gesundheit_ist_mehrdimensional.pdf (24.03.2020)

Genenger-Stricker, Marianne (2017): Gesellschaftliche Pluralisierung und Individualisierung. In: Marx, Birgit (Hrsg.); Diversity Management in der Pflege, Aufgabe und Herausforderung, S. 13–44. Paderborn Freiburg: IN VIA Verlag.

Gerlach, Heiko/Schupp, Markus (2018): Bewusstseinskontexte und Identitätskonstruktionen homosexueller Frauen und Männer im setting der Altenpflege – Ergebnisse einer qualitativen Studie. In: Pflege & Gesellschaft 23. Jg. 2018 H3. Herunterladbar als pdf-datei unter: https://dg-pflegewissenschaft.de/wp-content/uploads/2019/10/PG-3_2018.pdf (29.03.2020)

Gerlach, Heiko (2019): Es besteht das Bedürfnis nach Sicherheit, Schutz und Diskriminierungsfreiheit – Pflege homosexueller Menschen. In: Die Schwester/Der Pfleger 8/2019, S. 4–7.

Gerstenmaier, Jochen/Mandl, Heinz (2009): Konstruktivistische Ansätze in der Erwachsenenbildung und Weiterbildung, in: Tippelt, Rolf/von Hippel, Aiga (Hrsg.), Handbuch Erwachsenenbildung/Weiterbildung, 3., überarbeitete und erweiterte Auflage, Wiesbaden: VS Verlag für Sozialwissenschaften, S. 169–178.

Germeten-Ortmann von, Brigitte (2011): Generalistische Ausbildung bringt Vorteile. In: Neue Caritas Pflege. Herunterladbar unter: https://www.caritas.de/neue-caritas/heftarchiv/jah rgang2011/artikel2011/generalistische-ausbildung-bringt-vortei (21.03.2020)

Gesundheitsberichterstattung des Bundes (2020): Krankenhäuser. GESUNDHEITSBERICHTERSTATTUNG DES BUNDES – GEMEINSAM GETRAGEN VON RKI UND DESTATIS. Herunterladbar unter: www.gbe-bund.de/gbe10/F?F=8705D (24.03.2020)

Ghattas, Christian/Sabisch, Katja (2017): Mehr als „Mann" und „Frau" – Menschenrechte und Teilhabe intergeschlechtlicher Personen in Deutschland. In: Diehl, Elke (Herausgeberin): Teilhabe für alle?! Lebensrealitäten zwischen Diskriminierung und Partizipation, S. 158–179. Schriftenreihe: bpb – Bundeszentrale für politische Bildung, Bonn 2017: Herunterladbar als pdf-Datei unter: https://www.bpb.de/system/files/dokument_pdf/10155_Teilhabe_fuer_alle_ba_171019.pdf (28.03.2020)

Giesen, Jörg (2018): Der jüdische, christliche und islamische Kalender 2019 – Die drei abrahamitischen Religionen. Herunterladbar als pdf-Datei unter: https://www.kirche-aum uehle.de/images/downloads/Abrahamitischer_Kalender_2019.pdf (30.03.2020)

Göth, Margret/Kohn, Ralph (2014): Sexuelle Orientierung in Psychologie und Beratung. Berlin-Heidelberg: Springer Verlag.

Gostomzyk, Johannes (2012): Armut macht krank – Krankheit macht arm?! In: Herausgeber: Landeszentrale für Gesundheit in Bayern e. V. (LZG), 2012, Regionaler Knoten Bayern – Koordinierungsstelle Gesundheitliche Chancengleichheit. Armut macht krank –Krankheit macht arm?! Eine gemeinsame Fachtagung des Regionalen Knotens und des Landes-Caritasverbandes Bayern Regionaler Knoten Bayern – Koordinierungsstelle Gesundheitliche Chancengleichheit. S. 4–6. Herunterladbar unter: https://www.gesundheitliche-cha ncengleichheit.de/pdf.php?id=78d47cf78a3bbc79d46dd16581b5b584 (27.03.2020)

Grüber, Katrin (2007): *„Disability Mainstreaming" als Gesellschaftskonzept – Annäherungen an einen vielversprechenden Begriff.* Der Text basiert auf einem Vortrag, der am 9. Juni 2007 in Kiel auf der Regionalkonferenz Nord im Europäischen Jahr der Chancengleichheit gehalten wurde. Abgedruckt in: Sozialrecht + Praxis 17, 7/2007, S. 437–444. Herunterladbar unter: https://www.imew.de/index.php?id=317 (25.03.2020)

Gülal, Filiz (2017): *Kultursensible Pflege und Betreuung von muslimischen Menschen – Ein kompakter Ratgeber für die berufliche Praxis.* Lokale Allianz für Menschen mit Demenz. Herausgeber: Stadt Heilbronn, Stabsstelle Partizipation und Integration. Herunterladbar als pdf-Datei unter: https://www.alzheimer-bw.de/fileadmin/AGBW_Medien/AGBW-Dokumente/Projekte_Kooperationen/Bruecken_bauen/Broschuere_Kultursensible_P flege.pdf (30.03.2020)

Güldenring, Annette/Sauer, Arn (2017): *Trans* ... inklusiv? Geschlechtsidentitäten in Medizin, Recht und Gesellschaft.* In: Diehl, Elke (Herausgeberin): Teilhabe für alle?! Lebensrealitäten zwischen Diskriminierung und Partizipation, S. 231–257. Schriftenreihe: bpb – Bundeszentrale für politische Bildung, Bonn 2017: Herunterladbar als pdf-Datei unter: https://www.bpb.de/system/files/dokument_pdf/10155_Teilhabe_fuer_a lle_ba_171019.pdf (28.03.2020)

Hanenkamp, Gertrud (2015): *Damit es gut wird! Gelungener Aufenthalt von Menschen mit Behinderung im Krankenhaus.* In: Impulse 87/2015, 2. Quartal Juni 2015, S. 22 f, Herunterladbar unter: https://docplayer.org/14292223-Nebenher-oder-mittendrin.html (25.03.2020)

Hansen, Katrin (2017): *Umgang mit Vielfalt in Organisationen.* In: Marx, Birgit (Hrsg.); Diversity Management in der Pflege, Aufgabe und Herausforderung, S. 45–63. Paderborn Freiburg: IN VIA Verlag.

Harenski, Kai (2007): *Geistig behinderte Menschen im Krankenhaus -Alles andere als Wunschpatienten.* In: Deutsches Ärzteblatt Jg. 104, Heft 27, 5. Juli 2007, S. 1970 f. Herunterladbar unter: https://cdn.aerzteblatt.de/pdf/104/27/a1970.pdf (24.03.2020)

Hase, Ulrich (2012): *Leitziel Inklusion und daraus erwachsende Herausforderungen für die Gebärdensprachgemeinschaft.* Das Zeichen 92/2012 Zeitschrift für Sprache und Kultur Gehörloser. S. 508–523. Herunterladbar als pdf-Datei unter: https://www.deutsche-gesell schaft.de/sites/default/files/345-2012-11-leitziel-inklusion-hase.pdf (30.03.2020)

Hasseler, Martina/Stemmer, Renate/Macsenaere, Michael/Arnold, Jens/Weidekamp-Maicher, Manuela (2016): *Abschlussbericht Entwicklung eines wissenschaftlich basierten Qualitätsverständnisses für die Pflege- und Lebensqualität.* Seiten im pdf-Format S. 1–765. Herunterladbar als pdf-Datei unter: https://www.gkv-spitzenverband.de/media/dok umente/pflegeversicherung/qualitaet_in_der_pflege/wiss_qualitaetsverstaendnis/2016-08-25_Abschlussbericht_wiss_Qualitaetsverstaendnis.pdf (27.03.2020)

Hasseler, Martina/Stemmer, Renate (2018): *Entwicklung eines wissenschaftlich basierten Qualitätsverständnis für die Pflegequalität.* In: K. Jacobs et al. (Hrsg.), Pflege-Report 2018, S. 23–35. Herunterladbar als pdf-Datei unter: https://link.springer.com/content/pdf/10.1007%2F978-3-662-56822-4_3.pdf (28.03.2020)

Heier, Magnus/Marstedt, Gerd (2012): *Das Ärzteimage in der Bevölkerung: Im Schatten von „IGeL" und „Zweiklassenmedizin".* Gesundheitsmonitor. Ein Newsletter der Bertelsmann Stiftung und der BARMER GEK. Herunterladbar alspdf-Datei unter: https://www.bertelsmann-stiftung.de/fileadmin/files/BSt/Presse/imported/downlo ads/xcms_bst_dms_36192__2.pdf (27.03.2020)

Heimlich, Ulrich/Ueffing, Claudia M. (2018): *Leitfaden für inklusive Kindertageseinrichtungen. Bestandsaufnahme und Entwicklung.* Weiterbildungsinitiative Frühpädagogische Fachkräfte, WiFF Expertisen, Band 51. München.Herunterladbar als pdf-Datei unter: https://www.weiterbildungsinitiative.de/uploads/media/WEB_Exp_51_Heimlich_Ueffing.pdf (30.03.2020)

Heinrichs, Thomas/Weinbach, Heike (2016): *Weltanschauung als Diskriminierungsgrund – Begriffsdimensionen und Diskriminierungsrisiken.* Herausgeberin: Antidiskriminierungsstelle des Bundes, Berlin, August 2016. Herunterladbar als pdf-Datei unter: https://www.antidiskriminierungsstelle.de/SharedDocs/Downloads/DE/publikationen/Expertisen/Uebersichtsartikel_Weltanschauung_als_DiskrGrund_20160922.pdf?__blob=publicationFile&v=7 (30.03.2020)

Hennicke, Klaus (2011): Alle in einen Topf? Kinder- und Jugendpsychiatrie und Inklusion. In: *forum für Kinder- und Jugendpsychiatrie, Psychosomatik und Psychotherapie.* Herausgeber: Berufsverband der Ärzte für Kinder- und Jugendpsychiatrie, Psychosomatik und Psychotherapie in Deutschland e. V. (BKJPP). S. 16–34. Herunterladbar als pdf-Datei unter: https://www.kinderpsychiater.org/fileadmin/downloads/forum/forum_2011_3.pdf (23.03.2020)

Hennig, André/Geschke, Katharina/Landua, Patrick (2015): *Demenzkompetenz im Krankenhaus.* Abschlussbericht zum rheinland-pfälzischen Modellprojekt – Juli 2013 bis Februar 2015. Herausgeber: Landeszentrale für Gesundheitsförderung in Rheinland-Pfalz e. V. (LZG). Herunterladbar als pdf-Datei unter: https://msagd.rlp.de/fileadmin/msagd/Gesundheit_und_Pflege/GP_Dokumente/Abschlussbericht_Demenz_Krankenhaus_Final_Web.pdf (28.03.2020)

Herrmann, Eva/Kätker, Sandra (2007): *Diversity Management -Organisationale Vielfalt im Pflege- und Gesundheitsbereich erkennen und nutzen.* Bern: Hans Huber Verlag.

Herrmann, Eva/Kätker, Sandra (2009): *Aspekte der Einführung von Diversity Management als Querschnittsaufgabe in Gesundheitseinrichtungen.* In: Gransee, Carmen/Lorenz, Jürgen/Deneke, Christiane/Seibt, Annette C./Weber, Petra (Hrsg.): Diversitymanagement in den Pflege- und Gesundheitswissenschaften. Berlin: LIT VERLAG Dr. W. Hopf.

Hesse, Gerhard/Laubert, Armin (2005): *Hörminderung im Alter – Ausprägung und Lokalisation.* In: Deutsches Ärzteblatt, Jg. 102, Heft 42, 21. Oktober 2005. S. 2864–2868. Herunterladbar als pdf-Datei unter: https://www.aerzteblatt.de/pdf.asp?id=48807 (30.03.2020)

Hessisches Sozialministerium (2012): *Hessischer Aktionsplan zur Umsetzung der UN-Behindertenrechtskonvention.* Herunterladbar als pdf-Datei unter: https://www.brk.hessen.de/fileadmin/un_brk/Dokumente/UNBRK_Aktionsplan_barrierefrei.pdf (25.03.2020)

Heuel, Guido (2019): Mitschrift Vorlesung – Armut, Reichtum, Normaltun. KatHO-NRW 2019.

Heusinger, Josefine/Kammerer, Kerstin (2013): *LITERATURSTUDIE PFLEGE UND GENDER Abschlussbericht zum ZQP Projekt.* Herausgeber: Zentrum für Qualität in der Pflege. Berlin 2013. Herunterladbar als pdf-Datei unter: https://www.zqp.de/wp-content/uploads/ZQP_Projektbericht_Literaturstudie_Gender-2013.pdf (30.03.2020)

Heussler, Fatima/Wildi, Judith/Seibl, Magdalena (2016): *Menschen mit Sehbehinderung in Alterseinrichtungen – Gerontagogik und gerotagogische Pflege – Empfehlungen zur Inklusion.* Heussler, Fatima/Wildi, Judith/Seibl, Magadalena (Hrsg.): Menschen mit Sehbehinderung in Alterseinrichtungen – Gerontagogik und gerotagogische Pflege – Empfehlungen zur Inklusion. Zürich: Seismo Verlag.

Heuß, Herbert (2020): *Inklusion in der Pflege*, E-Mail vom 20. Januar 2020 (siehe Anlage 4 im elektronischen Zusatzmaterial)

Hinner, Katharina (2011): *„Der Umgang mit Transkulturalität bzw. transkultureller Pflege im sozialen und gesundheitlichen Bereich – Welche Anforderungen werden gestellt?"* Diplomarbeit Universität Wien. Herunterladbar als pdf-datei unter: https://othes.univie.ac.at/17041/1/2011-11-03_0106057.pdf (28.03.2020)

Hirschberg, Marianne/Papadopoulos, Christian (2017): *Partizipation behinderter Menschen*. In: Diehl, Elke (Herausgeberin): Teilhabe für alle?! Lebensrealitäten zwischen Diskriminierung und Partizipation, S. 103–129. Schriftenreihe: bpb – Bundeszentrale für politische Bildung, Bonn 2017: Herunterladbar als pdf-Datei unter: https://www.bpb.de/system/files/dokument_pdf/10155_Teilhabe_fuer_alle_ba_171019.pdf (25.03.2020)

Hirschberg, Marianne (2011): *Behinderung: Neues Verständnis nach der Behindertenrechtskonvention*. Positionen – Monitoring-Stelle zur UN-Behindertenrechtskonvention, Nr. 4. Herausgeber: Deutsches Institut für Menschenrechte Monitoring-Stelle zur UN-Behindertenrechtskonvention. Herunterladbar als pdf-Datei unter: https://www.institut-fuer-menschenrechte.de/fileadmin/_migrated/tx_commerce/positionen_nr_4_behind erung_neues_verstaendnis_nach_der_behindertenrechtskonvention_02.pdf (25.03.2020)

Hissnauer, Wolfgang (2010): *Pädagogische Diagnostik und Förderung in der Grundschule*, Herausgeber: ILF Mainz. Herunterladbar als pdf-Datei unter: https://www.zfsl-dortmund.nrw.de/Lehrerausbildung_auf_dem_Weg_zur_inklusiven_Schule/Handreichungen/HIS SNAUER-Paedagogische-Diagnostik-GS.pdf (27.03.2020)

HomoWiki (2006): *Paragraf 175*. Herunterladbar unter: https://www.homowiki.de/Paragr af_175 (29.03.2020)

Höwler, Elisabeth (2016): *Gerontopsychiatrische Pflege – Lehr- und Arbeitsbuch für die geriatrische Pflege*, Hannover: Brigitte Kunz Verlag, Schlütersche Verlagsgesellschaft mbH&Co.KG.

Hovestädt, Alfred (2011): *Kliniken sind kaum auf behinderte Patienten vorbereitet*. In: Neue Caritas. Herunterladbar unter: https://www.caritas.de/neue-caritas/heftarchiv/jahrgang2 011/artikel2011/kliniken-sind-kaum-auf-behinderte-patien (24.03.2020)

Hundenborn, Gertrud/Brühe, Roland (o. J.): *Curriculum für den Modellversuch „Erprobung einer Ausbildung in der Alten-, Kranken- und Kinderkrankenpflege mit generalistischer Ausrichtung"*. Herausgeber: Deutsches Institut für angewandte Pflegeforschung e. V. An-Institut der Katholischen Fachhochschule NW Im Auftrag des Ministeriums für Arbeit, Gesundheit und Soziales des Landes Nordrhein-Westfalen. Herunterladbar als pdf-Datei unter: https://www.dip.de/fileadmin/data/pdf/projekte/Curriculum_paderborn.pdf (24.03.2020)

Hurrelmann, Klaus/Richter, Matthias (2013): *Gesundheits- und Medizinsoziologie – Eine Einführung in sozialwissenschaftliche Gesundheitsförderung*. Weinheim und Basel: Beltz Juventa Verlag.

iBoB – inklusive berufliche Bildung ohne Barrieren (2018): *Das iBoB-Anforderungsprofil „Barrierefreie Weiterbildungen" Mit Erläuterungen und Anmerkungen*. iBoB – inklusive berufliche Bildung ohne Barrieren ist ein Projekt des Deutschen Vereins der Blinden und Sehbehinderten in Studium und Beruf e. V. (DVBS). Herunterladbar als pdf-Datei unter: https://weiterbildung.dvbs-online.de/files/ibob-daten/Inhalt/F%C3%BCr%20Anbi eter/20180422_ibob_AP01_03_WBP_Anforderungsprofil_mit_Erl%C3%A4uterungen.pdf (30.03.2020)

ICD-Code (2020): *Demenz ICD-10-GM-2020.* Herunterladbar unter: https://www.icd-code. de/icd/code/F00.-*.html (28.03.2020)

ICD-Code (2020a): *Delir ICD-10-GM-2020.* Herunterladbar unter: https://www.icd-code.de/ suche/icd/code/F05.-.html?sp=SDelir (28.03.2020)

IDA- Informations- und Dokumentationszentrum für Antirassismusarbeit e. V. (2020): *Kulturalisierung.* Herunterladbar unter: https://www.idaev.de/recherchetools/glossar/ glossar-detail/?tx_dpnglossary_glossarydetail%5Bterm%5D=67&tx_dpnglossary_glo ssarydetail%5Baction%5D=show&tx_dpnglossary_glossarydetail%5Bcontroller%5D= Term&cHash=5b85e8dc4580830e6bfdd2515943c152 (28.03.2020)

IKUD – Seminare (2020): *Glossar: Definition Interkultur.* Herunterladbar unter: https://www. ikud.de/glossar/interkultur.html (1.04.2020)

IKUD – Seminare (2020a): *Glossar: Transkulturalität.* Herunterladbar unter: https://www. ikud.de/glossar/multikulturalitaet-interkulturalitaet-transkulturalitaet-und-plurikultura litaet (1.04.2020)

Ilkilic, Ilhan (2006): *Der muslimische Patient – Sprechstunde der Kultur.* In: ARS MEDICI 23 2006. S. 1111–1113. Herunterladbar als pdf-Datei unter: https://www.rosenfluh.ch/ media/arsmedici/2006/23/Der-muslimische-Patient.pdf (30.03.2020)

Ilkilic, Ilhan (2007): *Medizinethische Aspekte im Umgang mit muslimischen Patienten.* In: Dtsch Med Wochenschr 2007; 132: S. 1587–1590. Herunterladbar als pdf-datei unter: https://unimedizin-mainz.de/fileadmin/kliniken/kultur_gesundheit/Dokumente/ilk ilic_medizinethische_aspekte.pdf (30.03.2020)

Ingenkamp, Karlheinz/Lissmann, Urban (2008): *Lehrbuch der Pädagogischen Diagnostik.* Weinheim und Basel: Beltz Verlag.

ISL – Interessenvertretung Selbstbestimmt Leben in Deutschland e. V. (2016): *Assistenz im Krankenhaus – dringender Handlungsbedarf besteht!* Herunterladbar unter: https://www.isl-ev.de/index.php/aktuelles/nachrichten/1447-assistenz-im-kra nkenhaus-dringender-handlungsbedarf-besteht (29.03.2020)

Jacobsen, Lenz (2020): Grundgesetz – *Die „Rasse" soll verschwinden.* In: ZEIT-ONLINE, 11. Juni 2020, S. 1–3. Herunterladbar unter: https://www.zeit.de/politik/deutschland/2020-06/ grundgesetz-rasse-begriff-rassismus/komplettansicht (13.06.2020)

Jeschke, Karin (2010): Systemische Arbeiten, in: Möbius, Thomas/Friedrich, Sybille (Herausgeber): *Ressourcenorientiert arbeiten – Anleitung zu einem gelingenden Praxistransfer im Sozialbereich,* S. 51–62. Wiesbaden: VS Verlag für Sozialwissenschaften.

Jetter, Katharina (2013): *Medizinische Versorgung – Behinderte Menschen und das deutsche Gesundheitssystem.* Deutschlandfunk. Herunterladbar unter: https://www.deutschlandf unk.de/medizinische-versorgung-behinderte-menschen-und-das.724.de.html?dram:art icle_id=270173 (26.03.2020)

Jüdisches Krankenhaus Berlin (2020): *Leitbild – Der Mensch im Mittelpunkt unseres Handelns.* Herunterladbar unter: https://www.juedisches-krankenhaus.de/willkommen/lei tbild.html (26.03.2020)

juris GmbH (2018): *§ 2 SGB IX Begriffsbestimmungen.* Herunterladbar als pdf-datei unter: https://www.juris.de/jportal/cms/remote_media/media/jurisde/pdf/leseproben/SGB-IX-Leseprobe-neu.pdf (25.03.2020)

Kahl-Rüther, Birgit/Maron, Vincent/Schulte, Joachim/Lau, Esther/Lau, Steffi/Hess, Irmela, Stummer, Gaby (2018): Leitfaden. *Pflege unterm Regenbogen – Über den Umgang mit homosexuellen, bisexuellen, transidenten und intersexuellen*

Menschen in der Kranken- und Altenpflege. Herausgeber: LZG – Landeszentrale für Gesundheitsförderung in Rheinland-Pfalz. Herunterladbar als pdf-Datei unter: https://msagd.rlp.de/fileadmin/msagd/Publikationen/Soziales/LZG_Pflege_unterm_Regenbogen_LSBTI_2018_web.pdf (29.03.2020)

Kattmann, Ulrich (2015): *Rassen? Gibt's doch gar nicht!* Hrsg.: bpb – Bundeszentrale für politische Bildung, 8.12.2015. Herunterladbar unter: https://www.bpb.de/politik/extremismus/rechtsextremismus/213673/rassen-gibt-s-doch-gar-nicht (13.06.2020)

Kaul, Thomas (2017): *Gehörlose und schwerhörige Menschen mit Demenz*. Herausgeber: Deutsche Alzheimer Gesellschaft e. V. – Selbsthilfe Demenz. Herunterladbar als pdf-Datei unter: https://www.deutsche-alzheimer.de/fileadmin/alz/pdf/factsheets/infoblatt21_gehoerlosigkeit_schwerhoerigkeit.pdf (30.03.2020)

KBV – Kassenärztliche Bundesvereinigung (2015): *Kultursensibilität in der Patientenversorgung – Handbuch Qualitätszirkel*. Herunterladbar als pdf-datei unter: https://www.kbv.de/media/sp/4.20_Kultursensibilitaet_in_der_Patientenversorgung.pdf (1.04.2020)

Kersting, Thomas/Pillokat, Alexander (2006): *Medizinische Zusatzleistungen im stationären Bereich –IGeL im Krankenhaus Rechtliche Rahmenbedingungen, 10 Grundregeln, praktische Beispiele*. DRK-Kliniken Berlin. Z. ärztl. Fortbild. Qual. Gesundh.wes. (2006) 100; S. 707–712. Herunterladbar als pdf-Datei unter: https://www.drk-labormedizin.de/uploads/media/Artikel_Zusatzleistungen.pdf (27.03.2020)

Kimmelmann, Nicole (2009): *Diversity Management – (k)ein Thema für die berufliche Bildung?* BWP 1/2009. Herunterladbar als pdf-Datei unter: https://www.bibb.de/veroeffentlichungen/de/publication/download/1526 (30.03.2020)

Kirchen-Peters, Sabine/Krupp, Elisabeth (2019): *Praxisleitfaden zum Aufbau demenzsensibler Krankenhäuser*. Herausgeber. Robert-Bosch-Stiftung. Stuttgart 2019. Herunterladbar als pdf-Datei unter: https://www.bosch-stiftung.de/sites/default/files/publications/pdf/2019-11/Praxisleitfaden_demenzsensible_Krankenhaeuser.pdf (28.03.2020)

Klafki, Wolfgang (2003): *Selbstständiges Lernen muss gelernt werden!* In: Stübig, Frauke (Hrsg.); Schäfer, Christina (Hrsg.): Selbstständiges Lernen in der Schule. Kassel: kassel university press 2003, S. 19–57. – (Beiträge zur Gymnasialen Oberstufe; 5). urn:nbn:de:0111-opus-37234. Herunterladbar als pdf-Datei unter: https://www.pedocs.de/volltexte/2011/3723/pdf/Klafki_2003_Selbststaendiges_Lernen_muss_gelernt_werden_D_A.pdf (30.03.2020)

Klinikum Landau-Süd (2020): *Charta der Vielfalt*. Herunterladbar unter: https://klinikum-ld-suew.de/wir-ueber-uns/philosophie-werteorientierung/charta-der-vielfalt (27.03.2020)

Klocke, Ulrich/Küppers, Carolin (2017): *Zur Situation lesbischer, schwuler, bisexueller und queerer Menschen: Von der Diskriminierung zur Inklusion durch Sichtbarkeit und flexiblere Geschlechternormen*. In: Diehl, Elke (Herausgeberin): Teilhabe für alle?! Lebensrealitäten zwischen Diskriminierung und Partizipation, S. 180–205. Schriftenreihe: bpb – Bundeszentrale für politische Bildung, Bonn 2017: Herunterladbar als pdf-Datei unter: https://www.bpb.de/system/files/dokument_pdf/10155_Teilhabe_fuer_alle_ba_171019.pdf (28.03.2020)

Köllen, Thomas (2014): *Belegschafts- und Patientendiversität in Krankenhäusern: Status quo, Entwicklungstendenzen und Ansätze für deren Management in Deutschland, Österreich und der Schweiz*. In: Bouncken, Ricarda B./Pfannstiel, Mario A./Reuschl, Andreas J. (Hrsg.), Dienstleistungsmanagement im Krankenhaus II – Prozesse, Produktivität, Diversität. S. 519–537. Wiesbaden: Springer Gabler Verlag.

Könermann, Judith (2015): *Religion*. Das wissenschaftlich-religionspädagogische Lexikon im Internet, Jahrgang 2016. Herunterladbar als pdf-Datei unter: https://www.bibelwiss enschaft.de/fileadmin/buh_bibelmodul/media/wirelex/pdf/Religion__2018-09-20_06_ 20.pdf (30.03.2020)

Kohrs, Jens (2018): *Ignoriert die Pflege Lesben und Schwule?* Herausgeber: pflegen-online.de. 27. März 2018. Herunterladbar unter: https://www.pflegen-online.de/ignoriert-die-pflege-lesben-und-schwule (29.03.2020)

Kossatz, Magdalena (2012): *'Gendergerechte Pflege' unter besonderer Berücksichtigung männlicher/weiblicher Spiritualität.* Wissenschaftliche Forschungsarbeit im Rahmen des ESF-Projektes 'Existenzielle Kommunikation, Spiritualität und Selbstsorge im Pflegeberuf' im Programm „rückenwind". Diakonie Deutschland – Evangelischer Bundesverbandin Kooperation mit Sozialwissenschaftliches Institut der EKD Bundesakademie für Kirche und Diakonie Fachhochschule der Diakonie gem. GmbH Berlin, 2010 – 2012. Herunterladbar als pdf-Datei unter: https://www.fh-diakonie.de/obj/Bil der_und_Dokumente/DiakonieCare/FH-D_DiakonieCare_Kossatz-M_Gendergerechte-Pflege-Spiritualitaet.pdf (30.03.2020)

Krämer, Nicolas/Schütte, Michael (2012): *Die Pflege – eine bunte Berufsgruppe. Beim Diversity Management hinken Krankenhäuser hinterher.* KU Gesundheitsmanagement 7/2012, S. 20–23. https://www.fom.de/fileadmin/fomalt/kc/kcg/KU_7_2012_Kraemer_Schuette. pdf (27.03.2020)

Krankenhaus statt Fabrik (2020): *Was ist falsch am Fallpauschalensystem? Fakte und Argumente 1.* Herausgeber: Verein demokratischer Ärztinnen und Ärzte (VdÄÄ), Herunterladbar unter: https://www.krankenhaus-statt-fabrik.de/index.php?get=download& cfilename=BRwTBQoFUFcdf1EITVYHSSABAx4I_D19HV2Z0MX4cOh0SBwEGDRh YR1tSHhNdVQ%3D%3D (25.03.2020)

Kratz, Torsten/Heinrich, Manuel/Schlauß, Eckehard, Diefenbacher, Albert (2015a): *Originalarbeit – Prävention des postoperativen Delirs – Eine prospektive Intervention mit gerontopsychiatrischer Liaisonpflege auf chirurgischen Stationen im Allgemeinkrankenhaus,* In: Deutsches Ärzteblatt/Jg. 112/Heft 17/24. April 2015, S. 289–296. Herunterladbar als pdf-datei unter: https://www.aerzteblatt.de/pdf/112/17/m289.pdf?ts=16%2E04%2E2 015+13%3A06%3A06 (28.03.2020)

Kratz, Torsten/Heinrich, Manuel/Schlauß, Eckehard, Diefenbacher, Albert (2015b): *eMETHODEN – Prävention des postoperativen Delirs – Eine prospektive Intervention mit gerontopsychiatrischer Liaisonpflege auf chirurgischen Stationen im Allgemeinkrankenhaus,* In: Deutsches Ärzteblatt/Jg. 112/Heft 17/24. April 2015, S. 9–11. Herunterladbar als pdf-datei unter: https://www.aerzteblatt.de/pdf/112/17/m289.pdf?ts=16%2E04%2E2 015+13%3A06%3A06 (28.03.2020)

Kreis Euskirchen (2018): *Einfach für alle Inklusion im Kreis Euskirchen Handlungskonzept* (in der Fassung vom 24.10.2018). Herunterladbar als pdf-Datei unter: https://www.kreis-euskirchen.de/buergerservice/downloads/rb/Druckversion_final__Stand_14.01.19.pdf (25.03.2020)

Kreis Wesel (2013): *Handlungskonzept des Kreises Wesel zur Inklusion von Menschen mit Behinderung.* Herunterladbar als pdf-Datei unter: https://www.kreis-wesel.de/ www%5Ckreistag%5Csitzungsdienst8.nsf/HTML/207746FEC4F60EB8C1257C22004 BF99F/$FILE/Kreis%20Wesel%20Drucksache%201645%20VIII%20Anlage%201_1. pdf (25.03.2020)

Krohn-Aicher, Lilian (2020): *Inklusion in der Pflege – im Krankenhaus, hier: persönliche Assistenz.* E-Mail vom 11. Februar 2020 (siehe Anlage 4 im elektronischen Zusatzmaterial)

Kronauer, Martin (2006). „Exklusion" „Debatte" als Kategorie einer kritischen Gesellschaftsanalyse: Vorschläge für eine anstehende *Debatte.* In: K.-S. Rehberg (Hrsg.): *Soziale Ungleichheit, kulturelle Unterschiede: Verhandlungen des 32. Kongresses der Deutschen Gesellschaft für Soziologie in München.* Teilbd. 1 und 2 (S. 4179–4190). Frankfurt am Main: Campus. Herunterladbar als pdf-Datei unter: www.ssoar.info/ssoar/bitstream/handle/document/18786/ssoar-2006-kronauer-exklusion_als_kategorie_einer_kritischen.pdf?sequence=1&isAllowed=y&lnkname=ssoar-2006-kronauer-exklusion_als_kategorie_einer_kritischen.pdf (26.03.2020)

Kronauer, Martin (2010): Inklusion – Exklusion Eine historische und begriffliche Annäherung an die soziale Frage der Gegenwart, In: Kronauer, Martin (Herausgeber): *Inklusion und Weiterbildung Reflexionen zur gesellschaftlichen Teilhabe in der Gegenwart,* (Theorie und Praxis der Erwachsenenbildung) S. 24–58. Bielefeld: Bertelsmann Verlag. Herunterladbar als pdf-datei unter: https://www.pedocs.de/volltexte/2010/2626/pdf/Kronauer_Inklusion_Exklusion_historische_begriffliche_Annaeherung_2010_D_A.pdf (23.03.2020).

Kühl, Jutta (o. J.): *Geschlechtsbezogener Verzerrungseffekt (Gender Bias).* GenderKompetenzZentrum. Humboldt-Universität zu Berlin. Herunterladbar als pdf-Datei unter: https://www.genderkompetenz.info/w/files/gkompzpdf/gender_bias.pdf (30.03.2020)

Küpper, Beate/Zick, Andreas (2015): *Gruppenbezogene Menschenfeindlichkeit.* bpb – Bundeszentrale für politische Bildung. 20.10.2015. Herunterladbar unter: https://www.bpb.de/politik/extremismus/rechtsextremismus/214192/gruppenbezogene-menschenfeindlichkeit (26.03.2020)

Kultursensible Pflege (o. J.): *Interkulturelle Kompetenz.* Herunterladbar unter: https://kultursensiblepflege.de/interkulturelle_kompetenz.html (28.03.2020)

Kundu, Christina (o. J.): *Begleitung sterbender Hindus.* Wien. Herunterladbar als pdf-Datei unter: https://www.johannes-hospiz.de/cms/upload/pdf/Begleitung_sterbender_Hindus.pdf (30.03.2020)

Kuss, Melanie (2020): *Psychologie Achtsamkeit.* Planet Wissen. Herausgeber: Westdeutscher Rundfunk Köln. Herunterladbar unter: https://www.planet-wissen.de/gesellschaft/psychologie/achtsamkeit/index.html (29.03.2020)

LADS (2018): *Antidiskriminierungsstelle des Landes Baden-Württemberg.* Herausgeber: Ministerium für Soziales und Integration Baden-Württemberg. Herunterladbar als pdf-Datei unter: https://sozialministerium.baden-wuerttemberg.de/fileadmin/redaktion/m-sm/intern/downloads/Publikationen/LADS_Broschuere_2018.pdf (25.03.2020)

Lampert, Thomas/Saß, Anke-Christine/Häfelinger, Michael/Ziese, Thomas (2005): *Beiträge zur Gesundheitsberichterstattung des Bundes Armut, soziale Ungleichheit und Gesundheit Expertise des Robert Koch-Instituts zum 2. Armuts- und Reichtumsbericht der Bundesregierung.* Herausgeber: Robert Koch Institut. Gesundheitsberichterstattung des Bundes. Herunterladbar als pdf-Datei unter: https://www.gbe-bund.de/pdf/Armut.pdf (27.03.2020)

Lang, Rolf (2020): *Inklusion in der Pflege – im Krankenhaus, hier: Pflegeplanung.* E-Mail vom 2. Februar 2020 (siehe Anlage 4 im elektronischen Zusatzmaterial)

Langfeldt, Hans-Peter (2006): *Psychologie für die Schule; Beltz Verlag,* Weinheim und Basel.

lbp-BW Landeszentrale für politische Bildung Baden-Württemberg (2017): *Die Maslowsche Bedürfnispyramide Motivation und Bedürfnisse des Menschen.* Artikel der Homepage Centered Learning Karrierefaktor Wissen. Herunterladbar als pdf-Datei

unter: https://www.lpb-bw.de/fileadmin/Abteilung_III/jugend/pdf/ws_beteiligung_dings/
2017/ws6_17/maslowsche_beduerfnispyramide.pdf (24.03.2020)

lbp-BW Landeszentrale für politische Bildung Baden-Württemberg (2019): *Diversity und
Gender Mainstreaming – Für eine vielfältige Gesellschaft*. Herunterladbar unter: https://
www.lpb-bw.de/diversity#c47786 (23.03.2020)

Lehn vom, Brigitta (2006): *Spätfolgen der Frühgeburt unterschätzt*. In: DIE WELT, veröffentlicht am 28.06.2006. Herunterladbar unter: https://www.welt.de/print-welt/article22
5877/Spaetfolgen-der-Fruehgeburt-unterschaetzt.html (25.03.2020)

Lehn vom, Brigitta (2020): *Pflegekräfte durch Lesben und Schwule oft verunsichert*. Herausgeber: pflegen-online.de. 7. Januar 2020. Herunterladbar unter: https://www.pflegen-onl
ine.de/pflegekraefte-durch-lesben-und-schwule-oft-verunsichert (29.03.2020)

Leitner, Christine (2019): *Medizinische Versorgung von Transgender-Personen Gefährli-
che Diskriminierung*. Spiegel Gesundheit. Herunterladbar unter: https://www.spiegel.
de/gesundheit/diagnose/transgender-diskriminierung-im-krankenhaus-a-1277369.html
(29.03.2020)

Lenartz, Norbert (2012): *Gesundheitskompetenz und Selbstregulation*. Göttingen: V&R
unipress Verlag.

Lenthe, Ulrike (2019): *Transkulturelle Pflege – Vielfalt-Grenzen-Synthese*. Wien: Facultas
Verlags- und Buchhandels AG.

Leonhard, Birgit (2005): *Die Pflege von Holocaust-Überlebenden im Alter*. Die Erfahrungen israelischer Pflegender in der Betreuung von Opfern der Shoah. Frankfurt am Main:
Mabuse-Verlag.

Lies, Jan (2020): *Unternehmenskultur*. Gabler Wirtschaftslexikon. Herunterladbar unter:
https://wirtschaftslexikon.gabler.de/definition/unternehmenskultur-49642 (26.03.2020)

Liewald, Katharina (2012): *Diversität in Alters- und Pflegeheimen Wegleitung für
Führungspersonen und Mitarbeitende der stationären Langzeitpflege*. Herausgeber:
Schweizerisches Rotes Kreuz. Bern, Oktober 2012. Herunterladbar als pdf-Datei
unter: https://assets.ctfassets.net/fclxf7o732gj/5vf7J143DyyuwIYaCAk88Q/454f2c4e7
5f6748c4405497aaa3ad82e/Diversitaet_in_Alters-_und_Pflegeheimen.pdf (27.03.2020)

Linckh, Carolin/Rock, Joachim/Schabram, Greta/Tiefensee, Anita (2019): *Der Paritätische
Teilhabebericht 2019 – Ältere Menschen mit Beeinträchtigungen im Rahmen des Pro-
jekts: „Teilhabeforschung: Inklusion wirksam gestalten"*. Herausgeber: Der Paritätische
Gesamtverband – Paritätische Forschungsstelle. Dezember 2091. Herunterladbar als
pdf-Datei unter: https://www.der-paritaetische.de/fileadmin/user_upload/Schwerpunkte/
Teilhabe/doc/expertise-Teilhabebericht-2019_stand-2019-12-03.pdf (29.03.2020)

Lindmeier, Christian (1993): *Behinderung – Phänomen oder Faktum?* Bad Heilbrunn:
Klinkhardt.

Lingelbach, Gabriele (2018): *Behindert/Nicht behindert. Begrifflichkeiten, Konzepte und
Modelle in der Disability History*. Herausgeber: bpb – Bundeszentrale für politische Bildung. Herunterladbar unter: https://m.bpb.de/apuz/275890/behindert-nicht-behindert-dis
ability-history (23.03.2020)

Lipp, Volker (2010): *UN-Behindertenrechtskonvention und Betreuungsrecht*. In: Beiträge
des 12. Vormundschaftsgerichtstages 04.- 06.11.2010 in Brühl. Herunterladbar als pdf-
Datei unter: https://www.bgt-ev.de/fileadmin/Mediendatenbank/Tagungen/Bundes-BGT/
12/Lipp_UN-BRK_und_Betreuung_BtPrax2010.pdf (23.03.2020)

living-diversity. (2018): *Diversity Manager*in Ausbildung |kompakt im Gesundheits- und Pflegewesen*. RENAFAN-pflegen und betreuen. Herunterladbar als pdf-Datei unter: https://www.charta-der-vielfalt.de/uploads/tx_dreipccdvdiversity/Diversity-Manager-Ausbildung_2018_Pflege-Gesundheit.pdf (27.03.2020)

LIVIVIO – ZB Suchportal Lebenswissenschaften (2020): „*Diversity-Management in der Pflege*". Eingabe es Stichwortes in das Suchfeld ergab 397 Treffer. Herunterladbar unter: https://www.livivo.de/app/search/search (27.03.2020)

Lob-Hüdepohl, Andreas (2010): *Moral und Ethik in der Behindertenhilfe – Professionsethische Anmerkungen*. Herunterladbar als pdf-Datei unter: https://www.integra.at/fileadmin/user_upload/integra/Bildung_Aktion/Referentenmanuskripte/2010/Moral%20und%20Ethik%20in%20Behindertenhilfe_22_9_10.pdf (23.03.2020)

Lottman, Ralf/Kollak, Ingrid (2018): A *diversity-sensitive long-term care for gay and lesbian elders in need of care – Results of the research project GLESA/Eine diversitätssensible Pflege für schwule und lesbische Pflegebedürftige – Ergebnisse des Forschungsprojekts GLESA*. International Journal of Health Professions. Band 5: Heft 1. S. 53–63. Herunterladbar unter: https://www.degruyter.com/downloadpdf/journals/ijhp/5/1/article-p53.pdf (29.03.2020)

Lubatsch, Heike (2012): *Pflegethik*. Herausgeber: Sozialwissenschaftliches Institut der Evangelischen Kirche Deutschlands- SOZIALETHIK-ONLINE. Herunterladbar als pdf-Datei unter: https://www.sozialethik-online.de/download/Pflegeethik_red-1_24_8_.pdf (23.03.2010)

Mappes-Niediek, Norbert (2014): *Armutszuwanderung – Warum wir die Roma nicht verstehen*. Frankfurter Rundschau, 12.02.2014. Herunterladbar unter: https://www.fr.de/politik/warum-roma-nicht-verstehen-11225165.html (26.03.2020)

Mandl, Heinz/Kopp, Brigitta (2006). Lehren in der Weiterbildung aus pädagogisch-psychologischer Sicht – Sechs Leitprinzipien des didaktischen Handelns, in: Nuissl, Ekkehard (Hrsg.), *Vom Lernen zum Lehren Lern- und Lehrforschung für die Weiterbildung*, DIE-spezial, Bielefeld: W. Bertelsmann Verlag, S. 117–128. Herunterladbar als pdf-Datei unter: https://www.die-bonn.de/doks/2006-lehr-lernforschung-01.pdf (30.03.2020)

Martin, J./Schleppers, A./Kastrup, M./Kobylinski, C./König, U./Kox, W.J./Milewski, P./Spies, C. (2003): *Entwicklung von Standard Operating Procedures in der Anästhesie und Intensivmedizin*. In: Anästhesiologie & Intensivmedizin 2003, 44: S. 871–876. Herunterladbar als pdf-Datei unter: https://www.ai-online.info/images/ai-ausgabe/2003/12-2003/03_12_871-876.pdf (26.03.2020)

Marx, Birgit (2017): *Umgang mit Individualisierung, Pluralisierung und Ausdifferenzierung in der Pflege*. In: Marx, Birgit (Hrsg.); Diversity Management in der Pflege, Aufgabe und Herausforderung, S. 5–9. Paderborn Freiburg: IN VIA Verlag.

Matolycz, Esther (2009): *Kommunikation in der Pflege*. Wien: Springer Verlag.

Max-Planck-Gesellschaft (2010): *Vielfalt, soziale Interaktion und Solidarität*. Herunterladbar unter: https://www.mpg.de/21450/Vielfalt_soziale_Interaktion_Solidaritaet (24.03.2020)

mdr – Aktuell (2019): *Streit um Kostenübernahme- Kein Krankenhausbett für Behinderten*. mdr-Mitteldeutscher Rundfunk, 17. April 2019. Herunterladbar unter: https://www.mdr.de/nachrichten/politik/gesellschaft/monatelang-kein-klinikaufenthalt-behinderter-mit-kranken-bein-100.html (26.03.2020).

MediClin Dünenwald Klinik (2020): *Aufnahme blinder und sehbehinderter Patienten*. Herausgeber: MediClin. Herunterladbar unter: https://www.duenenwaldklinik.de/Home/Themen/Patienten-und-Angehoerige/Klinikaufenthalt/Blinde-und-sehbehinderte-Patienten.aspx (30.03.2020)

Meißner, Sebastian (2016): *Die Personalstruktur im Pflegemarkt ist weiblich – aber nicht im Management.* Herausgeber: Pflegemarkt.com – Am Puls der Pflege. Herunterladbar unter: https://www.pflegemarkt.com/2016/06/16/alter-und-geschlecht-von-fuehrungs kraeften-im-pflegemarkt/ (30.03.2020)

Meyer, Thomas/Kieslinger, Christina (2014): *Index für die Jugendarbeit zur Inklusion von Kindern und Jugendlichen mit Behinderung – Eine Arbeitshilfe.* Herausgeber: Institut für angewandte Sozialwissenschaften (Ifas)an der Dualen Hochschule Baden-Württemberg Stuttgart, Oktober 2014. Herunterladbar als pdf-Datei: https://www.inklumat.de/sites/def ault/files/downloads/index-fuer-die-jugendarbeit-zur-inklusion-von-kindern-und-jugend lichen-mit-behinderung-stand-oktober-2014.pdf (24.03.2020)

Mergner, Ulrich (2013): *Arbeitsbelastungen in der Krankenpflege – Oberflächlicher Konsens, begrenztes Wissen und unzulängliche Veränderungen.* ARGUMENT-SONDERBAND AS 190. Herunterladbar als pdf-Datei unter: https://www.med.uni-magdeburg.de/jkmg/wp-content/uploads/2013/03/JKM_Band15_Kapitel11_Mergner (25.03.2020)

Mikhiienko, Iulia (2020): *Inklusion in der Pflege,* E-Mail vom 28. Januar 2020 (siehe Anlage 4 im elektronischen Zusatzmaterial)

Millich, Nadine (2018): *Pflegepersonal-Stärkungsgesetz – Das ändert sich zum 1. Januar 2019.* BibliomedPflege – Das Portal für die Pflege. 12.11.2018. Herunterladbar unter: https://www.bibliomed-pflege.de/zeitschriften/artikeldetailseite-ohne-hef tzuweisung/36821-das-aendert-sich-zum-1-januar-2019/ (26.03.2020)

Ministerium des Innern des Landes Nordrhein-Westfalen (2020): *Gesetz des Landes Nordrhein-Westfalen zur Gleichstellung von Menschen mit Behinderung (Behindertengleichstellungsgesetz Nordrhein-Westfalen – BGG NRW),* Stand: 24.03.2020. Herunterladbar unter: https://recht.nrw.de/lmi/owa/br_text_anzeigen?v_id=5420140509100636414 (25.03.2020)

Ministerium des Innern des Landes Nordrhein-Westfalen (2020a): *Inklusionsgrundsätzegesetz Nordrhein-Westfalen (IGG NRW),* Stand: 24.03.2020. Herunterladbar unter: https://recht.nrw.de/lmi/owa/br_bes_text?sg=0&menu=1&bes_id=34845&aufgeh oben=N&anw_nr=2 (25.03.2020)

Ministerium für Gesundheit (2012): *Emanzipation, Pflege und Alter des Landes Nordrhein-Westfalen (Herausgeber) Der alte Mensch im OP. Praktische Anregungen zur besseren Versorgung und Verhinderung eines perioperativen Altersdelirs.* Herunterladbar als pdf-Datei unter: https://www.dkgev.de/media/file/69951.MGEPA-Broschuere_Der_ alte_Mensch_im_OP.pdf (28.03.2020)

Ministerium für Gesundheit, Soziales, Frauen und Familie des Landes Nordrhein-Westfalen (2003): *Richtlinie für die Ausbildung in der Gesundheits- und Krankenpflege sowie in der Gesundheits- und Kinderkrankenpflege.* Herunterladbar als pdf-Datei unter: https://www.dip.de/fileadmin/data/pdf/material/ausbildungsrichtlinie%2520krank enpflegeausbildung%2520nrw.pdf (30.03.2020)

Moers, Martin (2012): *Leibliche Kommunikation, Krankheitserleben und Pflegehandeln.* In: Pflege & Gesellschaft 17. Jg. 2012, Heft 2, S. 111–119. Herunterladbar als pdf-Datei unter: https://dg-pflegewissenschaft.de/wp-content/uploads/2017/12/PG-2-2012. pdf (28.03.2020)

Müller-Hergl, Christian (2014): *Inklusion und Teilhabe, Teil 2, Zugleich notwendig und unerreichbar. Eine Diskussion unterschiedlicher Inklusionsverständnisse mit Bezug auf das Themenfeld Demenz.* Literaturstudie. Herausgeber: Dialog- und

Transferzentrum Demenz Universität Witten/Herdecke. Herunterladbar als pdf-Datei unter: https://www.diakoniewerk.at/sites/default/files/veranstaltungen/diakonie-dialoge/mueller-hergl_segregation_und_integration.pdf (24.03.2020)

Mohan, Robin (2019): *Die Ökonomisierung des Krankenhauses – Eine Studie über den Wandel pflegerischer Arbeit.* Bielefeld: transcript Verlag. Herunterladbar als pdf-Datei unter: https://www.transcript-verlag.de/media/pdf/dd/5c/e5/oa9783839445655.pdf (25.03.2020)

Montag Stiftung Jugend und Gesellschaft (2012): *Kommunaler Index für Inklusion – Ein Arbeitsbuch.* Herausgeber: Montag Stiftung Jugend und Gesellschaft Gemeinnützige Stiftung. Herunterladbar als pdf-Datei unter: https://www.kmk-pad.org/fileadmin/Dateien/download/VERANSTALTUNGSDOKU/Inklusion2012/KommunenundInklusion_Arbeitsbuch_web.pdf (24.03.2020)

Morawitzky, Thomas (2015): *Roger Willemsen im Literaturhaus „In jedem Vorurteil lauert Gewalt".* In: StN.de – Stuttgarter Nachrichten. 28.01.2015. Herunterladbar unter: https://www.stuttgarter-nachrichten.de/inhalt.roger-willemsen-im-literaturhaus-in-jedem-vorurteil-lauert-gewalt.f7c92c07-3b35-4c73-a92f-0dcf7e7c6155.html (26.03.2020)

Musiol, Marion (2002). *Biografizität als Bildungserfahrung.* In H.-J. Laewen & B. Andres (Hrsg.), Bildung und Erziehung in der frühen Kindheit. Bausteine zum Bildungsauftrag von Kindertageseinrichtungen. Weinheim: Beltz Verlag.

Nano, Dennis (2020): *Kultursensible Pflege für Lesben und Schwule im Krankenhaus – Eine Aufgabe des Pflegemanagements.* Frankfurt am Main: Mabuse Verlag.

Nau, Johannes (2005): *Empowerment als Konzept für die Pflege,* in: *PrinterNet 03/05.* Herunterladbar als pdf-Dokument unter: https://www.researchgate.net/profile/Johannes_Nau/publication/259485716_Nau_J_2005_Empowerment_als_Konzept_fur_die_Pflege_Pflegepadagogik_PrInterNet_73_152-158/links/00b4952c2c872f2131000000/Nau-J-2005-Empowerment-als-Konzept-fuer-die-Pflege-Pflegepaedagogik-PrInterNet-73-152-158.pdf (20.03.2020)

NDR-Norddeutscher Rundfunk (2020): *Pflege im Krankenhaus: „Die Lage ist sehr schlimm".* Schleswig-Holstein Magazin. Herunterladbar unter: https://www.ndr.de/nachrichten/schleswig-holstein/Pflege-in-Krankenhaeusern-Die-Lage-ist-sehr-schlimm,pflege1264.html (25.03.2020)

Nicklas-Faust, Jeanne (2015): *Besonderheiten der medizinischen Versorgung von Menschen mit einer geistigen Behinderung.* In: Impulse 87/2015, 2. Quartal Juni 2015, S. 4 f., Herunterladbar unter: https://docplayer.org/14292223-Nebenher-oder-mittendrin.html (25.03.2020)

Osterloh, Falk (2018*): Pflegepersonal-Stärkungsgesetz: Mehr Geld für die Pflege.* Deutsches Ärzteblatt 33–34/2018. Herunterladbar als pdf-Datei unter: https://www.aerzteblatt.de/pdf.asp?id=199462 (26.03.2020)

Panke-Kochinke, Birgit (2001): *Die Geschichte der Krankenpflege (1679–2000) – Ein Quellenbuch,* Frankfurt am Main: Mabuse – Verlag.

Pavkovic, Gari (o. J.): *Interkulturelle Teamarbeit.* Herunterladbar als pdf-Datei unter: https://bqnet.de/content/0/1060/1072/2859/2869/649_Pavkovic_InterkulturelleTeamarbeit.pdf (25.03.2020)

Pflege Heute (2014): *Lehrbuch für Pflegeberufe.* München: Elsevier Verlag.

Pflege-SHV (2010): *Behindertenrechtskonvention – Völkerrechtliches Übereinkommen zur Stärkung der Rechte hilfe- und pflegebedürftiger Menschen.* Herausgeber: Pflege-Selbsthilfe e. V. Herunterladbar unter: https://www.pflege-shv.de/index.php?page=behind ertenrechtkonvention (23.03.2020)

Pflegeportal.ch (2020): *Gender in Medizin und Pflege* – Die Humanmedizin und Pflege von Patienten und Patientinnen unter geschlechtsspezifischen Gesichtspunkten betrachtet. Das Fachportal für Gesundheitsberufe. Herunterladbar unter: https://www.pflegeportal.ch/pfl egeportal/Gender_in_der_Medizin_und_Pflege.php?kc=0,95,0,0,0 (30.03.2020)

Pfundstein, Andrea (2011): *Expertenstandards in der Pflege: Weit entfernt vom Placeboeffekt.* In: Pflege in Bayern, April – Juni 2011, S. 14 f. Herunterladbar unter: https://www.yumpu.com/de/document/view/43785175/expertenstandards-in-der-pflege-weit-entfernt-vom-placeboeffekt (26.03.2020)

Plöderl, Martin (2016): *LSBTI und psychische Gesundheit: Fakten und Erklärungsmodelle.* In: Psychotherapie-Wissenschaft Band 6/Heft 2/2016. S. 140–151. Herunterladbar unter: https://www.psychotherapie-wissenschaft.info/index.php/psywis/article/view/257/508 (29.03.2020)

Pöge, Kathleen/Dennert, Gabriele/Koppe, Uwe/Güldenring, Annette/Matthigack, Ev B./Romme, Alexander (2020): *Die gesundheitliche Lage von lesbischen, schwulen, bisexuellen sowie trans- und intergeschlechtlichen Menschen.* Journal of Health Monitoring. Gesundheitsberichterstattung des Bundes gemeinsam getragen von RKI und Destatis. Herausgeber: Robert Koch Institut. März 2020, special issue. Herunterladbar als pdf-Datei unter: https://www.rki.de/DE/Content/Gesundheitsmonitoring/Gesundhei tsberichterstattung/GBEDownloadsJ/JoHM_S1_2020_Gesundheitliche_Lage_LSBTI. pdf?__blob=publicationFile (29.03.2020)

Polak, Detlef/Müller, Olaf (2013): *Religionsmonitor – verstehen was verbindet – Religiosität und Zusammenhalt in Deutschland.* Herausgeber: Bertelsmann Stiftung. Herunterladbar als pdf-datei unter: https://www.bertelsmann-stiftung.de/fileadmin/files/BSt/Publikati onen/GrauePublikationen/GP_Religionsmonitor_verstehen_was_verbindet_Religioes itaet_und_Zusammenhalt_in_Deutschland.pdf (30.03.2020)

Prantl, Heribert (2020): *Streichen, bitte.* In. Süddeutsche Zeitung Nr. 134, Samstag/Sonntag, 13./14. Juni 2020, S. 5.

Press24.net (2019): *Pflege-Katastrophe: Krankenhäuser schlagen Alarm – Patienten....*(Überblick: Presseartikel zur Personalnot in der Pflege in deutschen Krankenhäusern). Herunterladbar unter: https://press24.net/news/19375396/pflege-katastrophe-krankenh-user-schlagen-alarm-patienten-gef-hrdet (25.03.2020)

Püllen, Rupert (2019): *Demenz und Delir: Verwirrtheit ist komplex.* In: Horneber, Markus/Püllen, Rupert/Hübner, Janine (Hrsg.), Das demenzsensible Krankenhaus – Grundlagen und Praxis einer patientenorientierten Betreuung und Versorgung. S. 30–39. Stuttgart: W. Kohlhammer Verlag.

Puhr, Kirsten (2009): *Inklusion und Exklusion im Kontext prekärer Ausbildungs- und Arbeitsmarktchancen – Biografische Portraits.* Wiesbaden: VS Verlag für Sozialwissenschaften I GWV Fachverlage.

Pulver, Marco (2018): *Anders lieben – Anders Pflegen.* In: Zeitschrift Altenpflege, www.alt enpflege-online.net. 02/2018, S. 56–59., Vincentz Verlag

Raabe, Ramona (2018): *Stereotype – Wundermittel Vorurteil,* Zeit-Online 25. April 2018. Herunterladbar unter: https://www.zeit.de/kultur/2018-04/stereotype-vorurteile-10nach8 (26.03.2020)

Reiserer, Markus/Mandl, Heinz (2002): *Individuelle Bedingungen lebensbegleitenden Lernens,* in: Oerter, Rolf/Montada, Leo (Hrsg.): Entwicklungspsychologie, 5., vollständig überarbeitete Auflage, Weinheim, Basel, Berlin, S. 923–939.

Richter, Dagmar (2015): *Gender.* Herausgeber: bpb – Bundeszentrale für politische Bildung. Herunterladbar unter: https://www.bpb.de/gesellschaft/bildung/politische-bildung/193100/gender (30.03.2020)

Rieckmann, Nina/Schwarzbach, Christoph/Nocon, Marc/Roll, Stephanie/Vauth, Christoph/Willich, Stefan N./Greiner, Wolfgang (2008): *Pflegerische Versorgungskonzepte für Personen mit Demenzerkrankungen.* Herausgeber: Deutschen Institut für Medizinische Dokumentation und Information (DIMDI), Köln. Herunterladbar als pdf-Datei unter: https://portal.dimdi.de/de/hta/hta_berichte/hta215_bericht_de.pdf (28.03.2020)

Rödl & Partner (2019): *Pflegebudget 2020: Paradigmenwechsel in der Finanzierung der Pflegepersonalkosten.* Veröffentlicht am 18. September 2019. Herunterladbar unter: https://www.roedl.de/themen/personal-gesundheits-sozialwirtschaft/pflegebudget-2020-paradigmenwechsel-in-der-finanzierung-der-pflegepersonalkosten (26.03.2020)

Röhrlich, Dagmar (2017): *Ökonomisierung der Krankenhäuser – Traurige Diagnose.* Deutschlandfunk 12.05.2019. Herunterladbar unter: https://www.deutschlandfunk.de/oekonomisierung-der-krankenhaeuser-traurige-diagnose.724.de.html?dram:article_id=448558 (26.03.2020)

Rohrbacher, R./Marx, P./Schaufler, T./Schneider, H. (2009): *Patientenbasierte Medizin – ein Leitbild für die Gesundheitsversorgung.* In: Gesundheitsökonomie & Qualitätsmanagement 2009; 14(1): S. 24–30. Herunterladbar unter: https://www.thieme-connect.com/products/ejournals/abstract/10.1055/s-2008-1027733 (26.03.2020)

Rommel, Ulrich (2018): *Rechtliche Verbindlichkeit von Expertenstandards Pflegepraxis und Recht ein Spannungsfeld? Die Rolle der Expertenstandards für eine rechtssichere Pflegepraxis.* 1. Deutscher Pflege-Rechts-Tag (DPRT) –19.09.2018 -Saarbrücken. Herunterladbar als pdf-Datei unter: https://www.awo-saarland.de/fileadmin/pdf/2018/Praesentation_Rommel.pdf (26.03.2020)

Rommelspacher, Birgit (2005): *Transkulturelle Beratung in der Pflege.* In: PFLEGE & GESELLSCHAFT, 10. Jahrgang 4/2005, S. 182–189. Herunterladbar als pdf-Datei unter: https://dg-pflegewissenschaft.de/wp-content/uploads/2017/06/PG-4-2005-Rommelsbacher.pdf (28.03.2020)

Rosenberg, Marshall B. (2016): *Gewaltfreie Kommunikation – Eine Sprache des Lebens.* Paderborn: Junfermann Verlag.

Rudolf, Beate (2017): *Teilhabe als Menschenrecht – eine grundlegende Betrachtung.* In: Diehl, Elke (Herausgeberin): Teilhabe für alle?! Lebensrealitäten zwischen Diskriminierung und Partizipation, S. 13–43. Schriftenreihe: bpb – Bundeszentrale für politische Bildung, Bonn 2017. Herunterladbar als pdf-Datei unter: https://www.bpb.de/system/files/dokument_pdf/10155_Teilhabe_fuer_alle_ba_171019.pdf (27.03.2020)

Sander, Alfred (1994): *Behinderungsbegriffe und ihre Konsequenzen für die Integration.* In: Eberwein, Hans (Herausgeber) 1994: Behinderte und Nichtbehinderte lernen gemeinsam, S. 99–107. Handbuch der Integrationspädagogik, 3.erweiterte und aktualisierte Auflage. Weinheim: Beltz Verlag.

Savaskan, Egemen/Wollmer, Axel (2018): *Kognitive Störungen*. In: Klöppel, Stefan/Jessen, Frank (Hrsg.), Praxishandbuch Gerontopsychiatrie und – psychotherapie – Diagnostik und Therapie im höheren Lebensalter, S. 73–119, Verlag Elsevier.

Sachsen-Anhalt – Landesrecht Sachsen-Anhalt (2020): *Gesetz des Landes Sachsen-Anhalt zur Gleichstellung von Menschen mit Behinderungen (Behindertengleichstellungsgesetz Sachsen-Anhalt – BGG LSA) Vom 16. Dezember 2010.* Aktuelle Fassung: 25.03.2020. Herunterladbar unter: https://www.landesrecht.sachsen-anhalt.de/bsst/document/jlr-Beh GleichGST2010rahmen (25.03.2020)

Sädtler, Tanja (2020): *Inklusion in der Pflege.* Landesvereinigung für Gesundheit und Akademie für Sozialmedizin Niedersachsen e. V., E-Mail vom 2. Februar 2020 (siehe Anlage 4 im elektronischen Zusatzmaterial)

Sauerland, Dirk (2016): *Probleme einer zunehmenden Ökonomisierung im deutschen Pflegesystem.* In: Dabrowski, Martin/Wolf, Judith (Hrsg.); Menschenwürde und Gerechtigkeit in der Pflege, S. 61–95. Paderborn: Ferdinand Schöningh Verlag.

Schache, Stefan (2012): *Inklusion beginnt im „Bauch" – Eine leibliche Perspektive zur Begründung einer inklusiven Kultur.* Herunterladbar unter: https://www.inklusion-online. net/index.php/inklusion-online/article/view/36/36 (23.03.2020)

Schaeffer, Doris (2011): Professionalisierung der Pflege – Verheißungen und Realität, in: *G+S 5–6/2011.* Herunterladbar als pdf-Datei unter: https://www.nomos-elibrary.de/10. 5771/1611-5821-2011-5-6-30.pdf?download_full_pdf=1 (23.03.2020)

Schäfers, Markus (2013): *Barrieren im Sozialraum – ein Kommentar.* In: Becker, Ulrich/Wacker, Elisabeth/Banafsche, Minou (Hrsg.): Inklusion und Sozialraum – Behindertenrecht und Behindertenpolitik in der Kommune. S. 101–106. Studien aus dem Max-Planck-Institut für Sozialrecht und Sozialpolitik Band 59. Herunterladbar als pdf-Datei unter: https://www.nomos-elibrary.de/10.5771/9783845248998.pdf?dow nload_full_pdf=1 (26.03.2020)

Schaumburg, Melanie/Walter, Stefan/Hashagen, Uje (2019): *Was verstehen Lehramtsstudierende unter Inklusion? Eine Untersuchung subjektiver Definitionen,* in: Qfl – Qualifizierung für Inklusion – Online-Zeitschrift zur Forschung über Aus-, Fort- und Weiterbildung pädagogischer Fachkräfte, Bd. 1 Nr. 1 (2019). Herunterladbar als pdf-Datei unter: https:// www.qfi-oz.de/index.php/inklusion/article/view/9/11 (23.03.2020)

Schlenzka, Nathalie (2017): *Diskriminierung als Teilhabehindernis – Erkenntnisse der Studie >>Diskriminierungserfahrungen in Deutschland<<.* In: Diehl, Elke (Herausgeberin): Teilhabe für alle?! Lebensrealitäten zwischen Diskriminierung und Partizipation, S. 258–272. Schriftenreihe: bpb – Bundeszentrale für politische Bildung, Bonn 2017: Herunterladbar als pdf-Datei unter: https://www.bpb.de/system/files/dokument_pdf/10155_ Teilhabe_fuer_alle_ba_171019.pdf (24.03.2020)

Schmidt, Bettina (2015): *Inklusion und das normative Verständnis von Gesundheit in Public Health.* In: Impulse 87/2015, 2. Quartal Juni 2015, S. 2 f., Herunterladbar unter: https:// docplayer.org/14292223-Nebenher-oder-mittendrin.html (24.03.2020)

Schmidt, Christoph (2010): *Die Situation von Patientinnen und Patienten mit geistiger und mehrfacher Behinderung im Krankenhaus aus der Sicht des Krankenhauses.* In: Patientinnen und Patienten mit geistiger und mehrfacher Behinderung im Krankenhaus – Problemlagen und Lösungsperspektiven Dokumentation des Symposiums am 4. Februar 2010, S. 38–48. Herausgeber: Bundesverband evangelische Behindertenhilfe e. V. (BeB),

Berlin 201. Herunterladbar als pdf-Datei unter: https://www.mara.de/fileadmin/Kranke nhaus_Mara/downloads/Dokumentation_Symposium_020810.pdf (25.03.2020)

Schmitz-Veltin, Ansgar (2011): *Gesellschaft im demographischen Wandel – Szenarien zur Zukunft des Wohnens in der Stadtregion.* Inauguraldissertation zur Erlangung des akademischen Grades eines Doktors der Philosophie der Universität Mannheim. Mannheim 2011. Herunterladbar als pdf-Datei unter: https://madoc.bib.uni-mannheim.de/3161/1/Sch mitz_Veltin.pdf (24.03.2020)

Schmuhl, Hans-Walter (2010): *Exklusion und Inklusion durch Sprache – Zur Geschichte des Begriffs Behinderung.* Eine Veröffentlichung des Institutes für Mensch, Ethik und Wissenschaft (IMEW). Berlin: Selbstverlag.

Schönhuth, Michael (2017): *Das Kulturglossar „Othering".* Herunterladbar unter: https:// www.kulturglossar.de/html/o-begriffe.html (28.03.2020)

Schubert, Klaus/Klein, Martina (2018): *Das Politiklexikon – Begriffe-Fakten-Zusammenhänge.* Herausgeber: bpb – Bundeszentrale für politische Bildung. Bonn 2018.

Schultz, Caroline/Wittlif, Alex (2015): *IN Vielfalt altern – Pflege und Pflegepräferenzen im Einwanderungsland Deutschland.* Herausgeber: Sachverständigenrat deutscher Stiftungen für Integration und Migration. Policy Brief des SVR-Forschungsbereichs 2015-2. Herunterladbar als pdf-Datei unter: https://www.svr-migration.de/wp-content/uploads/ 2015/11/SVR-FB_Pflege.pdf (28.03.2020)

Schulz von Thun, Friedemann (1997): *Miteinander Reden – Störungen und Klärungen.* Band 1. Reinbek bei Hamburg: Rowohlt Taschenbuch Verlag.

Schulz, Bettina (2020): *Roma-Ein Leben am Rande der Gesellschaft.* ZEIT-ONLINE 24. Mai 2020. Herunterladbar unter: https://www.zeit.de/politik/ausland/2020-05/roma-london-marginalisierung-misstrauen-ausgrenzung-coronavirus/komplettansicht (28.05.2020)

Schulz, Jascha (2016): *Vorurteile: Garanten des Zusammenhalts der Gesellschaft oder Laster des modernen Zeitalters?* Uni.de. Herunterladbar unter: https://uni.de/redaktion/vorurteile (26.03.2020)

Schulze, Marianne (2011): *Menschenrechte für alle: Die Konvention über die Rechte von Menschen mit Behinderungen.* Herausgeber: bidok – behinderung inklusion dokumentation. Herunterladbar unter: https://bidok.uibk.ac.at/library/schulze-menschenrechte.html (23.03.2020)

Schupp, Markus (2019): *BISS-Index – gute Pflege Diversity-Merkmale einer „guten Pflege" für lesbische Frauen, schwule Männer und Menschen mit HIV.* Herausgeber: BISS – Bundesinteressensvertretung schwuler Senioren. Herunterladbar als pdf-Datei unter: https://www.nibis.de/uploads/nlschb-maetzing/BISS_Broschu%CC%88re_P flege_final.pdf (29.03.2020)

Schweizer Berufsverband der Pflegefachfrauen und Pflegefachmänner SBK-ASI (2011): *Professionelle Pflege Schweiz Perspektive 2020 – Positionspapier des Schweizer Berufsverbands der Pflegefachfrauen und Pflegefachmänner SBK.* Herunterladbar als pdf-Datei: https://www.sbk.ch/files/Shop/publikationen_de/1169/Perspektive2020-dt.pdf (24.03.2020)

Schwulenberatung Berlin (2018): *Inklusion sexueller und geschlechtlicher Vielfalt in Alten- und Pflegeeinrichtungen.* Mit Beispielen aus der pflegerischen Praxis. Qualitätssiegel

Lebensort Vielfalt©. Dezember 2018. Herausgeber Schwulenberatung Berlin. Herunterladbar als pdf-Datei unter: https://www.schwulenberatungberlin.de/wp_uploads/Brosch uere_Pflege_und_LSBTI.pdf (29.03.2020)

Schwulenberatung Berlin (o. J.): *DIVERSITY CHECK stationär.* Herausgeber: Schwulenberatung Berlin gGmbH. Herunterladbar unter: https://www.schwulenberatungberlin.de/div ersitycheck_stationaer#paragraph_8 (29.03.2020)

Seidel, Michael (2011): *Behinderte Menschen überfordern das Krankenhaus.* In: Neue Caritas. Herunterladbar unter: https://www.caritas.de/neue-caritas/heftarchiv/jahrgang2009/ artikel2009/behinderte-menschen-ueberfordern-das-kra (24.03.2020)

Seidl, Elisabeth/Weber, Ilsemarie (2010): *Multikulturalität im Krankenhaus aus der Sicht der Pflegepersonen.* In: Schnepp, Willfried/Walter, Ilsemarie (Hrsg.), Multikulturalität in Pflege und Gesellschaft. Zum 70. Geburtstag von Elisabeth Seidl. S. 13–83.

Staatliches Seminar für Didaktik und Lehrerbildung (WHRS) Ludwigsburg —Fachbereich Deutsch (2020): *Deutsch als Unterrichtsprinzip–sprachsensibler Fachunterricht.* Herunterladbar als pdf-Datei unter: https://www.km-bw.de/site/pbs-bw-new/get/docume nts/KULTUS.Dachmandant/KULTUS/Seminare/seminar-ludwigsburg/pdf/Deutsch/Deu tsch%20als%20Unterrichtsprinzip.pdf (30.03.2020)

Simon, Michael (2001): *Die Ökonomisierung des Krankenhauses – Der wachsende Einfluss ökonomischer Ziele auf patientenbezogene Entscheidungen.* Veröffentlichungsreihe der Arbeitsgruppe Public Health – Wissenschaftszentrum Berlin für Sozialforschung. Herunterladbar als pdf-Datei unter: https://serwiss.bib.hs-hannover.de/frontdoor/deliver/index/ docId/950/file/Simon__2001__OEkonomisierung_des_KH__P01-205_.pdf (26.03.2020)

Smykalla, Sandra (2006): *GenderKompetenzZentrum.* Zentrum für transdisziplinäre Geschlechterstudien. Humboldt-Universität zu Berlin. Herunterladbar als pdf-Datei unter: https://www.genderkompetenz.info/w/files/gkompzpdf/gkompz_was_ist_gender. pdf (30.03.2020)

Söder, Joachim (2020): *Ethik in der Pflege – Herausforderungen und Ansätze.* Vortrag, Power-point. Herunterladbar als pdf-Datei unter: https://www.aachen.de/DE/wirtschaft_t echnologie/archiv/future_proof_cure_and_care/downloads/03_Ethik_in_der_Pflege.pdf (23.03.2020)

Spannagel, Dorothee (2017): *Menschen mit niedrigem sozioökonomischem Status – Armut und Teilhabe.* In: Diehl, Elke (Herausgeberin): Teilhabe für alle?! Lebensrealitäten zwischen Diskriminierung und Partizipation, S. 77–102. Schriftenreihe: bpb – Bundeszentrale für politische Bildung, Bonn 2017: Herunterladbar als pdf-Datei unter: https://www.bpb.de/ system/files/dokument_pdf/10155_Teilhabe_fuer_alle_ba_171019.pdf (24.03.2020)

Spektrum.de (2000): *Lexikon der Psychologie: Prozessdiagnostik.* Herunterladbar unter: https://www.spektrum.de/lexikon/psychologie/prozessdiagnostik/11954 (27.03.2020)

Spichinger, Elisabeth/Kesselring, Annemarie, Spirig, Rebecca/De Geest, Sabina (2006): *Professionelle Pflege – Entwicklung und Inhalte einer Definition. Pflege (2006), 19, pp. 45–51,* Abstract. Herunterladbar als pdf-Datei unter: https://econtent.hogrefe.com/doi/pdf/10. 1024/1012-5302.19.1.45 (24.03.2020)

Statista (2015): *Verteilung der Bevölkerung in Deutschland nach Religionszugehörigkeit im Jahr 2010 und Prognose bis 2050.* Herunterladbar unter: https://de.statista.com/statis tik/daten/studie/701006/umfrage/verteilung-der-bevoelkerung-in-deutschland-nach-rel igionszugehoerigkeit/ (30.03.2020)

Statista (2020): *Frauen und Männer in Deutschland nach Nettoeinkommen im Vergleich mit der Bevölkerung im Jahr 2019.* Herunterladbar unter: https://de.statista.com/statis tik/daten/studie/290399/umfrage/umfrage-in-deutschland-zum-einkommen-von-frauen-und-maennern/#statisticContainer (30.03.2020)

Statistische Ämter des Bundes und der Länder (2010): *Auswirkungen auf Krankenhausbe-handlungen und Pflegebedürftige im Bund und in den Ländern.* Demografischer Wandel in Deutschland, Heft 2, Ausgabe 2010.Herunterladbar als pdf-datei unter: https://www. destatis.de/DE/Themen/Querschnitt/Demografischer-Wandel/Publikationen/Downloads/ krankenhausbehandlung-pflegebeduerftige-5871102109004.pdf?__blob=publicationFile (30.03.2020)

Steffen, Hermann-T./Tacke, Doris/Brinkmann, Claudia/Nadolny, Stephan (2018): *Klinik Inklusiv – Ein Projekt zur Förderung einer bedürfnisorientierten, stationären Versorgung von Menschen mit komplexen Behinderungen.* In: Fachteil, Pflegewissenschaft, 20. Jahrgang, Ausgabe 3/4–2018, S. 112–115. Herunterladbar unter: https://www.pflege-wis senschaft.info/online-ausgabe/2018/maerz-april-2018/1968-klinik-inklusiv-ein-projekt-zur-foerderung-einer-beduerfnisorientierten-stationaeren-versorgung-von-menschen-mit-einer-komplexen-behinderung (25.03.2020)

Stadt Hürth (2017): *„Auf dem Weg zur Inklusion"* Das Hürther Inklusionskon-zept Vielfalt wahrnehmen –erleben –gestalten Miteinander. Herunterladbar als pdf-Datei unter: https://www.huerth.de/medien/bindata/publikationen/inklusionskonzept_ 20170426.pdf (25.03.2020)

Städtisches Klinikum Wolfenbüttel (2020): *Das Leitbild des Klinikum Wolfenbüttel.* Herun-terladbar unter: https://www.klinikum-wolfenbuettel.de/ueber-uns/unternehmensportrait/ unser-leitbild/ (26.03.2020)

Strauß, Daniel (2014): *Antiziganismus in Deutschland und die Entwicklung von Bildungs-bündnissen für alle hier lebenden jungen Roma.* In: Dokumentation EU-Zuwanderung – aus der Armut in die Armut? Handlungsbedarfe in Schleswig-Holstein Fachtagung. 10. Februar 2014. S. 8–27. pdf-Dokument: S. 166–185 (bzw. S. 8–27). Herunterladbar als pdf-Datei unter: https://www.frsh.de/fileadmin/pdf/Doku_EU-Zuwanderung_Kiel_18-2-2014.pdf (26.03.2020)

Stummer, Gabi (2014): *Kultursensible Pflege für Lesben und Schwule – Informationen für die Professionelle Altenpflege.* Herausgeberin: RUBICON e. V. – Kultursensible Pflege für Lesben und Schwule in NRW. Herunterladbar als pdf-Datei unter: https://www.rubicon-koeln.de/fileadmin/user_upload/Kultursensible_Pflege_fuer_Lesben_und_Schwule._Inf ormationen_fuer_die_Professionelle_Altenpflege.pdf (29.03.2020)

Stummer, Gabi (2019): *Für mehr lesbische Sichtbarkeit in der Pflege.* In: Die Schwester/Der Pfleger. 8/2019. S. 8–10.

Sudahl, Michael (2018): *Inklusion in der Klinik heißt vor allem mehr Aufmerksamkeit.* Ärzte Zeitung online, 26.06.2018. Herunterladbar unter: https://www.aerztezeitung. de/Politik/Inklusion-in-der-Klinik-heisst-vor-allem-mehr-Aufmerksamkeit-227163.html (25.03.2020)

Taam, Marwan Abou (2017): *Teilhabe und Beteiligung von Menschen mit Migrationshin-tergrund als notwendige Bedingung für eine moderne pluralistische Gesellschaft.* In: Diehl, Elke (Herausgeberin): Teilhabe für alle?! Lebensrealitäten zwischen Diskriminie-rung und Partizipation, S. 206–230. Schriftenreihe: bpb – Bundeszentrale für politische

Bildung, Bonn 2017: Herunterladbar als pdf-Datei unter: https://www.bpb.de/system/files/dokument_pdf/10155_Teilhabe_fuer_alle_ba_171019.pdf (28.03.2020)

Tacke, Doris/Steffen, Hermann-T./Nadolny, Stephan (2019): *Abschlussbericht zum Modellprojekt: Patient(inn)en mit Komplexer Behinderung im Krankenhaus Laufzeit: April 2016 –März 2019.* Fachhochschule der Diakonie, Bielefeld. Herunterladbar als pdf-Datei unter: https://www.fh-diakonie.de/obj/Bilder_und_Dokumente/Klink_inklusiv/FH-D_KlinikInklusiv_Abschlussbericht_2019.pdf (25.03.2020)

Teschauer, Winfried (2010): *Das Projekt „Menschen mit Demenz im Krankenhaus" in Bayern.* In: „Pflege in Bayern" 14. Ausgabe April-Juni 2010. Herunterladbar als pdf-Datei unter: https://www.alzheimer-bayern.de/images/downloads/wir_fuer_sie/projekte/demenz_im_krankenhaus/Pflege_Bayern10-05-05.pdf (28.03.2020)

Tezcan-Güntekin, Hürrem/Breckenkamp, Jürgen/Razum, Oliver (2015): *Pflege und Pflegeerwartungen in der Einwanderungsgesellschaft* – Expertise im Auftrag der beauftragten der Bundesregierung für Migration, Flüchtlinge und Integration. Herausgeber: Sachverständigenrat deutscher Stiftungen für Integration und Migration. Herunterladbar als pdf-datei unter: https://www.integrationsbeauftragte.de/resource/blob/72490/392732/4b9f196e3 2ba930064ba84c94f11e80f/gesundheit-svr-studie-data.pdf?download=1 (28.03.2020)

Thomas, Alexander (2006): *Die Bedeutung von Vorurteil und Stereotyp im interkulturellen Handeln.* interculture journal: Online-Zeitschrift für interkulturelle Studien, 5(2), 3–20. Herunterladbar als pdf-Datei unter: https://www.ssoar.info/ssoar/bitstream/handle/doc ument/45408/ssoar-interculturej-2006-2-thomas-Die_Bedeutung_von_Vorurteil_und. pdf?sequence=1&isAllowed=y&lnkname=ssoar-interculturej-2006-2-thomas-Die_Bed eutung_von_Vorurteil_und.pdf (26.03.2020)

UN-BRK – UN-Behindertenrechtskonvention (2009): *Begriffsbestimmungen.* Herunterladbar unter: https://www.behindertenrechtskonvention.info/begriffsbestimmungen-3760/ (24.03.2020)

UN-BRK – UN-Behindertenrechtskonvention (2009): *Die Behindertenrechtskonvention im historischen Kontext.* Herunterladbar unter: https://www.behindertenrechtskonvention. info/die-behindertenrechtskonvention-im-historischen-kontext-3743/ (23.03.2020)

UN-BRK – UN-Behindertenrechtskonvention (2009): *Innerstaatliche Durchführung und Überwachung.* Herunterladbar unter: https://www.behindertenrechtskonvention.info/inn erstaatliche-durchfuehrung-und-ueberwachung-3949/ (25.03.2020)

UN-BRK – UN-Behindertenrechtskonvention (2009): *Inklusion.* Herunterladbar unter: https://www.behindertenrechtskonvention.info/inklusion-3693/ (23.03.2020)

UN-BRK – UN-Behindertenrechtskonvention (2009): *In-Kraft-treten der Konvention.* Herunterladbar unter: https://www.behindertenrechtskonvention.info/in-kraft-treten-der-kon vention-3138/ (23.03.2020)

UN-BRK – UN-Behindertenrechtskonvention (2009): *Progressive Realisierung.* Herunterladbar unter: https://www.behindertenrechtskonvention.info/progressive-realisierung-3967/ (23.03.2020)

UN-BRK – UN-Behindertenrechtskonvention (2009): *Übereinkommen über die Rechte von Menschen mit Behinderungen – Präambel.* Herunterladbar unter: https://www.behindert enrechtskonvention.info/uebereinkommen-ueber-die-rechte-von-menschen-mit-behind erungen-3101/ (23.03.2020)

Universität Bremen (2018): *Hinweise zur gendersensiblen/-neutralen Anrede im Schriftverkehr.* Diversity Management, November 2018. Herunterladbar als pdf-Datei unter: https://www.uni-bremen.de/fileadmin/user_upload/sites/diversity/Toolbox/Tipps_gendersensible_Anrede.pdf (30.03.2020)

VdK-Sozialverband Deutschland (2020): *Teilhabe und Behinderung Grad der Behinderung (GdB)*. Herunterladbar unter: https://www.vdk.de/deutschland/pages/themen/teilhabe_und_behinderung/9216/grad_der_behinderung_gdb?dscc=ok (25.03.2020)

Vedder, Günther (2013): *Diversitätsmanagement als Zukunftsaufgabe für Krankenhäuser.* In: Bouncken, Ricarda B./Pfannstiel, Mario A./Reuschl, Andreas J. Herausgeber: Dienstleistungsmanagement im Krankenhaus I – Prozesse, Produktivität und Diversität, S. 409–418. Wiesbaden: Springer Gabler Verlag.

Verbraucherzentrale (2019): *Was sind Wahlleistungen im Krankenhaus?* 20.01.2019. Herunterladbar unter: https://www.verbraucherzentrale.de/wissen/gesundheit-pflege/aerzte-und-kliniken/was-sind-wahlleistungen-im-krankenhaus-11601 (27.03.2020)

Vögele, Claus (2013): *Was ist Gesundheit?* Editorial Verhaltenstherapie 2013; 23:232–233 Online publiziert: 29. November 2013. Herausgeber: Institute for Research on Health and Behaviour, INSIDE, University of Luxembourg, Walferdange, Luxembourg. Herunterladbar als pdf-Datei unter: https://wwwen.uni.lu/content/download/67135/848246/file/was%20ist%20gesundheit.pdf (24.03.2020)

Vogel, Helmut (2002). *Kultur und Soziologie der Gehörlosen: Die umgebende Kultur und die Gehörlosenkultur.* Herausgeber: Kultur und Geschichte Gehörloser e. V. Herunterladbar als pdf-Datei unter: https://archiv.kugg.de/download/Gehoerlosenkultur_HVogel.pdf (30.03.2020)

Vogel, Claudia/Simonson, Julia/Tech-Römer, Clemens (2017): *Teilhabe älterer Menschen.* In: Diehl, Elke (Herausgeberin): Teilhabe für alle?! Lebensrealitäten zwischen Diskriminierung und Partizipation, S. 44–76. Schriftenreihe: bpb – Bundeszentrale für politische Bildung, Bonn 2017: Herunterladbar als pdf-Datei unter: https://www.bpb.de/system/files/dokument_pdf/10155_Teilhabe_fuer_alle_ba_171019.pdf (28.03.2020)

Voges, Wolfgang (2006): *Indikatoren im Lebenslagenansatz: das Konzept der Lebenslage in der Wirkungsforschung.* ZeSReport, 11(1), S. 1–6. Herunterladbar als pdf-Datei unter: https://www.ssoar.info/ssoar/bitstream/handle/document/35739/ssoar-zesrep-2006-1-voges-Indikatoren_im_Lebenslagenansatz__das.pdf (27.03.2020)

Voges, Wolfgang/Jürgens, Olaf/Mauer, Andreas/Meyer, Eike (2003): *Methoden und Grundlagen des Lebenslagenansatzes,* Endbericht, Herausgeber: Universität Bremen – ZeS Zentrum für Sozialpolitik, Bremen 2003. Herunterladbar als pdf-Datei unter: https://www.bmas.de/SharedDocs/Downloads/DE/PDF-Publikationen/forschungsprojekt-a350-methoden-und-grundlagen-des-lebenslagenansatzes.pdf (23.03.2020)

Wacker, Elisabeth (2013): *Überall und nirgendwo – „Disability Mainstreaming" im kommunalen Lebensraum und Sozialraumorientierung als Transformationskonzept.* In: Becker, Ulrich/Wacker, Elisabeth/Banafsche, Minou (Hrsg.): Inklusion und Sozialraum – Behindertenrecht und Behindertenpolitik in der Kommune. S. 25–46. Studien aus dem Max-Planck-Institut für Sozialrecht und Sozialpolitik Band 59. Herunterladbar als pdf-Datei unter: https://www.nomos-elibrary.de/10.5771/9783845248998.pdf?download_full_pdf=1 (25.03.2020)

Wagenschein, Martin (o. J.): *Zum Begriff des exemplarischen Lehrens.* Herunterladbar als pdf-Datei unter: https://pdfs.semanticscholar.org/ff63/185816e8a41ae83ce961888dd4a5743cc985.pdf (30.03.2020)

Waldschmidt, Anne (1998): *Flexible Normalisierung oder stabile Ausgrenzung: Veränderungen im Verhältnis Behinderung und Normalität.* Soziale Probleme, 9(1), 3–25. Herunterladbar als pdf-Datei unter: https://www.ssoar.info/ssoar/bitstream/handle/doc ument/24813/ssoar-soziprobleme-1998-1-waldschmidt-flexible_normalisierung_oder_s tabile_ausgrenzung.pdf?sequence=1 (23.03.2020)

Watzlawik, Paul (2020): *Die Axiome von Paul Watzlawick.* Herunterladbar unter: https://www. paulwatzlawick.de/axiome.html (27.03.2020)

Wehkamp, Karl-Heinz/Naegler, Heinz (2017): *Ökonomisierung patientenbezogener Entscheidungen im Krankenhaus.* Eine qualitative Studie zu den Wahrnehmungen von Ärzten und Geschäftsführern. Deutsches Ärzteblatt, Jg. 114, Heft 47/24. November 2017. Herunterladbar als pdf-Datei unter: https://www.aerzteblatt.de/pdf.asp?id=194752 (26.03.2020)

Weihrauch, Anna (2018): Stereotype, Vorurteile und Diskriminierung. In: *Frei von Vorurteilen? Sensibilisierung und Umgang mit Gruppenbezogener Menschenfeindlichkeit.* Herausgeber: Stadt Erkrath. Begleitheft zum zweitägigen Workshop. Herunterladbar unter: https://www.erkrath.de/media/custom/2871_2732_1.PDF?1557311942 (26.03.2020)

Weik, Sarah (2009). *Psychologie Warum wir Vorurteile nicht loswerden können.* Die Welt, 24.07.2009. Herunterladbar unter: https://www.welt.de/gesundheit/psychologie/article41 82227/Warum-wir-Vorurteile-nicht-loswerden-koennen.html (26.03.2020)

Welzer, Harald/Wacker, Ali (1988): *Zur politischen Psychologie der Massenarbeitslosigkeit.* In: König, Helmut (Herausgeber): Politische Psychologie heute, Levithan, Sonderheft 9/1988, S. 260–282, Opladen: Westdeutscher Verlag.

WHO- World Health Organization (1980): *International Classification of Impairments, Disabilities, and Handicaps – A manual of classification relating to the consequences of disease.* Geneva 1980. Herunterladbar unter: https://apps.who.int/iris/bitstream/handle/ 10665/41003/9241541261_eng.pdf?sequence=1&isAllowed=y (23.03.2020)

Widmann, Peter/Mihok, Brigitte (2006): *Sinti und Roma als Feindbilder.* bpb – Bundeszentrale für politische Bildung. Herunterladbar unter: https://www.bpb.de/izpb/9720/sinti-und-roma-als-feindbilder (26.03.2020)

Weisser, Gerhard (1956): *Artikel „Wirtschaft",* in: Werner Ziegenfuss (Hrsg.), Handbuch der Soziologie, Stuttgart 1956.

Wertesysteme.de (2020): *Stichwort „Aufmerksamkeit"* In: Enzyklopädie der Wertvorstellungen. Herunterladbar unter: https://www.wertesysteme.de/aufmerksamkeit/ (29.03.2020)

Wertesysteme.de (2020a): *Stichwort „Achtsamkeit"* In: Enzyklopädie der Wertvorstellungen. Herunterladbar unter: https://www.wertesysteme.de/achtsamkeit (29.03.2020)

Wingenfeld, Klaus (2009): *Patienten mit Demenz im Krankenhaus: Forschungsergebnisse und Ansatzpunkte zur Verbesserung der Versorgung.* Fachtagung „Demenziell erkrankte Patientinnen und Patienten – zukünftige Versorgung im Krankenhaus". Hannover, 2.11.2009. Power-Point. Folien S. 1–26. Institut für Pflegewissenschaften an der Universität Bielefeld, IPW.

Wolf, Gisela (2010): *Gesundheitsversorgung: Barrieren für homosexuelle Patienten.* Herausgeber: aerzteblatt.de. Dtsch Ärztebl. 2010; 107(44) A2166, 2167. Herunterladbar als pdf-Datei unter: https://www.aerzteblatt.de/pdf.asp?id=79047 (29.03.2020)

Wolf, Gisela (2019): Formen und Folgen von „Konversionsbehandlungen" an homosexuellen, gendernonkonformen und trans*geschlechtlichen Personen. In: Bundesstiftung Magnus

Hirschfeld (Hrsg.), *Wissenschaftliche Bestandsaufnahme der tatsächlichen und rechtlichen Aspekte von Handlungsoptionen unter Einbeziehung internationaler Erfahrungen zum geplanten „Verbot sogenannter ‚Konversionstherapien'" in Deutschland zum Schutz homosexueller Männer, Frauen, Jugendlicher und junger Erwachsener vor Pathologisierung und Diskriminierung*. Berlin. S. 149–165. Herunterladbar als pdf-Datei unter: https://mh-stiftung.de/wp-content/uploads/Abschlussbericht_BMH_neu.pdf (29.03.2020)

Wolter, Katja/Blank, Wolfgang (2013): *Diversitätsmanagement als Beitrag zur Fachkräftesicherung in der Gesundheitswirtschaft*. In: Bouncken, Ricarda B./Pfannstiel, Mario A./Reuschl, Andreas J. Herausgeber: Dienstleistungsmanagement im Krankenhaus I – Prozesse, Produktivität und Diversität. S. 309–324. Wiesbaden: Springer Gabler Verlag.

Wontorra, Petra (2015): *Ein differenzierter Blick auf die Heterogenität des Konstrukts Behinderung*. In: Impulse 87/2015, 2. Quartal Juni 2015, S. 4 f., Herunterladbar unter: https://docplayer.org/14292223-Nebenher-oder-mittendrin.html (24.03.2020)

Wunn, Ina (2006): *Muslimische Patienten – Chancen und Grenzen religionsspezifischer Pflege*. Stuttgart: W. Kohlhammer Verlag.

ZEIT-ONLINE (2020): *Vermögensverteilung: Männer besitzen laut Oxfam 50 Prozent mehr Vermögen als Frauen*. 20. Januar 2020. Herunterladbar unter: https://www.zeit.de/wirtschaft/2020-01/vermoegensverteilung-oxfam-frauen-unbezahlte-arbeit (30.03.2020)

Zegelin, Angelika (2013): *Pflege ist Kommunikation*. In: Die Schwester Der Pfleger, 52. Jahrgang, 7/2013, S. 637–639.

Zentrum für Qualität und Pflege (2012): *Perspektivenwechsel Methode „Schattentage" in der Pflege – Bedürfnisorientierte Qualitätsentwicklung in der Pflegepraxis*. Herausgeber: Zentrum für Qualität und Pflege Berlin. Herunterladbar als pdf-Datei unter: https://www.zqp.de/wp-content/uploads/Perspektivenwechsel_Methode_Schattentage_Pflege_Qualitaetssicherung.pdf (24.03.2020)

Zentrum für transdiziplinäre Geschlechterstudien (2012): *Gender Kompetenz*. Humboldt-Universität zu Berlin. Herunterladbar unter: https://www.genderkompetenz.info/genderkompetenz-2003-2010/gender/genderkompetenz.html (30.03.2020)

Zeug, Katrin (2013): *Psychologie – Der Fluch der Vorurteile*. ZEIT-ONLINE. 9. April 2013. Herunterladbar unter: https://www.zeit.de/zeit-wissen/2013/03/psychologie-vorurteile-verhalten (26.03.2020)

Zick, Andreas/Küpper, Beate/Hövermann, Andreas (2011): *Die Abwertung des Anderen – Eine europäische Zustandsbeschreibung zu Intoleranz, Vorurteile und Diskriminierung*. Herausgeber: Langenbacher, Nora-Friedrich-Ebert-Stiftung, Bonn. Herunterladbar als pdf-Datei unter: https://library.fes.de/pdf-files/do/07905-20110311.pdf (26.03.2020)

Zielke-Nadkarni, Andrea (2003): *Individualpflege als Herausforderung in multikulturellen Pflegesituationen* – Eine ethnografische Studie mit türkischen und deutschen Frauen. Robert-Bosch-Stiftung- Reihe Pflegewissenschaft. Bern: Verlag Hans Huber.

Zielke-Nadkarni, Andrea/Beckwermert, Corinna, Lewkowicz, Meier, Rudolf (2011): *Kultursensibel pflegen*. Brake: Prodos Verlag.

zukunftInstitut (2020): *Megatrends und ihre Wirkung – Die großen Veränderungen der Welt und wie man sie erkennen und einordnen kann*. Herausgeber: Zukunftsinstitut Frankfurt am Main. Herunterladbar unter: https://www.zukunftsinstitut.de/artikel/megatrends-und-ihre-wirkung/ (27.03.2020)

zukunftInstitut (2020a): *Megatrends*. Herausgeber: Zukunftsinstitut Frankfurt am Main. Herunterladbar unter: https://www.zukunftsinstitut.de/dossier/megatrends/ (27.03.2020)

Printed in the United States
by Baker & Taylor Publisher Services